Kohlhammer

Neurologische Fallbesprechungen
Der Patient im Fokus

Eine Übersicht aller lieferbaren und im Buchhandel angekündigten Bände der Reihe finden Sie unter:

   https://shop.kohlhammer.de/neuro-fall-reihe

Die Herausgeberin

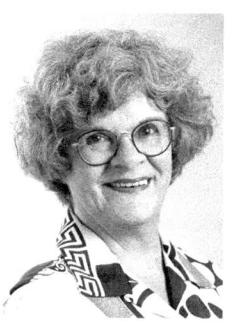

Ingrid Coban ist Diplom-Sozialarbeiterin, Sozialpädagogin und Klinische Sozialarbeiterin M.A. und war bis Ende September des Jahres 2024 Leiterin der Sozialtherapeutischen Dienste in der Universitätsklinik für Epileptologie im Krankenhaus Mara am Epilepsie-Zentrum Bethel in Bielefeld tätig. Der berufliche Start in der Epileptologie begann im Jahr 1998 in der Epilepsie-Ambulanz des Campus Virchow-Klinikum an der Charité in Berlin mit dem Schwerpunkt der Sozialen Beratung von Erwachsenen mit einer Epilepsie und später der Mitarbeit bei der Implementierung von EURAP (Europäisches Schwangerschaftsregister). Seit dem Jahr 2007 ist sie in oben genannter Funktion an der Universitätsklinik für Epileptologie im Epilepsie-Zentrum Bethel leitend zuständig für die Berufsgruppen Sozialarbeit, Ergotherapie und Sporttherapie. Frau Coban ist Mitglied des Vereins Sozialarbeit bei Epilepsie e.V. seit dessen Gründung inklusive mehrjähriger Vorstandsarbeit, seit dem Jahr 2013 Mitautorin des modularen Schulungsprogramms für Menschen mit Epilepsie (MOSES), seit dem Jahr 2013 Mit-Preisrichterin im Komitee für den Sibylle-Ried-Preis der Stiftung Michael und seit dem Jahr 2023 im Stiftungsrat der Stiftung Michael.

Ingrid Coban (Hrsg.)

Soziale Arbeit in der klinischen Epileptologie

Ein Bethel-Praxisbuch

Unter Mitarbeit von Lisa-Marie Feldmann, Friederike Hamann und Nadine Reisch

Verlag W. Kohlhammer

Dieses Werk einschließlich aller seiner Teile ist urheberrechtlich geschützt. Jede Verwendung außerhalb der engen Grenzen des Urheberrechts ist ohne Zustimmung des Verlags unzulässig und strafbar. Das gilt insbesondere für Vervielfältigungen, Übersetzungen, Mikroverfilmungen und für die Einspeicherung und Verarbeitung in elektronischen Systemen.

Pharmakologische Daten, d. h. u. a. Angaben von Medikamenten, ihren Dosierungen und Applikationen, verändern sich fortlaufend durch klinische Erfahrung, pharmakologische Forschung und Änderung von Produktionsverfahren. Verlag und Autoren haben große Sorgfalt darauf gelegt, dass alle in diesem Buch gemachten Angaben dem derzeitigen Wissensstand entsprechen. Da jedoch die Medizin als Wissenschaft ständig im Fluss ist, da menschliche Irrtümer und Druckfehler nie völlig auszuschließen sind, können Verlag und Autoren hierfür jedoch keine Gewähr und Haftung übernehmen. Jeder Benutzer ist daher dringend angehalten, die gemachten Angaben, insbesondere in Hinsicht auf Arzneimittelnamen, enthaltene Wirkstoffe, spezifische Anwendungsbereiche und Dosierungen anhand des Medikamentenbeipackzettels und der entsprechenden Fachinformationen zu überprüfen und in eigener Verantwortung im Bereich der Patientenversorgung zu handeln. Aufgrund der Auswahl häufig angewendeter Arzneimittel besteht kein Anspruch auf Vollständigkeit.

Die Wiedergabe von Warenbezeichnungen, Handelsnamen und sonstigen Kennzeichen in diesem Buch berechtigt nicht zu der Annahme, dass diese von jedermann frei benutzt werden dürfen. Vielmehr kann es sich auch dann um eingetragene Warenzeichen oder sonstige geschützte Kennzeichen handeln, wenn sie nicht eigens als solche gekennzeichnet sind.

Es konnten nicht alle Rechtsinhaber von Abbildungen ermittelt werden. Sollte dem Verlag gegenüber der Nachweis der Rechtsinhaberschaft geführt werden, wird das branchenübliche Honorar nachträglich gezahlt.

Dieses Werk enthält Hinweise/Links zu externen Websites Dritter, auf deren Inhalt der Verlag keinen Einfluss hat und die der Haftung der jeweiligen Seitenanbieter oder -betreiber unterliegen. Zum Zeitpunkt der Verlinkung wurden die externen Websites auf mögliche Rechtsverstöße überprüft und dabei keine Rechtsverletzung festgestellt. Ohne konkrete Hinweise auf eine solche Rechtsverletzung ist eine permanente inhaltliche Kontrolle der verlinkten Seiten nicht zumutbar. Sollten jedoch Rechtsverletzungen bekannt werden, werden die betroffenen externen Links soweit möglich unverzüglich entfernt.

1. Auflage 2024

Alle Rechte vorbehalten
© W. Kohlhammer GmbH, Stuttgart
Gesamtherstellung: W. Kohlhammer GmbH, Stuttgart

Print:
ISBN 978-3-17-041779-3

E-Book-Formate:
pdf: ISBN 978-3-17-041780-9
epub: ISBN 978-3-17-041781-6

Vorwort

Die vorliegenden Texte dieses Praxisbuches resultieren aus der beruflichen Tätigkeit der Autorinnen als Sozialarbeiterinnen für und mit Menschen unterschiedlichen Alters mit einer Epilepsie und teils weiteren Erkrankungen, Beeinträchtigungen und Behinderungen im Krankenhaus Mara der von Bodelschwinghschen Stiftungen (vBS) Bethel in Bielefeld.

Bereits mit der Gründung der von Bodelschwinghschen Stiftungen (vBS) Bethel in Bielefeld im Jahr 1867 standen Menschen mit einer Epilepsie im Fokus. Ziel war zunächst, die Erkrankung zu verbessern und durch Erziehung und Ausbildung die Arbeitsfähigkeit zu stärken, damit die Personen an ihre Heimatorte zurückkehren und eine Arbeit finden konnten. Dies ließ sich nicht realisieren; zudem kamen immer mehr Menschen nach Bethel, für die besondere Pflege- und Betreuungsstrukturen erforderlich waren. So mussten Wohnmöglichkeiten – auch für Mitarbeitende und deren Familien – geschaffen und Arbeitsmöglichkeiten ausgebaut werden, z. B. in Landwirtschaft, Tischlerei, Bäckerei, Schuhmacherei und im Malergeschäft. Den Leitern von Bethel wie Friedrich von Bodelschwingh, war es wichtig, dass »jedem nach dem Maß der Gaben und Kräfte eine passende Arbeit«[1] gegeben werden konnte. Auch Menschen mit schweren Beeinträchtigungen sollten eine sinnvolle Tätigkeit für die Gemeinschaft ausüben können. Man wusste, dass sich ein positives Selbstwertgefühl ebenso positiv auf den Krankheitsverlauf auswirken kann.

Neben den therapeutischen Zielen spielten wirtschaftliche Faktoren eine Rolle. In einer Zeit ohne Eingliederungshilfe, ohne Pflegeversicherung und ohne Bundesteilhabegesetz musste eine Einrichtung mit so umfassenden Behandlungs- und Betreuungsvorhaben Gelder akquirieren. Dies geschah nicht nur durch Spenden. Viele der anfallenden Arbeiten wurden von den in Bethel wohnenden Menschen erledigt und durch den Verkauf von Produkten und Dienstleistungen konnten Einnahmequellen geschaffen werden.

Mit der Gründung von Mara im Jahr 1932, dem ersten Spezialkrankenhaus für Menschen mit einer Epilepsie, konnten die zu dem Zeitpunkt deutlich verbesserten Diagnostik- und Behandlungsmöglichkeiten effektiv

---

1 Quelle: v. Bodelschwinghsche Stiftungen Bethel (vBS) (Hrsg.) (2017) Seit 1867… Geschichte der v. Bodelschwinghschen Stiftungen Bethel. Bielefeld: Hauptarchiv Bethel.

genutzt und bis zur heutigen Universitätsklinik für Epileptologie weiterentwickelt werden.

Epilepsien können in jedem Lebensalter auftreten und als chronische Erkrankung mit erheblichen sozioökonomischen und psychosozialen Auswirkungen verbunden sein. Ebenso müssen anfallsbezogenen Gefährdungsaspekte und Risiken beachtet werden – zumindest so lange noch keine Anfallsfreiheit besteht. Bei Epilepsien treten durch Funktionsstörungen im Gehirn wiederholt epileptische Anfälle auf. Je nach Lokalisation, Umfang, Ausbreitung und Dauer dieser Funktionsstörung äußern sich die Anfälle sehr unterschiedlich: Sie können für Außenstehende kaum wahrnehmbar sein, sich für Betroffene als Missempfindung oder geringfügige Muskelzuckungen äußern und ohne oder mit einer nur sehr kurzen Störung des Bewusstseins verbunden sein. Epileptische Anfälle können aber auch sehr eindrücklich sein, mit Bewusstseinsverlust und Sturz oder komplexen, nicht zur jeweiligen Situation passenden Handlungen. »Nachwirkungen« eines Anfalls können sich ebenfalls individuell verschieden äußern. Einige Personen sind in der Lage, eine zuvor unterbrochene Tätigkeit sofort fortsetzen – besonders bei leichten und symptomarmen Anfällen –, andere benötigen kurze oder längere Ruhepausen zur Erholung.

Beginnt ein Anfall an einem umschriebenen Ort im Gehirn, wird dies als »fokaler« Anfall bezeichnet, diese werden in »bewusst erlebt« und »nicht bewusst erlebt« eingeteilt. Fokal beginnende Anfälle können sich auf das gesamte Gehirn ausbreiten, man spricht dann von einem fokal zu bilateral tonisch-klonischem Anfall. Bei generalisierten Anfällen umfasst die epileptische Aktivität von Anfang an das ganze Gehirn.

Die Ursachen können verschieden sein: Verletzungen, Entzündungen oder Blutungen im Gehirn, Sauerstoffmangel während der Geburt oder Fehlbildungen in der Hirnentwicklung. Behandlungsziel ist Anfallsfreiheit oder eine bestmögliche Anfallskontrolle bei keinen oder allenfalls minimalen unerwünschten Wirkungen und ein Leben mit wenig Einschränkungen.

Soziale Arbeit in der Epileptologie beschäftigt sich damit, die vielfältige Ausprägung von Epilepsien und epileptischen Anfällen sowie gegebenenfalls zusätzliche Erkrankungen und Beeinträchtigungen mit verschiedenen Lebensphasen, unterschiedlichen Biografien, Fähigkeiten, Wünschen, Hoffnungen und Zielen zu verbinden – und individuelle Lösungen für individuelle Schwierigkeiten zu finden. Dies erfordert nicht zuletzt eine gute Vernetzung zwischen klinischer Beratung und ambulanten Unterstützungsangeboten.

Dies ist kein Lehrbuch für Epilepsien und deren Behandlung. Die Grundlagen von Epilepsien und epileptischen Anfällen, deren Klassifikation und Behandlung sind an anderer Stelle nachzulesen, beispielsweise in den anderen Bethel-Praxisbüchern.

Wir stellen die Situation von epilepsiekranken Menschen in unterschiedlichen Altersstufen in den Mittelpunkt und wollen anhand von Fallbeispielen häufig vorkommende Fragestellungen und Beratungsinhalte verdeutlichen. Die in den Fällen skizzierten Hilfen verbinden wir mit dem sozialrechtlichen Kontext, erläutern diesen und geben praktische Hinweise zur Umsetzung.[2] Da die Fragestellungen unseres Arbeitsalltags so vielfältig wie die Lebensgeschichten der Menschen sind, können wir hier nur einen Teil davon darstellen. Unsere Beratung orientiert sich an den Themen, die für die betroffenen Menschen im Mittelpunkt stehen. Unser gemeinsames Ziel ist, größtmögliche Lebensqualität zu unterstützen und zu sichern.

Ingrid Coban, Lisa-Marie Feldmann, Friederike Hamann, Nadine Reisch

(Mit besonderem Dank an Sarah Scheele für ihre konstruktiven Anmerkungen, sorgfältigen Korrekturen und ihr engagiertes Mitarbeiten an diesem Buch)

---

[2] Zugunsten einer lesefreundlichen Darstellung verwenden wir in der Regel die neutrale oder die weibliche Form. Dies gilt für alles Geschlechtsformen (weiblich, männlich, divers).

Inhaltsverzeichnis

Vorwort		5
1	**Kinder mit einer Epilepsie**	13
	Friederike Hamann und Nadine Reisch	
	1.1 Prävention und Nachsorge	14
	1.2 Kindergarten und Schule	23
	1.3 Familie in Überforderungssituationen	37
	1.4 Persönliches Budget	43
	Literatur	46
2	**Eltern und Elternteile mit einer Epilepsie**	52
	Ingrid Coban und Nadine Reisch	
	2.1 Schwangerschaft und Unterstützungsbedarf	54
	2.2 Betreuung des Kindes und Sicherheitsaspekte	57
	2.3 Erkrankung und Prävention	60
	2.4 Besondere Lebenslage: Begleitete Elternschaft/ Elternassistenz	64
	Literatur	67
3	**Berufliche Teilhabe: Gefährdungsbeurteilung, Ausbildung und Arbeit**	70
	Ingrid Coban	
	3.1 Beurteilung einer arbeitsmedizinisch relevanten Gefährdung	72
	3.2 Ausbildung	78
	3.3 Gelingender Arbeitsplatz	91
	Literatur	106
4	**Medizinische Rehabilitation**	110
	Ingrid Coban	
	4.1 Medizinische Rehabilitation als Teilhabeleistung	113
	4.2 Epilepsie und Medizinische Rehabilitation	117
	Literatur	123

5	**Fahreignung und berufliche Mobilität**	**126**
	Ingrid Coban	
	5.1 Kraftfahreignung	126
	5.2 Kraftfahrzeug und Arbeitsweg	128
	5.3 Kraftfahrzeug und Fahrten während der Arbeitszeit	133
	Literatur	136
6	**Behinderung, Schwerbehinderung und Nachteilsausgleiche**	**138**
	Ingrid Coban	
	6.1 Behinderung und Schwerbehinderung	140
	6.2 Menschen mit Epilepsie und Schwerbehinderung	144
	Literatur	149
7	**Soziale Teilhabe – Wohnen**	**151**
	Lisa-Marie Feldmann und Ingrid Coban	
	7.1 Wohnformen mit Unterstützung	154
	7.2 Sicherheitsvorkehrungen im häuslichen Alltag	159
	Literatur	164
8	**Freizeit: (Fern)Reisen und sportliche Aktivitäten**	**167**
	Ingrid Coban und Nadine Reisch	
	8.1 (Fern)Reisen	167
	8.2 Sportliche Aktivitäten	175
	Literatur	181
9	**Pflegeversicherung und Epilepsie**	**183**
	Lisa-Marie Feldmann, Friederike Hamann und Ingrid Coban	
	9.1 Pflegeversicherung	186
	9.2 Feststellung von Pflegebedürftigkeit	188
	9.3 Leistungen der Pflegeversicherung	190
	9.4 Beurteilung der Pflegebedürftigkeit bei Epilepsien	194
	9.5 Pflegebedürftigkeit bei Kindern und Jugendlichen	196
	9.6 Kinder mit Epilepsie und hohem Pflege- und Behandlungsbedarf	200
	Literatur	203

Verzeichnisse

Hilfreiche Websites 209

Verzeichnis der Autorinnen 211

Abkürzungsverzeichnis 212

Stichwortverzeichnis 215

1 Kinder mit einer Epilepsie

Friederike Hamann und Nadine Reisch

Eltern von Kindern mit einer Epilepsie stehen vor großen Herausforderungen – vor allem, wenn weitere Erkrankungen und Behinderungen vorliegen. Die Familie wird mit Fragen und Lösungsversuchen konfrontiert, die alle Beteiligten in der Alltagsgestaltung betrifft und die Lebenssituation und -perspektive der gesamten Familie verändert. Dies gilt natürlich nicht nur für Eltern und Elternteile, sondern für alle Personen in elternähnlicher Funktion von Kindern mit Beeinträchtigungen.

Vom November des Jahres 2021 bis zum März des Jahres 2022 wurde unter der Trägerschaft des Bundesministeriums für Arbeit und Soziales (BMAS) das Forschungsprojekt »Eltern von Kindern mit Beeinträchtigungen – Unterstützungsbedarfe und Hinweise auf Inklusionshürden« durchgeführt. Ziel war, die Unterstützungs- und Inklusionsbedarfe herauszuarbeiten und die bestehenden Angebote zu evaluieren. Deutlich wurde, dass Eltern ihre Kinder engagiert unterstützen, deren Entwicklung fördern und Teilhabechancen erhöhen wollen und dazu bereit sind, ihr eigenes Wohlergehen zurückzustellen (BMAS 2022). Allerdings wurde die erhebliche Belastung der Eltern deutlich, die sich mit ihren Aufgaben und Sorgen alleingelassen fühlen. Die Befragten wünschten sich insbesondere mehr Bereitschaft für gelebte Inklusion in Kindertagesstätten, Schulen und Ausbildung, mit mehr (sonderpädagogischem) (Fach-)Personal, einer besseren Grundausstattung und Infrastruktur in Schulen, mehr behinderungsgerechte Freizeitmöglichkeiten und vor allem klare behördliche Zuständigkeiten und kürzere Antragsverfahren (BMAS 2022).

> Eltern unterstützen ihre Kinder engagiert, wünschen sich aber mehr Teilhabechancen

Offen ausgesprochen wurde die Tatsache, dass Sorgeberechtigten von Kindern mit Beeinträchtigungen deutlich weniger Zeit für eigene Bedürfnisse zur Verfügung steht und damit für die Erholung und Regeneration. Dies betrifft ebenso die Zeit für eine oder die berufliche Tätigkeit, was zu finanziellen Einschränkungen führen kann, verbunden mit Angst vor der Zukunft – der eigenen und der des Kindes. Weniger als ein Drittel der Befragten konnten Beruf und Kinderbetreuung gut vereinbaren, wobei dies häufig vom Entgegenkommen der Arbeitgebenden abhing, z. B. bei der flexiblen Gestaltung der Arbeitszeit oder der Möglichkeit einer Tätigkeit im Homeoffice.

Zu berücksichtigen bleibt nicht zuletzt die Situation der Geschwisterkinder, Unterstützung für Familien mit beeinträchtigten Kindern muss die Bedürfnisse von Eltern, Geschwisterkindern sowie der Familie als Ganzes im Auge haben.

> Die Situation der Geschwisterkinder erfordert ebenfalls Aufmerksamkeit

Im Folgenden werden zentrale Aspekte und Hilfen beschrieben, die je nach individueller Situation hilfreich sein können, ergänzt von Hinweisen auf Voraussetzung und Antragstellung.

1.1 Prävention und Nachsorge

Schwerpunkte im Folgenden sind Frühförderung, sozialmedizinische Nachsorge und Hospizpflege. Hinweise zu Behandlungseinrichtungen wie Sozialpädiatrische Zentren (SPZ), Sozialpädiatrische Kliniken und Kinder-Reha-Zentren finden sich in den jeweiligen Praxistipps.

1.1.1 Frühförderung

Fallbeispiel

Kai war zum Zeitpunkt der ersten stationären Behandlung im Epilepsie-Zentrum 10 Monate alt. Die ebenfalls aufgenommene Mutter schilderte: Nach der Geburt seien Merkmale einer Trisomie 21 gesehen worden, eine genetische Untersuchung habe dies bestätigt. Sie seien darüber aufgeklärt worden, dass verschiedene Beeinträchtigungen von Kognition, Sensorik und Körper und Körperfunktionen zu erwarten seien, der Ausprägungsgrad aber individuell verschieden sein könne und Behandlung, Therapie und Förderung eine große Rolle spielen würden. Kai habe von Anfang an eine geringe Muskelspannung gezeigt und könne schlecht hören. Aufgrund von Schwierigkeiten mit Trinken und Schlucken sei früh eine naso-gastrale Sonde gelegt worden, um Nahrung und Medikamente zu verabreichen.

Die stationäre Aufnahme erfolgte aufgrund von Serien von Anfällen mit Blinzeln, Kopf-nach-vorne-beugen und Arme-auseinanderbreiten, sogenannten Blitz-Nick-Salam-Anfällen (BNS-Anfälle) im Rahmen eines West-Syndroms. Eine Behandlung mit mehrtägigen intravenösen Cortison-Behandlungen im Abstand von jeweils einigen Wochen führten zum Ausbleiben der BNS-Anfälle, dafür traten täglich mehrfach Anfälle mit einer Augenwendung nach oben und Erschlaffung der Muskulatur auf. Die bereits begonnene Behandlung mit anfallssuprimierenden Medikamenten (ASM) wurde über mehrere Wochen angepasst und es konnte nach etwa ½ Jahr nahezu Anfallsfreiheit erreicht werden.

Mit der Besserung der Anfallssituation stand seine Entwicklung im Vordergrund und Frühförderung mit Physiotherapie und Schlucktraining wurde initiiert. Teils konnten die Therapien im häuslichen Umfeld stattfinden, teils mussten die Eltern entsprechende Stellen aufsuchen.

Kai konnte sich im Alter von 24 Monaten drehen und sitzen, wenn er etwas gehalten wurde. Krabbeln, Stehen oder Laufen war noch nicht selbständig möglich und die Interaktion war eingeschränkt. Kai lautierte, wobei die Eltern unterscheiden konnten, wann dies Freude oder Unwohlsein ausdrücken sollte; besonders bei Autofahrten beschrieben sie seine Freude als sehr deutlich. Mit dem dritten Lebensjahr erhielt Kai einen Platz in einem heilpädagogischen Kindergarten und konnte intensive Frühförderung durch Heilpädagogik, Logopädie und Ergotherapie direkt im Kindergarten wahrnehmen, was für die Eltern eine große Entlastung darstellte. Ergänzend fuhren seine Eltern mit ihm zum therapeutischen Reiten. Weitere Entwicklungsschritte konnten erreicht werden, insbesondere im Bereich von Interaktion und Haltungsstabilität, sowie bei der Mundmotorik und beim Schlucken.

> **Gut zu wissen**
>
> Die ersten Konzepte einer frühen Förderung entstanden zu Beginn der 1960er Jahre – nach der Einführung der Schulpflicht für Kinder mit einer Behinderung in der Bundesrepublik in den 1950er Jahren. Zunächst wurden Sonderkindergärten für Kinder ab 3 Jahren etabliert und etwa 10 Jahre später integrative Modelle mit besonderen Konzepten für die gemeinsame Betreuung von Kindern mit und ohne Beeinträchtigung (VIFF-A 2023).
>
> Allerdings wurde schnell deutlich, dass Förderung noch früher einsetzen und die Familie stärker einbezogen werden muss. Dies wurde ab Ende der 1960er Jahre als aufsuchende (»mobile«) heilpädagogische Maßnahme angeboten und als Eingliederungshilfe für behinderte und von Behinderung bedrohte Kinder im damaligen Bundessozialhilfegesetz (BSHG) verortet (VIFF-A 2023). Weiter notwendige therapeutische Hilfen mussten einzeln verordnet und beantragt werden.
>
> Bis zum Inkrafttreten des Sozialgesetzbuch IX (SGB IX) im Jahr 2001 war die Umsetzung und der Umfang der Leistungen der Frühförderung nicht bundesgesetzlich geregelt, sodass es erhebliche Unterschiede gab, wie in den Bundesländern Frühförderung gestaltet wurde. Mit dem SGB IX wurde die »Komplexleistung Frühförderung« eingeführt – das heißt wenn bei der Durchführung mehrere Leistungsträger beteiligt sind, fordert der Gesetzgeber die rechtliche Zusammenführung und die Finanzierung wie aus einer Hand (VIFF-A 2023).
>
> Im Jahr 2003 trat die Frühförderverordnung in Kraft, darin wurden die Rahmenvorgaben für Leistungen und Kostenübernahmen zwischen den verschiedenen Leistungsträgern (z. B. Sozialhilfe, Krankenkassen oder Kinder- und Jugendhilfe) geregelt. Das Bundesteilhabegesetz (BTHG) und die damit verbundene Reform des SGB IX ab dem Jahr 2016 führte zu einer Überarbeitung der Früherkennung und Frühförderung (§ 46 SGB IX) inklusive der Forderung, die Mindeststandards und die Umsetzung der Komplexleistung in einer Landesrahmenvereinbarung des jeweiligen Bundeslands zu präzisieren (SGB IX 2023). Der jeweilige Stand und Inhalt der Landesrahmenvereinbarungen wird

Frühförderung entstand als frühe familienbezogene heilpädagogische Hilfe für Kinder mit Behinderung

Auch wenn verschiedene Leistungsträger beteiligt sind: Es gilt die Finanzierung aus einer Hand

> durch die »Umsetzungsbegleitung Bundesteilhabegesetz« veröffentlicht (Deutscher Verein 2022).
>
> Grundlage von Früherkennung und Frühförderung sind die §§ 42, 46 SGB IX mit § 79 SGB IX (Heilpädagogische Leistungen) sowie die Neufassung der Frühförderungsverordnung (FrühV) in Artikel 23 des BTHG. Als Komplexleistung sind, wie erwähnt, mehrere SGBs einbezogen wie §§ 43a, 113 SGB V und §§ 27, 35a SGB VIII (SGB V 2024; SGB VII 2024; SGB IX 2023; FrühV 2016; VIFF-B 2023).
>
> Für die Eltern ist die Frühförderung einkommens- und vermögensunabhängig und kostenlos.

Für die Eltern ist Frühförderung nicht mit Kosten verbunden

Voraussetzungen und Ziele der Frühförderung

Frühförderung setzt bei einem Entwicklungsrisiko ein, z. B. bei einer früh beginnenden Epilepsie

Frühförderung kann schon einsetzen, wenn ein Entwicklungsrisiko besteht, z. B. bei Frühgeburt, Krankheiten oder Unfällen, oder bei bestehenden Beeinträchtigungen oder Behinderungen von Sehen, Hören, Kognition, Sprache und Sprechen, körperlichen Fehlbildungen oder genetisch bedingten Entwicklungsstörungen (VIFF-A 2023).

Die Komplexleistung Frühförderung endet mit dem Schuleintritt

Im Fokus der Frühförderung steht die motorische, kognitive, soziale, emotionale und sprachliche Entwicklung eines (Klein)Kindes und die dafür notwendigen Behandlungen, Therapien und Beratungen bis zum Schuleintritt. Frühförderung besteht aus ärztlichen und nicht-ärztlichen Leistungen und bezieht neben Diagnostik und medizinischer Behandlung psychologische, therapeutische, soziale und pädagogische Komponenten ein, also Angebote von Heilpädagogik, Physiotherapie, Ergotherapie, Logopädie, Musiktherapie, Psychotherapie, Spieltherapie oder tiergestützte Therapie.

Ziel ist, die Entwicklung des (Klein)Kindes mit einem ganzheitlichen Blick zu fördern, denn gerade in der früh- und kleinkindlichen Phase lässt sich noch erreichen, was im späteren Kindesalter nicht mehr oder nicht mehr so gut erlernt werden kann. So kann eine früh einsetzende individuelle Förderung das Auftreten von Behinderung oft verhüten oder bestehende Behinderungen und deren Folgen beheben oder zumindest mildern. Damit erhält ein Kind wiederum eine verbesserte Chance auf ein selbstbestimmtes Leben (BZgA 2023).

Besonders wichtig ist die Familienorientierung der Frühförderung – nicht nur das Kind erhält Unterstützung, die gesamte Familie und das nahe Umfeld des Kindes wird einbezogen und lernt, im Alltag mit der Erkrankung oder Behinderung umzugehen.

Beantragung und Durchführung von Frühförderung

Hat die Eingangsdiagnostik einen Förderbedarf festgestellt, kann Frühförderung beantragt werden

Frühförderung wird auf Antrag gewährt. In der Regel erfolgt die Empfehlung aus der kinderärztlichen Behandlung, dem SPZ oder dem Kindergarten bei Auffälligkeiten in Entwicklung oder Verhalten. Es wird eine Verordnung für eine ärztliche Eingangsdiagnostik zur interdisziplinären Frühförderung oder eine ärztliche Bescheinigung für heilpädagogische Frühförderung ausgestellt. Damit wird zunächst eine Diagnostik durchgeführt, z. B. in einer Frühförderstelle, um festzustellen, welche Hilfen das Kind benötigt. Dann kann ein Antrag auf Frühförderung gestellt und eine Bedarfsermittlung durchgeführt werden (VIFF-A 2023).

Wenn Frühförderung aus der kinderärztlichen Behandlung verordnet wird, werden die Kosten von den Krankenkassen übernommen. Daneben besteht die Möglichkeit, Frühförderung auf Grundlage der Eingliederungshilfe und des Kinder- und Jugendhilfegesetzes über die Sozialhilfeträger abzurechnen.

In der Regel findet die Förderung in einem Frühförderzentrum oder einer Frühförderstelle statt – das sind Dienste oder Praxen, die über die spezialisierten Fachkräfte und die notwendige Ausstattung und Materialien sowie Hilfsmittel verfügen. Das kann ein SPZ sein oder eine nach Landesrecht zugelassene Einrichtung mit vergleichbarem Förder-, Behandlungs- und Beratungsspektrum.

Hausbesuche sind möglich als sogenannte mobile Frühförderung. Der Vorteil ist, dass die Fachkräfte die Familie und ihr Umfeld kennenlernen und die Förderung besser auf die Gegebenheiten vor Ort anpassen können. Dazu gehört die Anleitung der Eltern und Bezugspersonen, damit diese Maßnahmen und Übungen selbst zu Hause weiterführen können. Mobile Frühförderung kann ebenso in der Kindertagesstätte erfolgen oder bei einer Tagesmutter (BZgA 2023).

> **Praxistipps**
>
> - Adressen von sozialpädiatrischen Behandlungsorten und Kinder-Rehazentren auf der Webseite der Deutschen Gesellschaft für Sozialpädiatrie und Jugendmedizin e. V.: https://www.dgspj.de/institution/sozialpaediatrische-zentren
> - Die örtliche Frühförderstelle ist die Ansprechstelle, um das Antragsverfahren in der Region oder dem Bundesland zu erfragen.
> - Frühförderstellenfinder: https://frühförderstellen.de/fruehfoerderstellenfinder
> - Informationen zur Frühförderung gibt es vielfach über Verbände wie die Lebenshilfe, Selbsthilfeorganisationen oder:
>   - Bundesministerium für Arbeit und Soziales (BMAS): www.einfach-teilhaben.de
>   - Aktion Mensch: https://www.familienratgeber.de/lebensphasen/geburt-fruehfoerderung/fruehfoederung.php
>   - Bundeszentrale für gesundheitliche Aufklärung: https://www.kindergesundheit-info.de/themen/entwicklung/foerdern-unterstuetzen/fruehfoerderung/

1.1.2 Sozialmedizinische Nachsorge

Fallbeispiel

Paul wurde im Alter von fünf Monaten mit seiner Mutter zur stationären Behandlung im Epilepsie-Zentrum aufgenommen. Pauls Mutter berichtete, sie seien nach der Geburt ohne erkennbare Probleme nach Hause entlassen worden. Im zweiten Lebensmonat hätten die Eltern bemerkt, dass sich Paul nicht so entwickelt, wie die inzwischen 4-jährige Tochter in diesem Alter. Paul habe oft blaue Lippen bekommen, sie hätten ihn dann umlagern oder hochnehmen müssen. Er habe kaum Blickkontakt aufgebaut, sich wenig bewegt und es sei die Diagnose einer epileptischen Enzephalopathie gestellt worden.

Paul hatte bei Aufnahme im Zentrum mehrmals am Tag Anfälle mit Lippenzyanose und Sauerstoffsättigungs-Abfällen und benötigte teilweise Bedarfsmedikamente, um die Anfälle zu unterbrechen. Die Behandlung erwies sich als kompliziert und Anfallssituation sowie Allgemeinzustand blieben über mehrere Wochen schwankend. Paul benötigte eine nasogastrale Sonde, um die Medikamenteneinnahme und die Nahrungsaufnahme sicherzustellen. Es zeigte sich, dass diese auch nach Entlassung nötig sein wird, obwohl Paul es zum Ende des stationären Aufenthalts häufig wieder schaffte, größere Trinkmengen und Brei zu schlucken. Aber er drehte sich noch nicht, konnte nicht sitzen und baute wenig Blickkontakt auf.

Die begleitende Mutter war am Ende ihrer Kräfte. Die Aussicht, Paul rund um die Uhr zu betreuen, die Angst, Anfälle zu begleiten und möglicherweise zu übersehen, die Sorge um seine Lebens- und Zukunftschancen sowie die Betreuung ihrer Tochter, die nicht zu kurz kommen sollte, waren eine hohe emotionale Belastung. Bereits während des stationären Aufenthalts erfolgte unterstützende psychotherapeutische Behandlung. Es wurden heimatnahe Hilfen recherchiert und installiert, u. a. wurde für Paul ein Pflegegrad und die Anerkennung der Schwerbehinderung beantragt, zudem wurde ein Pflegedienst im Rahmen der häuslichen Krankenpflege gesucht und eine Haushaltshilfe beantragt. Notwendig erschienen jedoch eine konkrete Ansprechperson und ein Case Management für medizinische und sozialrechtliche Fragen, deshalb wurde eine sozialmedizinische Nachsorge bei der Krankenkasse beantragt und für zunächst 20 Stunden bewilligt.

> **Gut zu wissen**
>
> Anfang der 1990er Jahre gründete sich in Augsburg der Verein Bunter Kreis, um eine Versorgungslücke zu schließen: Die Nachsorge für krebs-, chronisch- und schwerstkranke Kinder und Jugendliche und deren Familien. Dieses Nachsorgemodell fand Schritt für Schritt bundesweite Verbreitung und etablierte sich als Bindeglied zwischen stationärer

Sozialmedizinische Nachsorge ist ein Bindeglied zwischen stationärer und ambulanter Versorgung

Behandlung und ambulanter Versorgung mit der Vernetzung aller beteiligten Berufsgruppen.

Seit Ende des Jahres 2008 ist die sozialmedizinische Nachsorge eine Pflichtleistung der Gesetzlichen Krankenkasse (GKV) für Kinder und Jugendliche mit onkologischen, neurologischen und anderen schweren chronischen Erkrankungen und für Kinder oder Früh- und Neugeborene mit besonderen Risiken, wenn die häusliche Versorgungssituation nach der Entlassung aus dem Krankenhaus oder der Rehabilitationsklinik schwierig ist. Es kann sich darum handeln, dass die Behandlung und Therapien erst etabliert und koordiniert oder begleitet werden müssen und/oder die Eltern und Bezugspersonen (zunächst) überfordert sind und mit neuen Aufgaben und einer neuen Lebenssituation vertraut gemacht werden müssen (VdEK 2022; SGB V 2024; GKV 2017).

Die sozialmedizinische Nachsorge ist in § 43 (2) SGB V definiert, wobei der Spitzenverband der Krankenkassen Voraussetzungen, Inhalt und Qualität der Nachsorgemaßnahmen sowie die Anforderungen an die Leistungserbringer für den Abschluss von Versorgungsverträgen nach § 132c SGB V bestimmt (SGB 2023; GKV 2008; GKV 2017). Zu den Anforderungen zählt unter anderem ein Mindeststandard an Stellenanzahl und Qualifikation der beteiligten Berufsgruppen aus Kinderkrankenpflege, Soziale Arbeit und Psychologie sowie Kinder- und Jugendmedizin. Neben fundiertem berufsbezogenen Wissen werden berufsübergreifend Kenntnisse zu Erkrankungen, Sozialleistungssystem und Sozialrecht, Case Management und Netzwerkarbeit verlangt (GKV 2008).

Inhalt und Qualität der Nachsorge und Qualifikation der Mitarbeitenden ist vorgeschrieben

Voraussetzungen und Ziele der sozialmedizinischen Nachsorge im Überblick

- Das 14. Lebensjahr ist noch nicht vollendet (in Ausnahmefällen das 18. Lebensjahr).
- Es bestehen schwere Beeinträchtigungen in Bezug auf:
  - Körperfunktionen
  - Selbstversorgung wie Körperpflege, Toilettengang, An-, Ausziehen, Essen und Trinken
  - Altersentsprechende Aktivitäten, Mobilität und Kommunikation
  - Teilhabe am sozialen Leben innerhalb und außerhalb des Familiennetzwerks.
- Es bestehen ungünstige häusliche Kontextfaktoren und eine familiäre Überforderungssituation droht.
- Versicherung besteht bei einer gesetzlichen Krankenkasse (SGB V 2024; GKV 2017). Private Krankenkassen leisten auf Antrag in begründeten Fällen.

Sozialmedizinische Nachsorge ist ein Case Management mit beratenden, vermittelnden und koordinierenden Aufgaben, das das Gefüge zwischen ambulanter, stationärer und rehabilitativer Behandlung unter Einbezug von

Sozialmedizinische Nachsorge ist Case Management zur Stabilisierung der ambulanten Behandlung

1 Kinder mit einer Epilepsie

Angehörigen und Betreuungspersonen steuert. Ziel ist die Stabilisierung der ambulanten Behandlung, Therapie und der familiären Situation, sodass stationäre Behandlungen nicht so lange und nicht so oft stattfinden müssen (SGB V 2024).

Beantragung und Aufgaben der sozialmedizinischen Nachsorge

Eine Erstverordnung für sozialmedizinische Nachsorge wird vor der Entlassung aus dem Krankenhaus oder der Rehabilitationsklinik ausgestellt, spätestens innerhalb von 14 Tagen danach. Ansonsten kann die Nachsorge innerhalb von sechs Wochen nach der Entlassung in der ambulanten ärztlichen Behandlung verordnet werden. Ärztlicherseits ist das Formular »Verordnung für sozialmedizinische Nachsorgemaßnahmen nach § 43 (2) SGB V« zu nutzen, eine Ausfüll- und Handlungsanleitung gehört dazu.

Sozialmedizinische Nachsorge ist zeitlich begrenzt, kann aber verlängert oder neu verordnet werden

Sozialmedizinische Nachsorge ist kostenfrei und begrenzt auf mindestens sechs und höchstens 20 Einheiten von jeweils 60 Minuten in einem Zeitraum von sechs bis zwölf Wochen. Eine Verlängerung ist in begründeten Ausnahmen als Folgeverordnung möglich (KBV 2023).

Aufgaben sind z. B.:

- Verordnete Leistungen koordinieren
- Anleiten bei Medikamentengabe, Versorgung von Wunden und Sonden und Handling von Hilfsmitteln
- Begleiten zu ambulanten Behandlungs- und Therapieterminen
- Aufklären und beraten zur Erkrankung und unterstützen bei der Krankheitsbewältigung
- Strukturieren des Familienlebens mit einem sehr kranken Kind
- Helfen bei alltagsbezogenen und krankheitsbezogenen Anforderungen
- Initiieren von weiteren Unterstützungsangeboten wie ambulante Pflege, Psychotherapie, Reha und Kuren
- Vermitteln von Hilfen für Geschwisterkinder (GKV 2017; Bunter Kreis ohne Datum)

> **Praxistipps**
>
> - Adressen von Diensten sozialmedizinischer Nachsorge erhält man in pädiatrischer Behandlung.
> - Auf der Webseite des Bunten Kreises gibt es eine Standortsuche: https://www.bv-bunter-kreis.de/ueber-uns-standorte/standort-suche
> - Nachsorge erneut beantragen, wenn sich die Krankheit verschlechtert oder sich psycho-soziale Gründe ergeben, die die Unterstützung der Eltern wieder erforderlich macht.
> - Bunte Kreise haben Geschwisterprojekte und Selbsthilfegruppen, um die psycho-soziale Gesundheit aller Familienmitglieder zu schützen.

1.1.3 Palliative Unterstützung und Hospizpflege

Fallbeispiel

Emre war zum Zeitpunkt der ersten Behandlung im Epilepsie-Zentrum sieben Jahre alt, er lebte bei seinen Eltern und seinen drei älteren Brüdern. Emre war von einem sehr seltenen Syndrom mit genetischer Epilepsie, zunehmender kognitiver Beeinträchtigung und weiteren Fähigkeitsstörungen betroffen. Emre hatte zudem bereits mehrere Zahn- und Kieferoperationen überstanden und die Frontzähne verloren. Die Lebenserwartung hängt bei diesem Syndrom von der Ausprägung und dem Verlauf ab, scheint aber reduziert zu sein.

Bei Emre traten täglich tonisch-klonische Anfälle auf, dabei bestand eine Statusneigung und eine Gefahr des SUDEP (Sudden Unexpected Death in Epilepsy, plötzlich und unerwarteter Tod im Anfall). Er war sehr bewegungsunruhig und motorisch ungeschickt, konnte nicht sprechen und die Nahrungsaufnahme war durch die fehlenden Zähne und mangelndes Kauverhalten – gegebenenfalls schmerzende Zähne – erschwert. Emre benötigte rund um die Uhr Betreuung und Pflege und erhielt Leistungen der Pflegeversicherung aus Pflegegrad 5. Mit einem Grad der Behinderung (GdB) von 100 und den Merkzeichen B, G, H, aG war er als schwerbehinderter Mensch anerkannt. Der älteste Bruder war ebenfalls von dem Syndrom betroffen, mit etwas geringerer Anfallshäufigkeit, aber ähnlich schwer pflege- und betreuungsbedürftig.

Die Mutter von Emre schilderte, dass Emre und sein Bruder tagsüber durch sie betreut werde. Nachts sei eine Krankenpflegerin vor Ort, die sich jeweils um einen der Jungen kümmere, sie würde sich mit ihrem Mann bei der nächtlichen Pflege des zweiten Kinds abwechseln. Die Wiederaufnahme ihres Berufs in der Verwaltung einer Universität sei unmöglich geworden. Nach der Geburt von Emre hätten sie zunächst alle Kräfte mobilisiert, um die Situation allein zu bewältigen, sie könne schlecht Hilfe annehmen. Ihr vollschichtig berufstätiger Mann habe sich für einige Zeit freistellen lassen, aber das sei nicht durchgehend zu realisieren. Als sie einen Bandscheibenvorfall gehabt habe, seien die Grenzen sehr deutlich gewesen und die nächtliche Krankenpflege sei initiiert worden.

Über das mögliche Versterben ihrer Söhne – sei es durch die progrediente Erkrankung, sei es durch SUDEP – nachzudenken, hatten die Eltern von Emre bisher vermieden. Die fragile Familiensituation mit der hohen physischen und psychischen Belastung der Eltern ohne Regenerationsmöglichkeit wurde thematisiert – die beiden gesunden Söhne waren ebenfalls von der familiären Situation betroffen und bedurften der Aufmerksamkeit.

Nach der Besichtigung eines Kinder- und Jugendlichen-Hospizes konnten sich die Eltern vorstellen einen Aufenthalt zu planen, was dann mit der Aufnahmekoordination des Hospizes als Aufenthalt für die ganze Familie geplant wurde.

1 Kinder mit einer Epilepsie

> **Gut zu wissen**
>
> Hospize für Erwachsene sind bekannt als eine stationäre Pflegeeinrichtung, die schwerstkranke Menschen in ihrer letzten Lebensphase würdevoll begleiten, die Menschen palliativ versorgen und die letzte Lebensphase somit im besten Fall schmerzfrei gestalten. Erwachsene nutzen ein Hospiz meist für die Phase des Abschiednehmens und Versterbens. Dies kann einen Zeitraum von mehreren Wochen umfassen und eine intensive Betreuung und Pflege beinhalten.
>
> Kinder und Jugendliche mit unheilbaren und lebenslimitierenden Erkrankungen können die Angebote eines Hospizes schon früher nutzen, beispielsweise wiederkehrend in Krisensituationen. Familien benötigen unterschiedlich lange, um sich mit der Erkrankung ihres Kindes oder ihrer Kinder auseinanderzusetzen, gerade wenn die Aussicht besteht, dass die Erkrankung die Familie über Jahre begleitet, verbunden mit einem Auf und Ab der gesundheitlichen Situation.
>
> Ein Kinder- und Jugendlichen-Hospiz will Raum geben für die Kinder mit ihren Erkrankungen, will die ganze Familie in den Fokus nehmen und ein Raum sein für das Leben, aber auch für Abschied und Trauer. Für Familien ist es oft ein lang ersehnter Ort zum Ausruhen und Verarbeiten, zum Lachen und Weinen (Jennessen et al. 2011).
>
> Wenn die Voraussetzungen vorliegen, haben Kinder und Jugendliche einen Anspruch auf einen Zuschuss zu stationärer oder teilstationärer Versorgung in Hospizen nach § 39a (1) SGB V (GKV-C 2023; SGB V 2024).

Hospize gibt es auch für Kinder und Jugendliche

Im Hospiz ist Raum für Leben und Abschied, für Ausruhen und Verarbeiten

Voraussetzungen für eine palliativ-medizinische und eine palliativ-pflegerische Versorgung

Voraussetzung ist unter anderem, dass bei der bestehenden Erkrankung eine Heilung nicht möglich ist

- Fortschreitend verlaufende Erkrankung, bei der eine Heilung ausgeschlossen ist
- Verkürzte Lebenserwartung von Tagen, Wochen, Monaten oder Jahren
- Das 27. Lebensjahr ist noch nicht vollendet.
- Krankenhausbehandlung ist nicht erforderlich.
- Ambulante Palliativversorgung im Haushalt ist nicht möglich (GKV-C 2023).

Grundlegendes Ziel der Kinderhospizarbeit ist die Förderung der Lebensqualität der betroffenen Kinder, Jugendlichen und jungen Erwachsenen sowie deren Familien. Sie orientiert sich an den Interessen und Bedürfnissen der Betroffenen (Bundesverband Kinderhospiz e. V. ohne Datum).

Dazu gehört:

- Raum für Gespräche und Gedanken
- Hilfe und Unterstützung für alle Familienmitglieder

- Auseinandersetzen mit dem zu frühen Versterben des Kindes
- Auszeit und Erholung vom oft über Jahre hinweg kräftezehrenden Alltag

Beantragung und Durchführung einer palliativen Versorgung

Es gibt ambulante Kinderhospizdienste (§ 39a (2) SGB V) und eine stationäre Kinderhospizversorgung (§ 39a (1) Satz 4 SGB V). Darin eingeschlossen ist die Möglichkeit einer Krisenintervention bei einer länger prognostizierten Lebenserwartung (MDS 2019).

Ein Antrag muss von den Eltern respektive den Erziehungsberechtigten gestellt werden.

Bei Bewilligung bezahlen Krankenkassen für einen stationären Hospizaufenthalt 95 % des mit dem Hospiz vereinbarten Tagessatzes – unter Anrechnung der Leistungen der Pflegeversicherung. Der Eigenanteil von 5 % wird vom Kinderhospiz über Spenden aufgebracht, das heißt es ist kein Eigenanteil fällig (GKV-C 2023).

> Der Eigenanteil für den Aufenthalt im Kinderhospiz wird über Spenden aufgebracht

Ein Hospiz hat in der Regel einen Bereich für die erkrankten Kinder, in dem sie je nach Bedarf durch examinierte Kinderpflegekräfte gepflegt werden können. Häufig ist ein ambulanter spezialisierter Palliativdienst angegliedert.

Praxistipps

- Die Behandlungskoordination eines Kinderhospizes hilft bei der Antragstellung.

Weitere Informationen und Adressen

- Übersicht über Kinderhospize: https://www.bundesverband-kinderhospiz.de/
- Netzwerk zur Versorgung schwer kranker Kinder und Jugendlicher e. V. (für Niedersachsen): https://www.betreuungsnetz.org/sapv-kj.html
- Deutscher Hospiz- und Palliativ Verband e. V.: https://www.dhpv.de/themen_kinder-jugend-hospizarbeit.html
- Deutscher Kinderhospizverein: https://www.deutscher-kinderhospizverein.de

1.2 Kindergarten und Schule

Im Rahmen der klinischen Sozialarbeit im Epilepsie-Zentrum ist es den Eltern zumeist ein großes Anliegen über die künftige Betreuungsperspektive ihrer Kinder zu sprechen. Zudem stellen sich Eltern frühzeitig die Frage, wie die schulische Laufbahn ihrer Kinder aussehen kann und welche Unterstützungsmöglichkeiten zur Verfügung stehen.

1.2.1 Betreuungsformen vor der Einschulung

Fallbeispiel

Mariella war zum Beratungszeitpunkt zwei Jahre alt und besuchte seit einer Woche einen Kindergarten. Ihr begleitender Vater berichtete, dass sie gerade in der Eingewöhnungsphase sei und sich wenige Stunden am Morgen schon gut beschäftigen könne. Sie hätten die Leitung und die Erzieherinnen über die Epilepsie und die Anfallssituation aufgeklärt und Handyvideos von Mariellas Anfällen gezeigt. Letztendlich sei Mariella mit dem Hinweis auf mögliche externe Unterstützung, falls nötig, aufgenommen worden.

Mariella hat eine genetische Epilepsie mit symmetrischen Myoklonien der oberen Extremitäten, außerdem bestand eine sprachliche Entwicklungsverzögerung. Bis zu zehn Mal täglich kam es zu symmetrischen Myoklonien im Arm- und Schulterbereich, dadurch verschüttete Mariella das Getränk, das sie gerade in ihrem Becher in der Hand hielt.

Gemeinsam mit den Eltern von Mariella wurde weiteres Informationsmaterial vorbereitet und zusätzliche Betreuungsstunden beantragt, damit eine auf Mariellas Bedürfnisse abgestimmte Betreuung angeboten werden konnte. Logopädie wurde verordnet, die einmal in der Woche im Kindergarten stattfinden konnte. Die Eltern von Mariella berichteten zu einem späteren Zeitpunkt, dass sich die Erzieherinnen ausreichend vorbereitet fühlten und zudem ein enger Austausch vereinbart worden sei. Sie würden den Anfallskalender führen, sodass eine gute Anfallsdokumentation möglich sei. Während der zusätzlichen Betreuungsstunden werde derzeit vor allem ein Augenmerk auf die sprachliche Entwicklung gelegt.

Gut zu wissen

Inklusion in einer Kita ist eine verbindliche Aufgabe der Bundesländer

Eltern in Deutschland haben einen Anspruch auf einen Betreuungsplatz für Kinder ab dem ersten Lebensjahr (§ 24 SGB VIII). Zudem hat sich Deutschland im Jahr 2009 im Zug der UN-Behindertenrechtskonvention verpflichtet, Menschen mit Behinderung eine selbstbestimmte und gleichberechtigte Teilhabe an der Gesellschaft zu ermöglichen, dazu gehört, »(…) ein inklusives Bildungssystem [zu] schaffen, in dem alle Kinder gemeinsam betreut, erzogen und gebildet werden« (Textor 2012, S. 2). Kindern mit einer Behinderung soll die gleichberechtigte Teilhabe am gesellschaftlichen Leben ermöglicht werden; statt in einem heilpädagogischen Kindergarten könnten Eltern ihre Kinder nun im nächstgelegenen Kindergarten betreuen lassen: »Nach § 26 SGB VIII müssen die

1.2 Kindergarten und Schule

Bundesländer in ihren Kita-Gesetzen Regelungen für die Betreuung von Kindern in Tageseinrichtungen treffen. Dazu gehört seit 2009 verbindlich das Thema Inklusion« (Jasmund 2018, S. 10).

Allerdings kann der Bedarf an Kindergartenplätzen nicht gedeckt werden, vor allem nicht in bevölkerungsreichen Bundesländern. 46,8 % der Eltern von unter Dreijährigen wünschten sich im Jahr 2021 einen Betreuungsplatz, die Differenz zwischen Betreuungsquote und -bedarf lag bei 12,4 % (BMFSFJ 2021). Die Inklusion stößt ebenso an ihre Grenzen, wenn räumliche Begebenheiten und pädagogische Fachkräfte nicht vorhanden sind (Blank-Mathieu 2002).

Inklusion ist schwierig, wenn Räumlichkeiten und Personal fehlen

Ziel ist es weiterhin, die Betreuungsplätze auszubauen (BMFSFJ 2021) und die Inklusion in Kindergärten mit der dazu notwendigen Veränderung voranzubringen (Heimlich und Ueffing 2018).

Die Kindertagesbetreuung ist auf Bundesebene im Kinder- und Jugendhilfegesetz geregelt (SGB VIII). Die Ausgestaltung wird durch die Bundesländer realisiert, weshalb es zu Unterschieden in den Bundesländern und den Kommunen kommen kann, die geltenden Regelungen und ihre Ausgestaltung können in den dafür zuständigen Landesministerien eingesehen werden.

Kindergarten mit integrativen Plätzen

Eltern haben einen Anspruch auf einen Kindergartenplatz im wohnortnahen Einzugsgebiet, unabhängig von der gesundheitlichen Situation des Kindes. Ob dort eine bedarfsgerechte Betreuung und Versorgung des Kindes gewährleistet werden kann, hängt von bestimmten Bedingungen, wie Personalschlüssel, fachliche Qualifizierung oder räumlichen Begebenheiten ab (Jungmann und Albers 2008). Die spezielle Förderung von Kindern mit einer Behinderung kann durch zusätzliche Fachleistungsstunden durch bereits vorhandenes Personal oder aber durch zusätzliches Personal (Integrations- oder Inklusionshilfe) ermöglicht werden (Lebenshilfe Koblenz 2016).

In einer Kita mit integrativen Plätzen wird eine zusätzliche Förderung installiert

Entsprechend ist eine Epilepsie kein Ausschlusskriterium für den Besuch eines Kindergartens, unabhängig davon, ob integrative Plätze vorhanden sind. Vorab sollte mit der Kindergartenleitung über den besonderen Hilfebedarf gesprochen und folgende Aspekte bedacht werden:

- Anfallssemiologie und -häufigkeit
- Mögliche anfallsbedingte Verletzungsgefahr
- Statusneigung und Gabe von Bedarfsmedikamenten

Heilpädagogischer Kindergarten

Konzeptionell bieten heilpädagogische Kindergärten eine Betreuung von Kindern mit einem besonders hohen Teilhabebedarf an. In kleinen Gruppen und mit Fachkräften, die im Umgang von Kindern mit Behinderung

In heilpädagogischen Kitas werden Kinder mit hohem Teilhabebedarf in kleinen Gruppen betreut

besonders geschult sind, werden die Kinder nach ihren Bedürfnissen gefördert (Nds. Landesamt 2008). Während der Kindergartenzeit können Therapien wie Physio- und Ergotherapie oder Logopädie wahrgenommen werden.

Der Anspruch auf einen heilpädagogischen Kindergartenplatz resultiert nicht allein aus der Diagnose der Epilepsie, es müssen weitere Behinderungen, Krankheiten oder Entwicklungsverzögerungen vorliegen.

Kinder, die dauerhaft auf Pflege und Krankenbeobachtung angewiesen sind, können nach Antragstellung bei der Krankenkasse durch eine Krankenpflegefachkraft im Kindergarten versorgt werden (§ 37 SGB V) (SGB V 2024).

Um den Ausschluss behinderter Kinder in Sondereinrichtungen entgegenzuwirken, werden »kombinierte Kitas« überlegt, in denen heilpädagogische Gruppen und Gruppen von Kindern ohne Behinderung unter einem Dach zusammenkommen (LvR und LWL ohne Datum).

Tagesmutter oder -vater – Betreuung in einer Kindertagespflege

In der Kindertagespflege erfolgt die Betreuung in einer Kleinstgruppe mit einer Bezugsperson

Eine alternative Betreuungsform ist die Betreuung durch eine Tagesmutter (oder -vater), die in der Regel bis zu fünf Kinder betreuen.

> »Die Kindertagespflege ist der Betreuung in einer Kindertageseinrichtung insbesondere für Kinder unter drei Jahren gleichgestellt. Dies betrifft den Auftrag der Erziehung, Bildung und Betreuung, die qualitativen Voraussetzungen und die Finanzierung durch den öffentlichen Jugendhilfeträger« (BMFSFJ 2019, S. 7).

Natürlich hat die Inklusion in der Kindertagespflege Eingang gefunden:

> »Dementsprechend kann die Kindertagespflege als flexibles, familiennahes Betreuungsangebot auch Kindern mit besonderen Förderbedarfen angemessene Entwicklungs- und Bildungsmöglichkeiten bieten. Insbesondere die kleine Gruppengröße sowie die höchstpersönliche Zuordnung der Kinder zu einer Betreuungsperson sind Merkmale der Kindertagespflege, die in diesem Zusammenhang positiv zum Tragen kommen« (Schmitt et al. 2021, S. 34).

Die Betreuung in Kleinstgruppen und der enge Austausch ist erfahrungsgemäß für viele Eltern der ausschlaggebende Punkt, diese Betreuung für ihr Kind zu wählen.

Ob Tagespflege geeignet ist, hängt von der individuellen Anfallssituation ab

Ob Tagesmütter oder -väter ein Kind mit Epilepsie betreuen können, muss in Gesprächen gemeinsam abgewogen werden. Dabei sollte die Betreuung der weiteren Kinder berücksichtigt werden. Im Falle eines epileptischen Anfalls wäre die Tagesmutter/der Tagesvater alleinig für die Begleitung und für die weitere Betreuung aller Kinder zuständig. Die individuelle Anfallssituation und -schwere spielen deshalb eine große Rolle.

Praxistipps

- Frühzeitig Beratung zu Einrichtungen, deren Konzepten und Fördermöglichkeiten einholen.
- Informationssammlung und Links zu Landesministerien auf der Webseite des BMFSFJ: www.familienportal.de, Rubrik »Kinderbetreuung«.

- Persönliche Vorsprache bei den jeweiligen Einrichtungen nutzen.
- Enger und kontinuierlicher Austausch der Eltern und Elternteile mit dem Betreuungspersonal ist wichtig, besonders zu Anfallsformen, -beschreibung und -frequenz.

1.2.2 Gabe von (Bedarfs-)Medikamenten

Fallbeispiel

Noah war zum Zeitpunkt der Beratung vier Jahre alt und hat eine Epilepsie mit in Clustern auftretenden tonischen Anfällen. Im Anfall kam es zu einer Anspannung im Gesicht und in den Armen und zu einer Blickdiversion nach oben. Die Anfälle dauerten bis zu einer Minute. Medikamentös war er gut eingestellt, stationär wurde die Dosis noch etwas angepasst. Die Anfälle traten eher selten, teils mit Pausen von mehreren Monaten, auf, häufig aber in Clustern von bis zu acht Anfällen hintereinander; Serien von Clustern waren ebenfalls möglich. Deshalb sollte Noah ein Bedarfsmedikament während des ersten Anfalls bekommen, um einem Cluster vorzubeugen. Das Bedarfsmedikament, aufgezogen in einer Fertigspritze, wird langsam in den Zwischenraum zwischen Zahnfleisch und Wange eingebracht.

Noah besuchte seit dem zweiten Lebensjahr einen Kindergarten, war altersentsprechend entwickelt und ein freundliches und interessiertes Kind. Er erzählte, dass er gerne in den Kindergarten gehe und viele Freunde habe. Seine Eltern schilderten, dass nach der Diagnose der Epilepsie unter dem Kindergartenpersonal Unsicherheiten und Ängste geherrscht hätten, vor allem wegen der Gabe des Bedarfsmedikaments. In Zusammenarbeit mit der behandelnden Kinderärztin hätten sie das Personal über die Epilepsie aufgeklärt und in der Vergabe des Medikaments geschult. Die Vergaben werden genauestens dokumentiert und anschließend mit den Eltern besprochen. Wegen des intensiven Austauschs und der gelungenen Zusammenarbeit kann Noah weiterhin seine Kindergartengruppe besuchen.

Gut zu wissen

Die Notwendigkeit ein Bedarfsmedikament (oft als Notfall-Medikament bezeichnet) zu verabreichen, führt beim Betreuungspersonal, wie Erzieherinnen, Integrations- oder Lehrkräften, oftmals zu Unsicherheiten hinsichtlich möglicher Haftungs- und Versicherungsfragen.

Eine deutsche Status-quo-Analyse aus dem Jahr 2014 ergab, dass sich unter (Vorschul)Lehrkräften und -Lehramtsstudierenden 41 % schlecht oder sehr schlecht auf einen epileptischen Anfall eines ihnen anvertrauten Kinds vorbereitet fühlen. 15 % der Befragten würden auf jeden Fall ein

Fachkräfte fühlen sich oft unsicher im Hinblick auf die Gabe von Medikamenten

»Notfall«- oder Bedarfsmedikament verabreichen, 16 % lehnten die Vergabe definitiv ab. Die übrigen Befragten verknüpften eine Medikamentenvergabe an bestimmte Voraussetzungen, wie an das Einverständnis der Erziehungsberechtigten, eine ärztliche Genehmigung und eine genaue Information, wie die Verabreichung zu erfolgen hat.

49 % der befragten Personen hatten Angst vor Fehlern bei der Medikamentengabe und möglichen daraus folgenden rechtlichen Konsequenzen (Dumeier et al. 2015).

Die Autoren der Studie entwickelten daraufhin eine Schulung für Vorschullehrkräfte in Leipzig; zwölf Monate nach der Schulung waren über ¾ der geschulten Personen bereit zur Medikamentengabe im Vergleich zu etwas über die Hälfte vor der Schulung.

Schulungen im Erziehungs- und Bildungswesen führen zu einem verbesserten Umgang mit der Erkrankung, bauen Vorurteile ab und erhöhen die Bereitschaft, ein (Bedarfs-)Medikament zu verabreichen (Thorbecke und Francois 2020).

Sind Bedarfsmedikamente notwendig, sollte dies sichergestellt werden können

Für eine bessere Aufklärung hat die Deutsche Gesetzliche Unfallversicherung (DGUV) folgende Broschüre veröffentlicht: »DGUV Information 202-092, Medikamentenvergabe in Kindertageseinrichtungen«. Obwohl keine generelle Pflicht besteht, der Bitte der Eltern nachzukommen und dem Kind (Bedarfs-)Medikamente zu verabreichen, ermöglicht man dem Kind den Besuch einer Betreuungseinrichtung, wenn es während der Betreuungszeit auf Medikamente angewiesen ist (DGUV 2021).

Rechtliche Grundlagen im Überblick

Kinder mit einer Epilepsie – und nicht nur diese –, sind darauf angewiesen, dass sie regelmäßig Medikamente bekommen, teils Medikamente als Bedarf in einer besonderen Anfallssituation, wie im Fallbeispiel geschildert.

Während der Betreuungszeiten im Kindergarten oder der Schule können die Erziehungsberechtigten dies nicht übernehmen und die Kinder sind darauf angewiesen, dass Erzieherinnen, Integrations- oder Lehrkräfte diese Aufgabe übernehmen.

Die DGUV stellt die rechtliche Situation von Fachkräften bei der Medikamentengabe dar

Der Versicherungsschutz besteht bei der Medikamentengabe, sobald die Eltern die Personenfürsorge an das Betreuungspersonal schriftlich oder eindeutig mündlich übertragen haben. Das Kind ist durch den Besuch der Betreuungseinrichtung gesetzlich unfallversichert. Wenn es bei der Medikamentenvergabe durch das Personal der Betreuungsstätte zu Fehlern kommt und dadurch ein Schaden am Kind entsteht, ist die Betreuungsperson nach § 104 SGB VII nicht haftbar zu machen. Anders ist es, wenn die Betreuungsperson vorsätzlich gehandelt hat (§ 110 SGB VII) (SGB VII 2024). Der Unfallversicherungsträger kann nur bei Vorsatz und grober Fahrlässigkeit Schadensersatzansprüche gegenüber der Betreuungsperson geltend machen (DGUV 2021).

Medikamentengabe in Betreuungseinrichtungen und Schulen

Sobald die Verabreichung von Medikamenten ärztlicherseits notwendig ist, sollte von Eltern, dem Personal der Einrichtung und der behandelnden Kinderärztin eine schriftliche Vereinbarung über die Medikamentenvergabe getroffen werden. Diese sollte so detailliert wie möglich verfasst und regelmäßig evaluiert werden.

Folgende Angaben sind besonders wichtig:

- Lagerung, zeitliche Gabe und Menge des Medikaments
- Sichere Aufbewahrung, sodass keine unbefugten Personen oder andere Kinder Zugriff haben
- Medikamentenverpackungen oder Dispenser mit dem Vor- und Nachnamen des Kindes versehen
- Jede Medikamentengabe sorgfältig dokumentieren
- Auffälligkeiten im Verhalten des Kindes oder mögliche Nebenwirkungen gut dokumentieren und zeitnah mit den Erziehungsberechtigten besprechen (LWL/LVR 2018)

> **Praxistipps**
>
> - Informationsvermittlung und Schulung der Lehr- und Betreuungskräfte werden durch Selbsthilfeverbände unterstützt, teils personell, teils durch Informationsmaterial, z. B. der Deutschen Epilepsievereinigung (DE) oder dem Epilepsie Bundeselternverband (e.b.e.).
> - Regelmäßiger Austausch der Beteiligten sichert die Behandlungs- und die Betreuungsqualität.
> - Informationen zur Umsetzung von Medikamentengabe in Einrichtungen des Erziehungs- und Bildungswesens findet man unter anderem bei:
>   - Unfallkasse Hessen: https://www.ukh.de/fileadmin/Medien/Medien/Kita_Schule/2-023_UKH_MB_Erste-Hilfe-bei-epileptischen-Anfaellen_Kita_WEB.pdf
>   - LWL-Landesjugendamt: https://www.lwl-landesjugendamt.de/de/neues/arbeitshilfe-gesundheitliche-versorgung-in-der-kindertagesbetreuung
>   - Landesverband Epilepsie Bayern e. V.: https://www.epilepsiebayern.de/lehrerpaket.html
>   - Epilepsie Bundeselternverband (e.b.e.) unter den Begriffen »Kindergarten« und »Schule«.

1.2.3 Schulbegleitung: Integrations- und Inklusionshilfe

Fallbeispiel

Der 8-jährige Sven befand sich mehrfach zur stationären Behandlung im Epilepsie-Zentrum. Er hatte seit seinem fünften Lebensjahr eine Epilepsie mit CSWS (Continuous Spikes and Waves during Slow-Wave Sleep) bei Thalamusblutung links. Die Auswirkungen zeigten sich in der dritten Klasse der Regelschule unter anderem mit Problemen in Mathematik und dem räumlichen Verständnis.

In Gesprächen mit den Eltern und einem Telefonat mit der Lehrerin wurde eine komplexere Problemlage deutlich: Sven habe häufig vergessen, das richtige Unterrichtsmaterial bereit zu legen und habe nicht richtig zugehört. Zunächst hätten alle gedacht, Sven würde träumen und habe keine Lust, sich am Unterricht zu beteiligen. Dies habe zu Konflikten mit der Lehrerin geführt, die seine mündlichen Leistungen dementsprechend schlecht bewertet habe, aber auch seine schriftlichen Leistungen hätten nachgelassen. Die anderen Kinder der Klasse hätten nicht mit Sven spielen wollen, da er nie richtig bei der Sache gewesen sei und einfache Aufgaben und Spielregeln nicht verstanden habe. Die Diagnose sei eine Erleichterung für alle gewesen, da sich das Verhalten und die Lernschwierigkeit habe erklären lassen.

Durch die verschiedenen Aufenthalte in der Klinik konnten die jeweiligen Empfehlungen in Umsetzung und Auswirkung verfolgt und evaluiert werden: Sven erhielt im Rahmen der Eingliederungshilfe eine männliche Integrationskraft, die ihn bei der Organisation des Schulalltags unterstützte. Er konnte Sven beobachten und Abwesenheiten erkennen, wodurch die tatsächliche Anfallshäufigkeit erkannt wurde. Dies führte wiederum dazu, dass alle Beteiligten besser verstanden, welche Leistung Sven aufbringen musste, um mit den ständigen Unterbrechungen durch die Anfälle zurechtzukommen. Der Integrationshelfer konnte dazu beitragen, dass Sven schneller wurde, wie beim Umkleiden im Sportunterricht oder beim Packen seiner Schulsachen, und erarbeitete mit Sven Strategien, um sich Abläufe und Lerninhalte besser merken zu können. Der Integrationshelfer wirkte zudem positiv auf die sozialen Kontakte im Klassenverband ein, so initiierte er Spiele in den Pausen und wertete damit die Teilnahme von Sven auf. Sven konnte nicht nur seine schulischen Leistungen verbessern und sich persönlich entwickeln, er gewann auch deutlich mehr Selbstvertrauen.

Gut zu wissen

Kinder und Jugendliche mit chronischen Erkrankungen wie einer Epilepsie müssen nicht nur ihren Alltag in Schule und Freizeit mit der Grunderkrankung meistern, sie haben oft ein höheres Risiko für

Entwicklungsverzögerungen oder -störungen sowie kognitiven oder körperlichen Beeinträchtigungen. Dies sind zusätzliche Barrieren in der Entwicklung der Selbstständigkeit. Um am Leben im Kindergarten, in der Schule und später in der Ausbildung möglichst ohne Barrieren und Benachteiligungen teilhaben zu können, gibt es die Möglichkeit eine Begleitperson zu beantragen.

Eine Integrations- oder Inklusionskraft, Schulbegleitung, Teilhabeassistenz oder schulische Assistenz gilt als Baustein auf dem Weg zu einem inklusiven Schulsystem (Rohrmann und Weinbach 2020), das über alle Ressourcen verfügt, um das gemeinsame Lernen von Kindern und Jugendlichen mit verschiedenen Fähigkeiten und Barrieren sicherzustellen.

Schulische Assistenz gilt als Baustein auf dem Weg zu einem inklusiven Schulsystem

Da dies (noch) nicht realisiert werden kann, kommt eine Schulbegleitung als externe zusätzliche individuelle Hilfe in Frage, wenn Schulen nicht die im Einzelfall notwendige Unterstützung vorhalten kann. Schulbegleitung ergänzt damit die personellen Ressourcen der Schule (Dworschak 2017) und ist eine unterstützende sozialrechtlich geregelte Leistung zur Teilhabe an Bildung gemäß §§ 75, 112 SGB IX und § 35a (3) SGB VIII (SGB IX 2023; SGB VIII 2022).

Kritische Stimmen sehen in der Schulbegleitung einen widersprüchlichen Weg: Inklusion bedeutet, das System soll sich an das Kind mit dem individuellen Hilfe- und Unterstützungsbedarf anpassen, eine Schulbegleitung hilft aber dem Kind sich an das bestehende System anzupassen (Dworschak 2017) und verfestigt damit eher bestehende Strukturen (Rohrmann und Weinbach 2017).

Es gibt auch kritische Stimmen: Schulbegleitung passt an das bestehende nicht-inklusive System an

Einerseits wird Kindern und Jugendlichen mit Behinderungen mit einer Schulbegleitung der Besuch einer allgemeinen Schule – oder überhaupt einer Schulform – ermöglicht, andererseits wird die Hilfsbedürftigkeit des Kindes und dessen verminderte Selbstständigkeit und Abhängigkeit von der Assistenz betont. Dies kann eher ein Hemmnis für soziale Integration sein (Dworschak 2017) und Ausgrenzung aus der Klassengemeinschaft generieren oder verstärken (Ehrenberg und Viermann 2017).

Zum jetzigen Zeitpunkt ist jedoch eine Schulbegleitung das Mittel der Wahl, um Barrieren im Schulbesuch auszugleichen.

Rechtsgrundlage ist die Teilhabe an Bildung, wobei nicht Bildungsangebote an sich zu fördern sind, sondern der Zugang zur Bildung – dies bezieht hochschulische und berufliche Weiterbildung mit ein (BAGüS 2019).

Rechtsgrundlage ist Zugang und Teilhabe an Bildung für hochschulische und berufliche Weiterbildung

Dafür kommen § 112 (1) SGB IX aus dem Eingliederungshilferecht in Betracht oder – für Kinder und Jugendliche mit einer (drohenden) seelischen Behinderung – § 35a SGB VIII im Kinder- und Jugendhilferecht (BAGüS 2019).

Voraussetzungen und Beantragung einer Schulbegleitung

Voraussetzung für eine Schulbegleitung ist ein besonderer Betreuungsbedarf

Voraussetzung ist ein besonderer Betreuungsbedarf, der seitens der Schule nicht gewährleistet werden kann. Unerheblich ist, in welcher Form sich der individuelle Hilfe- und Unterstützungsbedarf äußert: Dieser kann ganz unterschiedlich sein – eine Jugendliche mit körperlicher Behinderung vor dem Abitur benötigt andere Unterstützung als ein Kind mit kognitiver Behinderung und hohem Pflegebedarf (Dworschak 2017).

In einem Gesamtplanverfahren wird der Bedarf festgestellt

Die Feststellung, ob ein Bedarf an Schulbegleitung vorliegt und in welchem Umfang, mit welcher Dauer und Inhalt, erfolgt nach dem Gesamtplanverfahren in der Eingliederungshilfe nach §§ 117 ff SGB IX und nach einem vergleichbaren kooperativen Hilfeplanverfahren im Kinder- und Jugendhilferecht nach § 36 SGB VIII (Frese 2021).

Organisiert und durchgeführt wird die Schulbegleitung meist über soziale Dienste in Trägerschaft von Vereinen für Menschen mit Behinderung und von Sozial- und Wohlfahrtsverbänden (Schindler 2019).

Organisationsformen und Inhalte von Schulbegleitung

Schulbegleitung ist als Einzelfallhilfe durch Assistenzpersonen konzipiert, die sich nicht allein auf den Unterricht, sondern auf das gesamte Schulgeschehen bezieht, mit Pausen, gegebenenfalls Schulausflügen und Klassenfahrten (Rohrmann und Weinbach 2020; BAGüS 2019).

Schulbegleitung ist möglich durch:

Schulbegleitung kann Arbeitgebermodell oder Dienstleistungsmodell sein

- Dienste, die über den Träger der Eingliederungshilfe ihre Leistung erbringen (§§ 75 ff. SGB XII/§§ 123 ff. SGB IX)
- Die Erziehungsberechtigten stellen die Schulbegleitung selbst an (Arbeitgebermodell).
- Der Schulträger stellt die Schulbegleitung im Rahmen einer öffentlich-rechtlichen Vereinbarung mit dem Träger der Eingliederungshilfe zur Verfügung (Frese 2021).

Fehlende oder nicht ausreichend qualifizierte Fachkräfte für eine Schulbegleitung stellen nach Beschreibungen von Eltern eine große Hürde dar. Dies kann sich durch längere Wartezeiten äußern, bis eine Person zur Verfügung gestellt werden kann oder sogar durch das Nichtzustandekommen einer bewilligten Schulbegleitung (BMAS 2022).

Wenn Schulbegleitung gepoolt wird, betreut eine Schulbegleitung mehrere Kinder

Es gibt bereits Versuche einer Pool-Lösung, bei der eine Schulbegleitung für mehrere Kinder einer Klasse zuständig ist (Dworschak 2017). Dies ist möglich, erfordert jedoch, dass individuell bewilligte Leistungsansprüche mit dem Leistungserbringer und den berechtigten Kindern beziehungsweise deren Erziehungsberechtigten im Konsens geklärt werden. Der individuelle Assistenzbedarf muss natürlich im Rahmen einer Pool-Lösung gedeckt werden können (BAGüS 2019; Frese 2021).

Schulbegleitungen übernehmen keine pädagogischen Aufgaben im engeren Sinne und vermitteln keine Unterrichtsinhalte, das heißt sie sind keine Zweitlehrkraft oder Assistenz der Lehrkraft, sie geben keine Nachhilfe oder sind nicht als Hausaufgabenbetreuung anzusehen (Dworschak 2017). Es handelt sich um praktische Hilfestellungen und einfache pflegerische Tätigkeiten wie Begleitung auf Wegen in der Schule, zur Toilette, beim Essen, Unterstützen beim Wechseln der Kleidung im Sportunterricht, bei der Kommunikation und im Sozialverhalten. Schulbegleitungen helfen im Unterricht und organisieren den Arbeitsplatz, unterstützen bei Aufgabenverständnis und Konzentration, wiederholen und strukturieren Arbeitsanweisungen und nehmen Einfluss auf adäquates Verhalten. Im Mittelpunkt steht die größtmögliche Selbstständigkeit des Kindes (Dworschak 2017; Frese 2021). In der Praxis ist deshalb eine Abgrenzung zwischen alltagspraktisch-pflegerischer Unterstützung und pädagogisch-unterrichtsunterstützenden Aufgaben nicht immer möglich (Dworschak 2017; Schindler 2019).

Schulbegleitungen sind keine zweite Lehrkraft

Qualifikation der Schulbegleitung

Die Aufgabe einer Schulbegleitung ist eine sehr komplexe: Sie ist an die Vorgaben der individuellen Hilfeplanung gebunden und ein Teammitglied eines externen Sozialen Dienstes, muss sich aber zugleich konstruktiv in schulischen Strukturen bewegen und soll Inklusion ermöglichen (Rohrmann und Weinbach 2020; Schindler 2019).

In der Anforderung der fachlichen Qualifikation spiegelt sich dies nicht wider: Die Leistungsträger stufen Schulbegleitung als Hilfskräfte für begleitende Tätigkeiten ein, da sie nur »einfache« Assistenztätigkeiten übernehmen sollen, und sehen in der Regel keine Notwendigkeit für eine erzieherische, pädagogische oder pflegerische Ausbildung (Dworschak 2017). Natürlich sollen grundlegende soziale Kompetenzen wie Offenheit, Empathie, Team- und Konfliktfähigkeit vorhanden sein. Ob darüber hinaus fachspezifische Qualifikationen oder bestimmte Berufsausbildungen erforderlich sind, soll im Gesamtplanungsverfahren herausgearbeitet werden. Die Anleitung der Schulbegleitungen muss durch den Arbeitgeber der Schulbegleitung gewährleistet werden (BAGüS 2021).

Die fachliche Qualifikation der Schulbegleitung ist nicht festgelegt

Besonderheit Schulwegbegleitung

Schulwegbegleitung kann durch die Schulbegleitung erfolgen (Rohrmann und Weinbach 2020) oder als einzelne Leistung notwendig werden. Beispielsweise, wenn ein Kind mit Epilepsie im Schulalltag der Regelschule keine weitere Unterstützung benötigt, der Schulweg aber wegen Anfällen und (gelegentlicher) Orientierungsproblemen (noch) nicht allein bewältigt werden kann und eine mögliche Gefährdung kompensiert werden soll.

Im Einzelfall muss überlegt werden, ob Schulwegbegleitung als persönliche Einzelfallhilfe ausreicht, z. B. als Begleitung im öffentlichen Personen-

Schulbegleitung kann auch Schulwegbegleitung sein

Schulwegbegleitung kann auf verschiedener Weise erfolgen

nahverkehr (ÖPNV), oder ob intensivere Hilfen und Fahrdienste (Schulwegbeförderung) mit oder ohne Begleitperson eingesetzt werden müssen. Dies ist nicht zuletzt von Anfallsform und -häufigkeit sowie von der Frage von Bedarfsmedikamenten abhängig und muss ganz individuell geplant und begründet werden.

Schulwegbegleitung wird in der Regel über das Schulamt beantragt. Es besteht kein Rechtsanspruch und es wird im Einzelfall entschieden, z. B. als Leistung zur Teilhabe an Bildung (s. o.). Meist müssen die Eltern glaubhaft machen, dass sie diese Aufgabe nicht übernehmen können und es keine andere Möglichkeit gibt (SopädVO Berlin 2022).

Schulwegbegleitung kann als Vorbereitung auf die selbständige Bewältigung des Schulwegs erfolgen, als Wegetraining, wenn Kinder von der Wohnung oder einem Sammelpunkt zur Schule und zurück begleitet werden (SopädVO Berlin 2022). Die Möglichkeiten hängen nicht zuletzt von regionalen Gegebenheiten und Angeboten ab.

Erfahrungsgemäß sind Schulwegbegleitungen eher schwierig umzusetzen, wenn das Kind nicht gleichzeitig einen Anspruch auf eine Schulbegleitung an sich hat. Eine Schulwegbegleitung müsste das Kind von zu Hause abholen und nach Unterrichtsende nach Hause bringen. Hat die Person in der Zwischenzeit keine Aufgaben in oder bei der Schule, werden nur wenig Arbeitsstunden vergütet.

Praxistipps

- Über den Bildungsserver können Informationen der Bundesländer aufgerufen werden: https://www.bildungsserver.de/schulbegleiter-schulassistenz-integrationshelfer-inklusionshelfer-8290-de.html#Orientierungshilfen_von_Ministerien_und_Behoerden_der_Laenders
- Antrag auf Schulbegleitung frühzeitig vor der Einschulung oder vor Beginn des Schuljahres einreichen und Hilfebedarf und notwendige Unterstützungsleistungen deutlich benennen.
- Aussagekräftige Bestätigungen der Schule und ärztliche und therapeutische Atteste mit dem Antrag einreichen.
- Bei der Beantragung einer Schulwegbegleitung nachvollziehbar darstellen, warum die Eltern ihr Kind nicht selbst begleiten können.

1.2.4 Nachteilsausgleiche in der Schule

Fallbeispiel

Emil wurde zur Therapiekontrolle stationär im Epilepsie-Zentrum aufgenommen. Der bald 16-jährige hat seit dem Alter von 13 Jahren eine Epilepsie mit ausschließlich generalisiert tonisch-klonischen Anfällen. Diese treten meist in monatlichen Abständen auf, eine tageszeitliche Bindung besteht nicht. Emil gab an, seit Einnahme der Medikamente deutlich an Gewicht zugenommen zu haben, zudem leide er unter Konzentrationsschwierigkeiten. Entsprechend seien seine Leistungen in der Schule schlechter geworden und er befürchte, den Hauptschulabschluss im nächsten Jahr nicht zu schaffen, er habe ohnehin schon viele Fehlzeiten durch die Erkrankung und eine Klasse wiederholen müssen.

Emil wurde neuropsychologisch mit dem Epi Track Junior untersucht, einem kognitiven Screening-Verfahren. Verschiedene Auffälligkeiten wurden deutlich und er erzielte einen alterskorrigierten Epi Track Score von 29, damit lag er im Bereich zwischen einer signifikanten und einer leichten Beeinträchtigung. Die Selbsteinschätzung wurde damit bestätigt und die Befürchtungen bezüglich des anstehenden Schulabschlusses nachvollziehbar.

Bei fehlender Anfallskontrolle wurde eine medikamentöse Umstellung begonnen und in ambulanter Behandlung mit dem Ziel weitergeführt, die Anfallshäufigkeit zu verbessern und die Kognition günstig zu beeinflussen. Außerdem erhielt er aufgrund der kognitiven Beeinträchtigungen die schriftliche Empfehlung für einen schulischen Nachteilsausgleich bei Prüfungen und Lernaufgaben.

Eine spätere stationäre Wiedervorstellung zeigte einen aktiveren und schlankeren Emil, der seit der Umstellung anfallsfrei geblieben war und eine gute Prognose auf stabile Anfallsfreiheit hatte, was nicht zuletzt die zuvor eher gedrückte emotionale Verfassung verbessert hatte. Emil berichtete, dass er verlängerte Prüfungszeiten während des restlichen Schuljahrs und bei einem Teil der Abschlussprüfungen erhalten und so den Hauptschulabschluss erreicht habe. Er sei nun für eine berufsvorbereitende Bildungsmaßnahme (BvB) in einem Berufsbildungswerk angemeldet und könne den Nachteilsausgleich auch in der Berufsschule wahrnehmen, wenn es notwendig werden sollte. Dies gebe ihm Sicherheit und Selbstvertrauen und er freue sich auf die Berufsschule.

Gut zu wissen

Eine aktive Epilepsie kann während der Schullaufbahn aus verschiedenen Gründen zu Einschränkungen in der Leistungsfähigkeit führen. Diese können sich in Form von Störungen von Konzentration, Aufmerksamkeit und Gedächtnis äußern. Ein Nachteilsausgleich kann gewährt werden, um den erkrankungsbedingt entstandenen Nachteil zu kompensieren und Chancengleichheit herzustellen.

Wichtig ist die individuelle Umsetzung: Eine oft gewünschte längere Prüfungszeit ist nicht zielführend, wenn die Aufmerksamkeitsleistungen nicht aufrechterhalten werden können.

Es darf durch die Nachteilsausgleiche zudem nicht zu einer Bevorzugung kommen und das Ziel der Prüfung, also der Wissensnachweis, muss vergleichbar sein (Behrens und Wachtel 2008).

Nachteilsausgleiche sollen konkrete erkrankungsbedingte Einschränkungen kompensieren

Der Wissensnachweis muss vergleichbar sein, es darf nicht zu einer Bevorzugung kommen

> Durch die föderalistische Gestaltung unterliegt die Schulgesetzgebung den Bundesländern, weshalb sich die Handhabung unterscheiden kann. Der nachfolgende Inhalt bezieht sich beispielhaft auf die Handhabung des Schulgesetzes in Nordrhein-Westfalen, unter Grundlage der §§ 1 und 2 SchulG für das Land Nordrhein-Westfalen (Arbeitskreis Inklusion 2023).

Nachteilsausgleiche: Antrag und Durchführung

NRW als Beispiel für Antrag und Umsetzung

In Nordrhein-Westfalen können Erziehungsberechtigte oder Lehrkräfte einen Antrag auf Gewährung eines Nachteilsausgleichs bei der Schulleitung einreichen. Neben dem formlosen Antrag wird ein ärztliches Attest über das Vorliegen der Epilepsie mit Beschreibung der Anfallssemiologie und den damit einhergehenden Beeinträchtigungen im schulischen Lernen benötigt. Eine neuropsychologische Diagnostik ergänzt die Unterlagen und gibt Aufschlüsse über den passgenauen Nachteilsausgleich.

Die Antragstellung führt nicht automatisch zur Gewährung eines Nachteilsausgleichs, darüber entscheiden die Lehrkräfte und die Schulleitung. Bei Bewilligung werden die Erziehungsberechtigten über das Ergebnis und den daraus resultierenden Nachteilsausgleich informiert, Schulleitung und Lehrkräfte sind für die Umsetzung in den einzelnen Schulfächern verantwortlich. Der Nachteilsausgleich muss in der Schulakte dokumentiert sein, wird aber nicht auf dem Zeugnis ausgewiesen.

Bei Unklarheit kann die Schulaufsichtsbehörde in das Verfahren involviert werden.

Nachteilsausgleiche sollen individuell angepasst werden (MSB 2017) und können wie folgt aussehen:

- Zeitzugaben bei Lernstanderhebungen und Klausuren
- Veränderte Pausenregelungen: mehr Pausen, aber verkürzt
- Anpassen der räumlichen Umgebung: Klausuren nicht im Klassenverband schreiben, sondern allein in einem Raum

Nachteilsausgleich in zentralen Prüfungen

Nachteilsausgleiche in zentralen Prüfungen hängen von der Prüfungsordnung ab

Ob ein Nachteilsausgleich für zentrale Prüfungen wie am Ende der 10. Klasse gilt, entscheidet die Schulleitung und berücksichtigt dabei die Ausbildungs- und Prüfungsordnung der Sekundarstufe I. Ein Nachteilsausgleich kann aber nur dann erfolgen, wenn dieser mindestens im letzten Schuljahr davor gewährt worden ist.

Über Nachteilsausgleiche in Abiturprüfungen entscheidet die Bezirksregierung

Für die schriftliche Abiturprüfung gelten andere Regelungen, da die Zuständigkeit nicht mehr der Schulleitung unterliegt. Nach Antragstellung entscheidet die Bezirksregierung unter Berücksichtigung der APO GOSt § 13.7. über die Gewährung eines Nachteilsausgleichs während des Abiturs (MSB 2017).

> **Praxistipps**
>
> - Nachteilsausgleiche müssen individuell begründet werden.
> - Hilfreich ist eine neuropsychologische Empfehlung, wie der Nachteil ausgeglichen werden kann.
> - Nachteilsausgleiche können während einer Ausbildung oder im Studium beantragt werden. Ansprechpartner ist die berufsbildende Schule und der Behindertenbeauftragte der Fachhochschule oder der Universität.
> - Informationen über die Agentur für Arbeit: https://www.arbeitsagentur.de/bildung/studium/studieren-mit-behinderungen

1.3 Familie in Überforderungssituationen

Familien können durch verschiedene Faktoren und Lebensereignisse einmalig, wiederkehrend oder langfristig mit besonderen Herausforderungen konfrontiert werden. Dabei kann es sich um Besonderheiten in der Erziehung handeln, um Schwierigkeiten in Schule oder Kindergarten oder um den Umgang mit den Erkrankungen und Behinderungen des Kindes – und nicht selten mit negativen Auswirkungen auf Gesundheit, Berufstätigkeit oder Beziehung aller Beteiligten.

Die meisten Familien schaffen es, diese Situationen, die oft nicht von Dauer sind, allein und mit Hilfen durch Freundeskreis und Verwandte zu bewältigen. Dies hängt sehr stark von der Familienkonstellation ab, von der zeitlichen und örtlichen Verfügbarkeit unterstützender Personen, von deren Bereitschaft und körperlichen Belastbarkeit, z. B. bei älteren Großeltern. Oftmals werden staatliche Hilfen erst als letzte Option in Betracht gezogen.

1.3.1 Familienentlastende und -unterstützende Dienste

> **Fallbeispiel**
>
> Zum Zeitpunkt des Erstkontaktes lebt der 9-jährige Marek mit seinen Eltern, seinem 6-jährigen Bruder und seiner 2-jährigen Schwester in einer Mietwohnung. Die Geschwister werden noch zu Hause betreut. Der Bruder komme im Sommer des Jahres in die Schule. Sie leben seit einem Jahr in Deutschland. Marek ist durch die Folgen einer Herpes-Enzephalitis schwer beeinträchtigt. Er kann nicht sprechen, nicht sitzen und nicht sehen. Die Aufnahme erfolgt zur medikamentösen Umstellung mit dem Ziel, die hohe Anfallshäufigkeit zumindest zu reduzieren.

Die Eltern berichteten, dass Marek sehr anfällig für jede Art von Infekten sei und sie den Eindruck hätten, dass er von einer ruhigen und reizarmen Umgebung profitieren würde. Deshalb sei auf ihren Wunsch für Marek eine Schulbefreiung erwirkt worden.

Marek erhielt Pflegegeld für den bereits bewilligten Pflegegrad 5 mit seiner Mutter als Pflegeperson. Die Leistung erfolgte als »Hilfe zur Pflege« im Sozialhilferecht, da die Eltern die notwendige Vorversicherungszeit in der gesetzlichen Pflegeversicherung zu dem Zeitpunkt noch nicht vorweisen konnten. Die Versorgung und Pflege von Marek bestimmten das Leben der Eltern und der Geschwister, soziale Kontakte außerhalb des engen familiären Umkreises fanden kaum statt.

Initiiert wurde der wöchentliche Einsatz eines Familienentlastenden Dienstes (FeD), um Mareks Eltern zu entlasten und ihnen etwas Freiraum zu verschaffen. Die Mutter von Marek war zunächst skeptisch und konnte sich schwer vorstellen, dass andere Personen mit Marek zurechtkommen und ihn adäquat versorgen könnten. Die Mitarbeiterin des FeD konnte sie vom Gegenteil überzeugen und wurde zu einer Vertrauens- und Bezugsperson der Familie, wie bei einem späteren Kontakt deutlich wurde. Dies war sehr wichtig, da ihr bei den Besuchen auffiel, dass Mareks jüngerer Bruder Aufmerksamkeit benötigt. Er wurde zu den vom FeD organisierten Geschwister-Tagen eingeladen. In diesem Rahmen lernte er andere Kinder kennen und bei den gemeinsamen Freizeitaktivitäten standen nicht die Themen Krankheit und Pflege im Mittelpunkt. Besonders wichtig war die Fachkraft des FeD, als die Eltern Mareks Bruder nicht in die Schule eingliedern lassen wollten, um Marek nicht der Gefahr ständiger Infekte auszusetzen. Sie konnte die Eltern von der Wichtigkeit der Schule als Ort des gemeinsamen Lernens und Teilhabe in der Gesellschaft überzeugen – nicht zuletzt, um Mareks Bruder – und später seiner Schwester – eine eigene Lebensperspektive zu ermöglichen. Die Eltern wurden zudem über Möglichkeiten von »Hilfen zur Erziehung« durch das Jugendamt informiert worden, nahmen dies aber zunächst nicht an.

> **Gut zu wissen**
>
> Kognitiv beeinträchtigte Kinder mit zusätzlichen Beeinträchtigungen erfordern eine besondere zeitintensive Betreuung. Die Belastung der Eltern ist hier besonders hoch und sie haben kaum Zeit für sich selbst und die eigenen Bedürfnisse (BMAS 2022). Externe Unterstützung ist für Betreuungspersonen von schwer beeinträchtigten Kindern und Jugendlichen, die eine besondere Aufmerksamkeit und Zuwendung benötigen, von großer Bedeutung. Aber gerade hier sind die Angebote nicht so zahlreich, wie regional gewünscht und erforderlich, unabhängig davon, ob es sich um ambulante Angebote wie FeDs oder stationäre wie Kurzzeit- und Verhinderungspflege für pflegebedürftige Kinder und Jugendliche handelt (BMAS 2022).

Familienentlastung muss die ganze Familie im Blick haben

Geschwisterkinder rücken seit einigen Jahren in den Fokus des Unterstützungsbedarfs, denn diese leiden oft vor allem unter der fehlenden Zeit und Aufmerksamkeit der Eltern (BMAS 2022). Notwendig ist eine familienorientierte Herangehensweise in Anlehnung an die Unterstützungskonzepte aus dem Kinderhospizbereich beziehungsweise der onkologischen Versorgung von Kindern (Büker und Pietsch 2019).

Inhalt und Ziele

Familienentlastender und Familienunterstützender Dienst (FeD, FuD) sind zwei Begriffe für gleiche Unterstützungsangebote. FeDs und FuDs sind regional organisiert, die Träger sind meist Wohlfahrtsverbände und Vereine oder Verbände der Behindertenhilfe. Sie bieten Betreuung im häuslichen Umfeld an oder übernehmen Begleitung bei Freizeitaktivitäten – und wenn es nur Spazierengehen ist. Ziel ist es, für die übrigen Familienmitglieder Freiräume für eigene Aktivitäten und zur Erholung zu schaffen. Ein weiteres Ziel ist, der Person mit Behinderung durch den Austausch mit Personen außerhalb der üblichen familiären Zusammenhänge einen anderen Kontext zu ermöglichen und mehr Autonomie und Selbstständigkeit außerhalb der Familie zu erleben (Aktion Mensch 2023).

FeDs und FuDs übernehmen Betreuung, um Familienmitgliedern Freiräume zu schaffen

FeDs ermöglichen den Menschen mit Behinderung Aktivitäten außerhalb der Familie

FeDs können im Einzelfall bis zu acht Stunden am Tag die Betreuung übernehmen, beispielsweise als Verhinderungspflege (▶ Kap. 9). Erfahrungsgemäß werden 2–4 Stunden in der Woche wahrgenommen.

Antrag und Organisationsformen

Die Beantragung oder Initiierung eines FeD hängt davon ab, wie die Leistungen finanziert werden, denn der Einsatz kann auf unterschiedliche Weise realisiert werden:

Ein FeD kann in unterschiedlichen Formen finanziert werden

- Im Rahmen der Leistungen der Pflegeversicherung, sofern Pflegebedürftigkeit im Sinne des SGB XI festgestellt wurde: Es kann der Entlastungsbetrag (monatlich 125 €) und/oder das Budget für die Verhinderungspflege genutzt werden (▶ Kap. 9). Der FeD rechnet in der Regel direkt mit der zuständigen Pflegekasse ab.
- Über die Eingliederungshilfe nach dem SGB IX: Hier hängt es davon ab, welche anderen Leistungen der Eingliederungshilfe bereits wahrgenommen werden. Meist findet ein Hilfeplanungsverfahren statt, das an anderer Stelle beschrieben wird (▶ Kap. 7).
- Mit privater Finanzierung

Praxistipps

- Adressen von FeDs und FuDs können online mit der Browser-Suchfunktion recherchiert werden.
- Anbieter können über Familienberatungsstellen oder das Bürgerbüro vor Ort erfragt werden.
- Häufig bieten die Kommunen Informationsbroschüren mit umfangreichen Kontaktadressen im Bereich Pflege und Behinderung in der Region an.
- Unterstützung bieten soziale Beratungsstellen oder die Ergänzende Unabhängige Teilhabeberatungsstelle (EUTB) vor Ort an.

1.3.2 Hilfen zur Erziehung

Fallbeispiel

Mike ist acht Jahre alt und lebt mit seiner Mutter und seinem Bruder zusammen. Bei Mike wurde im Alter von vier Jahren eine idiopathisch fokale Epilepsie diagnostiziert. Die Familie berichtete, dass im Alltag vor allem Verhaltensauffälligkeiten und impulsives Verhalten besonders belastend seien. Die wechselnden Stimmungen von Mike wurden im Stationsalltag deutlich: Manchmal war er eher ruhig, zurückgezogen und angespannt mit wenig Minenspiel und zurückhaltender Reaktion auf Ansprache. Dann wiederum war Mike deutlich offener, lebhafter sowie kommunikativer im Verhalten und konnte an verschiedenen Spielangeboten teilnehmen. Diese Verhaltensweisen wechselten zuweilen plötzlich, nicht unbedingt mit eindeutig erkennbarem Grund.

Seine Mutter berichtete, dass er schnell in Überforderungssituationen gerate. Zu viele Reize, insbesondere in der Schule, hätten nachhaltige Auswirkungen auf seine Belastbarkeit. Dann reagiere er mit anhaltendem Schreien, teilweise sei er aggressiv. Zuletzt sei Mike deshalb verkürzt beschult worden. Sie könne nicht berufstätig sein, da sie jederzeit zur Verfügung stehen müsse, um Mike in schwierigen Situationen von der Schule abzuholen oder ihn nach dem verkürzten Unterricht zu Hause zu betreuen.

Die belastende Situation für die gesamte Familie wurde in Beratungsgesprächen thematisiert und ein Kontakt zum zuständigen Jugendamt hergestellt. Bei einem späteren Kontakt berichtet sie von einer installierten sozialpädagogischen Familienhilfe (SPFH), wodurch sich die Situation erheblich entspannt habe. Gemeinsam mit der Unterstützung sei es ihr möglich, wieder den Überblick über das familiäre Geschehen zu gewinnen und sich um die Themen beider Kinder zu kümmern. Auch finanzielle Hilfen seien initiiert worden und sie habe über die Fachkraft der SPFH Kontakt zu einer Selbsthilfegruppe bekommen.

> **Gut zu wissen**
>
> Im Kinder- und Jugendhilferecht (SGB VIII) sind verschiedene sozialpädagogische Angebote für Eltern respektive Personensorgeberechtigte als Hilfen zur Erziehung (§§ 28–35 SGB VIII) formuliert. Dazu gehören ambulant beratende und kurzzeitig familienunterstützende Hilfen bis hin zu mittel- und längerfristigen Unterbringungen von Kindern und Jugendlichen außerhalb der eigenen Familie (Daigler et al. 2019). Eine Besonderheit in den Hilfen zur Erziehung ist die bereits erwähnte Eingliederungshilfe für Kinder und Jugendliche mit einer drohenden oder bereits bestehenden seelischen Behinderung (§ 35a SGB VIII) (SGB VIII 2022).
>
> Alle Hilfen haben die gesamte Familie im Blick, die Leistungen selbst können jedoch schwerpunktmäßig auf einzelne Personen ausgerichtet sein:
>
> - Familienorientierte Hilfen arbeiten eher mit den Eltern an Erziehungs- und familiären Alltagsproblemen.
> - Gruppenorientierte Hilfen richten sich an Kinder und Jugendliche, unter anderem zur Entwicklung und Verbesserung des Sozialverhaltens.
> - Einzelfallorientierte Hilfen in Form von sozialpädagogischer Einzelbetreuung für junge Menschen können helfen, Konflikte in der Familie zu bewältigen und im sozialen Umfeld unterstützen (Rätz et al. 2022). Dies können beispielsweise Hilfen für junge Volljährige ab dem Alter von 18 Jahren zur Persönlichkeitsentwicklung und eigenverantwortlichen Lebensführung sein (§ 41 SGB VIII). Hier können neben pädagogischen und therapeutischen Leistungen auch Ausbildungs- und Beschäftigungsmaßnahmen (§ 13 (2) SGB VIII) einfließen (SGB VIII 2022).
>
> Die Hilfen werden am Wohnort beim zuständigen Jugendamt beantragt, durchgeführt werden die Angebote meist von freien Trägern der Jugendhilfe. Die Art und der Umfang der Hilfe richtet sich nach dem erzieherischen Bedarf im Einzelfall und wird mit einem Hilfeplanungsverfahren ermittelt (SGB VIII 2022; Daigler et al. 2019).

Hilfen zur Erziehung sind originäre Aufgabe der Kinder- und Jugendhilfe

Art und Umfang der Hilfe wird mit einem Hilfeplanungsverfahren ermittelt

Ambulante Hilfen: Erziehungsberatung und sozialpädagogische Familienhilfe (SPFH)

Ambulante Hilfen sollen junge Menschen und ihre Familien in Belastungs-, Not- und Krisensituationen unterstützen (Rätz et al. 2022).

Jugendämter haben den Auftrag, die Eltern beziehungsweise die erziehungsberechtigten Personen, Kinder, Jugendlichen und jungen Erwachsenen oder Großeltern bei spezifischen Problemlagen zu beraten und, wenn

Die Beratung in einer Erziehungsberatungsstelle ist kostenlos und vertraulich

notwendig, geeignete Hilfen zu implementieren, um die familieneigenen Kompetenzen zu stärken. Themen können alle belastenden Familiensituationen wie Erziehungs- und Beziehungskonflikte oder gesundheitliche Aspekte sein (§§ 28, 16 SGB VIII) (SGB VIII 2022).

Die Beratungsaufgabe übernimmt der Allgemeine Soziale Dienst (ASD), ein Fachdienst innerhalb des Jugendamtes, oder Träger der freien Jugendhilfe mit ihren Erziehungs- und Familienberatungsstellen.

Eine sozialpädagogische Familienhilfe (SPFH) oder heilpädagogische Familienhilfe ist eine aufsuchende Hilfe, die Familien in herausfordernden Lebenslagen mit meist multiplen Problemstellungen über eine begrenzte Zeit zur Verfügung steht (§ 31 SGB VIII). Die Begleitung umfasst Anleitung der Eltern beziehungsweise Erziehungsberechtigten bei Erziehungsaufgaben und Alltagsproblemen, das Lösen der Familienkrisen und Beziehungskonflikte oder Unterstützung beim Kontakt mit Behörden und Ämtern. Aktive Hilfe zur Selbsthilfe steht im Vordergrund, Ziel ist es die inneren und äußeren Ressourcen der Familie so zu stärken, dass die jetzigen und zukünftigen Herausforderungen besser bewältigt werden können (Metzger 2019; SGB VIII 2022).

Randnotiz: Eine SPFH unterstützt Familien in herausfordernden Lebenslagen über eine begrenzte Zeit

Eingliederungshilfe für Kinder und Jugendliche mit seelischer Behinderung

Über die Zuordnung von Eingliederungshilfen für junge Menschen mit einer (drohenden) seelischen Behinderung (§ 35a SGB VIII) zu den Hilfen zur Erziehung in der Kinder- und Jugendhilfe wird seit langem diskutiert. Immer wieder kommt es zu Abgrenzungsschwierigkeiten in Bezug auf den Begriff der Behinderung und damit unklare Kostenträgerschaft – in dem ohnehin komplexen Handlungsfeld der Eingliederungshilfen (Tabel 2021).

Randnotiz: Bei Kindern und Jugendlichen ist Eingliederungshilfe und Hilfe zur Erziehung nicht immer klar abzugrenzen

Mit dem neuen Kinder- und Jugendstärkungsgesetz (KJSG) sollen bis zum Jahr 2028 alle Leistungen für Kinder und Jugendliche mit und ohne Behinderungen in der Kinder- und Jugendhilfe zusammengeführt werden (IJAB 2021; Tabel 2021). Derzeit gilt noch der eingeschränkte Personenkreis, für den die Unterstützung wie die Hilfen zur Erziehung in allen Formen (ambulant, teilstationär, stationär) erbracht werden kann (§ 35a (2) SGB VIII).

Die Leistungsinhalte ergeben sich aus dem SGB IX (§ 35a (3) SGB VIII) (SGB VIII 2023).

Teilhabeleistungen nach § 6 (1) Nr. 6 SGB IX

Darunter fallen Teilhabeleistungen nach § 6 (1) Nr. 6 SGB IX zur:

- medizinischen Teilhabe, vorausgesetzt, diese werden nicht von der Krankenversicherung übernommen. Das kann bei bestimmten Therapieformen der Fall sein, meist als Einzelfallentscheidung, wie eine tiergestützte Therapie, wenn es um die seelische Gesundheit des Kindes geht.

- beruflichen Teilhabe, sofern vorrangige Träger wie die Agentur für Arbeit nicht zuständig sind, wie sozialpädagogische Leistungen unabhängig von einer Ausbildungs- oder beruflichen Maßnahme.
- Teilhabe an Bildung, wenn die vorrangige Verantwortung der Schule nicht möglich oder nicht zu realisieren ist. In der Regel handelt sich dabei um individuell assistierende Leistungen wie die bereits beschriebenen Schulbegleitungen, auch in Hochschulen (§ 112 SGB IX).
- soziale Teilhabe als originäre Kinder- und Jugendhilfe-Leistung wie bei heilpädagogischen Leistungen für noch nicht eingeschulte Kinder (§ 79 SGB IX), Assistenz im Freizeitbereich oder Nachmittagsbetreuung für Schulkinder (§ 113 SGB IX) (IJAB 2021; Tabel 2021; SGB IX 2023).

Bei diesen Teilhabeleistungen gibt es bisher eine »Schulnähe«: Integrationshilfe und Schulbegleitung ist der zweithäufigste Grund für ambulante Eingliederungshilfen nach § 35a SGB VIII (Tabel 2021).

Eingliederungshilfen im SGB VIII sind häufig Integrationshilfe und Schulbegleitung

> **Praxistipps**
>
> - Der Anspruch auf Erziehung- und Familienberatung wird niedrigschwellig durch regionale, gut zu erreichende Angebote eingelöst. Hierzu ist kein Antrag notwendig.
> - Adressen der Beratungsstelle oder des ASD können im Bürgerbüro oder im Rathaus am Wohnort erfragt oder online recherchiert werden.
> - Die Mitarbeit der Eltern und erziehenden Personen ist bei allen Hilfen zur Erziehung von besonderer Bedeutung.

1.4 Persönliches Budget

Budgets sind eine Leistungsform, bei der die berechtigen Personen mehr Gestaltungsmöglichkeiten erhalten sollen, aber auch mehr Verantwortung.

> **Fallbeispiel**
>
> Meike (3 Jahre alt) und ihr Bruder Stefan (15 Jahre alt) waren mehrfach in Behandlung und zur Beratung, beide sind von einer seltenen, genetisch bedingten Epilepsie betroffen. Die Grunderkrankung führt zu einer schweren Entwicklungsstörung von Geburt an. Beide können keinen Kontakt zu ihrer Außenwelt herstellen, können nicht sehen, nicht sprechen, sich kaum bewegen, nicht selbstständig essen oder trinken. Meike und Stefan haben ein besonders hohen Pflege- und Betreuungsaufwand, beide bekamen den Pflegegrad 5 zuerkannt.

In der Familie leben noch zwei gesunde Kinder und die Eltern. Die Eltern schilderten, dass besonders der verschobene Tag-Nacht-Rhythmus nur schwer zu kompensieren sei und sie in ihrer physischen und psychischen Belastung eigentlich an ihrer Grenze seien. An Erwerbstätigkeit sei gar nicht mehr zu denken. Eingehend wurde über professionelle Pflege gesprochen. Aufgrund einer schwierigen personellen Situation der Pflegedienste in der Wohnregion entschieden sich die Eltern für das persönliche Budget als Arbeitgeber-Modell. So konnten sie drei Pflegekräfte anstellen, die im Wechsel die Kinder, insbesondere nachts, versorgen. Für die Pflegekräfte war zudem der Vorteil, dass sie stets ihren Einsatzort kannten und so verlässlicher arbeiten konnten.

> **Gut zu wissen**
>
> *Ein persönliches Budget ist eine Geldleistung, die Dienst- oder Sachleistungen ersetzt*
>
> Mit dem Bundesteilhabegesetz (BTHG) haben Menschen mit Behinderungen seit dem Jahr 2008 das Recht auf ein persönliches Budget (§ 29 SGB IX) – unabhängig von Alter, Behinderung oder chronischer Erkrankung. Das Persönliche Budget ist eine Geldleistung, mit der die notwendigen Hilfen selbst organisiert und verwaltet werden können.
>
> Es ist aber keine zusätzliche oder ergänzende Leistung, sondern eine Alternative zu Dienst- oder Sachleistung, wobei das Budget (inklusive Beratung und Budget-Assistenz) nicht höher sein darf als die bisher individuell festgestellten Leistungen (BMAS 2019; SGB IX 2023).
>
> Die Höhe kann sehr unterschiedlich sein – manche Menschen benötigen nur einmal in der Woche Unterstützung, manche rund um die Uhr. Bei Evaluationen zum persönlichen Budget lag das kleinste Budget bei 36 € und das höchste bei 12.683 €, im Mittel lagen die bewilligten Budgetsummen zwischen 200 € und 800 € im Monat (BMAS 2019; Gray 2020).

Vorgehen und Antragsverfahren

Ein Budget muss beantragt und der Bedarf ermittelt werden

Zuerst muss ein Anspruch auf eine Leistung zur Teilhabe bestehen (§§ 29, 14, 18 SGB IX). Das können Pflegeleistungen sein, begleitende Hilfen im Arbeitsleben, Frühförderung, betreutes Wohnen, Einzelfallhilfe, Sozialassistenz, Ferienbetreuung, Teilhabe zur Bildung wie Inklusionshilfen oder Familienentlastung. Dann kann überlegt werden, ob diese Leistung – oder Teile davon – als persönliches Budget wahrgenommen werden können (BMAS 2019).

Das muss zunächst beantragt werden, sinnvollerweise bei einem der Leistungsträger, der schon Leistungen bewilligt hat.

Bei einem trägerübergreifenden Budget genügt die Antragstellung bei nur einem Träger

Wenn verschiedene Leistungsträger beteiligt sind, z. B. Jugendamt, Sozialhilfeträger, Pflegekasse – also wenn es sich um ein trägerübergreifendes Budget handelt, genügt die Antragstellung bei nur einem Träger. Die beteiligten Träger klären, wer hauptverantwortlich ist und über wen das Budget organisiert wird (Aktion Mensch 2022, Gray 2020).

Der Antrag kann bei einer der Ansprechstellen eingereicht werden, die durch die Leistungsträger in jedem Kreis und jeder kreisfreien Stadt eingerichtet wurden.

Danach folgt die Bedarfsermittlung, um zu klären, welche Hilfen gewünscht werden und notwendig sind und ob diese über ein Budget realisiert werden können.

Beteiligt werden die antragstellenden Personen, bei Kindern die Erziehungsberechtigten; zudem können diese Vertrauenspersonen einbeziehen.

Auf das durchaus komplexe Verfahren der Bedarfsermittlung kann verzichtet werden, wenn schon Sach- oder Dienstleistungen erbracht werden; dann hat eine Bedarfsermittlung bereits stattgefunden und die Umstellung auf ein persönliches Budget ist einfacher (Gray 2020).

Wenn bereits Sachleistungen erbracht werden, ist die Umstellung auf ein Budget einfacher

Im Bewilligungsbescheid werden die Einzelheiten des persönlichen Budgets aufgeführt (Höhe des Budgets, Stundenumfang etc.) und bei Einverständnis der antragstellenden Person wird eine Zielvereinbarung geschlossen. Darin werden die individuellen Förder- und Leistungsziele beschrieben und geklärt, wie die Verwendung des Budgets nachgewiesen werden muss (Gray 2020).

Umsetzung und Aufgaben

Das persönliche Budget kann unterschiedlich genutzt werden (BMAS 2019, Gray 2020):

- Eigene Assistenz- oder Honorarkräfte werden eingestellt (sog. Arbeitgebermodell), allerdings können sich Eltern nicht selbst als Assistenzkraft ihres Kindes anstellen (Kinder Pflege Netzwerk 2020).
- Leistungen werden bei sozialen Anbietern eingekauft (sog. Dienstleistungsmodell).
- In Ausnahmefällen kann das Budget in Form von Gutscheinen ausgegeben werden: Damit können Hilfen bei Diensten beauftragt werden, z. B. bei Pflegediensten oder FeDs, allerdings müssen diese Dienste einen Versorgungsvertrag mit den Pflegekassen haben (Gray 2020).

Eltern können nicht als Assistenz des Kindes angestellt werden

Ein persönliches Budget kann in geringem Umfang und mit Beauftragung sozialer Dienste oder Pflegedienste eine unkomplizierte Angelegenheit sein. Bei umfangreichem Hilfebedarf und vor allem bei einem trägerübergreifenden persönlichen Budget ist nicht nur das Antragsverfahren komplex, sondern ebenso der nachfolgende Verwaltungs- und Organisationsaufwand.

Ein persönliches Budget ist mit mehr Selbstbestimmung verbunden und mit mehr Verantwortung: Die Assistenzkraft oder -kräfte müssen gesucht und eingestellt werden, inklusive Arbeits- und Urlaubsplanung, Gehaltsabrechnung und Sozialversicherungsabgaben. Außerdem müssen Ausgaben, Verwendung und Förderungserfolg entsprechend der Zielvereinbarung nachgewiesen werden.

Ein persönliches Budget kann schwierig zu verwalten sein. Dann ist eine Budget-Assistenz sinnvoll

Damit können jedoch Dienstleistungsunternehmen beziehungsweise eine Budget-Assistenz beauftragt werden (Aktion Mensch 2022).

Praxistipps

Wichtig ist eine gute Beratung. Informationen und Adressen sind unter anderem zu finden unter:

- Rehadat: Adressen von Beratungsstellen (https://www.rehadat-adressen.de/adressen/hilfs-und-serviceangebote/persoenliches-budget/)
- Bundesarbeitsgemeinschaft Persönliches Budget e. V.: unterstützt Beratungsstellen (https://bag-pb.de/)
- Interessensgemeinschaft Selbstbestimmt Leben e. V. (ISL): Beratungstelefon Persönliches Budget: 030 – 235 935 190 (http://isl-ev.de/index.php/aktuelles/projekte/655-beratungshotline-persoenliches-budget?lang=de)
- Bundesministerium für Arbeit und Soziales (BMAS): Informationen und Broschüre zum trägerübergreifende Persönliche Budget (https://www.einfach-teilhaben.de/DE/AS/Ratgeber/Persoenliches_Budget/Persoenliches_Budget_node.html oder https://www.bmas.de/DE/Service/Publikationen/Broschueren/a722-persoenliches-budget-broschuere.html)

Literatur

Aktion Mensch (2022) Familienratgeber: Persönliches Budget (https://www.familienratgeber.de/schwerbehinderung/selbstbestimmt-leben/persoenliches-budget.php, Zugriff am 12.12.2023).

Aktion Mensch (2023) Familienunterstützender Dienst (FUD) (https://www.familienratgeber.de/beratung-hilfe/hilfen-alltag/familienunterstuetzender-dienst.php, Zugriff am 05.05.2024).

Arbeitskreis Inklusion der Bezirksregierung Düsseldorf (2023) Gemeinsames Lernen – Auf dem Weg zur Inklusion in der Allgemeinen Schule. (https://www.brd.nrw.de/system/files/media/document/2023-02/20230215_4_41F_Schuluebergreifend_Inklusion_Gemeinsames_Lernen.pdf, Zugriff am 04.05.2024).

BAGüS: Deutscher Landkreistag, Deutscher Städtetag und BAG der überörtlichen Träger der Sozialhilfe (BAGüS) (2019) Orientierungshilfe zur Schulbegleitung unter besonderer Berücksichtigung der Bildung von Schulbegleitpools. (https://www.der-paritaetische.de/fileadmin/user_upload/Schwerpunkte/Bundesteilhabegesetz/doc/190709_Orientierungshilfe_Schulbegleitung.pdf, Zugriff am 04.05.2024).

Behrens U, Wachtel P (2008) Nachteilsausgleich in der Schule. In: Kultusministerium Niedersachsen, Schulverwaltungsblatt (SVBl) Mai 2008, Nichtamtlicher Teil, S. 145–146. (https://www.hrsclz.de/uploads/1/1/0/4/110456323/nachteilsausgleich wachtel2008.pdf, Zugriff am 04.05.2024).

Blank-Mathieu M (2002) Normal sind wir alle verschieden. Zur Integration von behinderten Kindern in Kindertageseinrichtungen. In: Krenz A, Schüttler-Janikulla K (Hrsg.) Handbuch für ErzieherInnen in Krippe, Kindergarten, Vorschule und Hort. Landsbrg: mvg-verlag. (https://www.kindergartenpaedagogik.de/fachartikel/

kinder-mit-besonderen-beduerfnissen-integration-vernetzung/integration-und-inklusion/231, Zugriff am 04.05.2024).
BMAS: Bundesministerium für Arbeit und Soziales (BMAS) (2019) Fragen und Antworten zum Persönlichen Budget (https://www.bmas.de/DE/Soziales/Teilhabe-und-Inklusion/Rehabilitation-und-Teilhabe/Persoenliches-Budget/Fragen-und-Antworten-DGS/faq-persoenliches-budget-dgs.html, Zugriff am 05.05.2024).
BMAS: Bundesministeriums für Arbeit und Soziales (2022) Eltern von Kindern mit Beeinträchtigungen – Unterstützungsbedarfe und Hinweise auf Inklusionshürden. (https://www.bmas.de/SharedDocs/Downloads/DE/Publikationen/Forschungsberichte/fb-613-elternstudie-unterstuetzungsbedarfe-inklusionshuerden.pdf?__blob=publicationFile&v=2, Zugriff am 04.05.2024).
BMFSFJ: Bundesministerium für Familie, Senioren, Frauen und Jugend (2019) Kindertagespflege: die familiennahe Alternative. Ein Leitfaden für Eltern. (https://www.bmfsfj.de/resource/blob/94144/dccbb98eb8b6ce596d4fcf0e6befa78c/kindertagespflege-leitfaden-eltern-data.pdf, Zugriff am 04.05.2024).
BMFSFJ: Bundesministerium für Familie, Senioren, Frauen und Jugend (2021) Kinderbetreuung Kompakt, Ausbaustand und Bedarf. (https://www.bmfsfj.de/resource/blob/198582/91782a04c2b2f916dae909998bf38208/kindertagesbetreuung-kompakt-ausbaustand-und-bedarf-2021-data.pdf, Zugriff am 04.05.2024).
BMFSFJ: Familienportal des Bundesministeriums für Familie, Senioren, Frauen und Jugend (2023) Kinderbetreuung. (https://familienportal.de/familienportal/lebenslagen/ausbildung-beruf/kinderbetreuung, Zugriff am 04.05.2024).
BMG: Bundesministerium für Gesundheit (BMG) (2023) Angebote zur Unterstützung im Alltag, Entlastungsbetrag und Umwandlungsanspruch. (https://www.bundesgesundheitsministerium.de/entlastungsbetrag.html, Zugriff am 05.05.2024).
Büker C, Pietsch S (2019) Berichte aus Forschung und Lehre Nr. 46. Abschlussbericht des Forschungsprojekts Gesundheitsbezogene Lebensqualität von Müttern mit einem pflegebedürftigen Kind (GesuLeM). Fachhochschule Bielefeld, Fachbereich Wirtschaft und Gesundheit, Institut für Bildungs- und Versorgungsforschung im Gesundheitsbereich – InBVG (https://www.hsbi.de/multimedia/Fachbereiche/Gesundheit/Bereich+Pflege+und+Gesundheit+ORIGINAL/Berichte/Bericht46-p-135044.pdf, Zugriff am 05.05.2024).
Bundesverband Bunter Kreis e. V. (ohne Datum) Modell Bunter Kreis. (https://www.bv-bunter-kreis.de, Zugriff am 04.05.2024).
Bundesverband Kinderhospiz e. V. (ohne Datum) Kinderhospizarbeit. (https://www.bundesverband-kinderhospiz.de/kinderhsopizarbeit-national, Zugriff am 04.05.2024).
BZgA: Bundeszentrale für gesundheitliche Aufklärung (BZgA) (2023) Frühförderung – gezielte Unterstützung bei frühzeitig erkannten Problemen. (https://www.kindergesundheit-info.de/themen/entwicklung/foerdern-unterstuetzen/fruehfoerderung, Zugriff am 04.05.2024).
Daigler C, Rosenbauer N, Struck N (2019) Hilfe zur Erziehung [online]. socialnet Lexikon. Bonn: socialnet, 03.06.2019 (https://www.socialnet.de/lexikon/Hilfe-zur-Erziehung, Zugriff am 05.05.2024).
Deutscher Verein für öffentliche und private Fürsorge e. V. Projekt »Umsetzungsbegleitung Bundesteilhabegesetz« (2022) Umsetzungsstand Bundesteilhabegesetz (Stand: August 2022). (https://umsetzungsbegleitung-bthg.de/w/files/umsetzungsstand/2022-05_08_umsetzungsstand-bthg.pdf, Zugriff am 04.05.2024).
Deutscher Hospiz- und PalliativVerband e. V. (2013) Grundsätze der Kinder- und Jugendhospizarbeit. (https://www.dhpv.de/files/public/themen/2020_Grundsaetze%20Kinder-%20und%20Jugendhospizarbeit.pdf, Zugriff am 01.05.2024).
DGUV: Deutsche Gesetzliche Unfallversicherung e. V. (DGUV) (2018) Inklusion in Kindertageseinrichtungen, Grundlegende Hinweise, DGUV Information 202-099. (https://publikationen.dguv.de/widgets/pdf/download/article/3372, Zugriff am 04.05.2024).
DGUV: Deutsche Gesetzliche Unfallversicherung e. V. (DGUV) (2021) Medikamentengabe in Kindertageseinrichtungen, DGUV Information 202-092. (https://

publikationen.dguv.de/regelwerk/dguv-informationen/2898/medikamentengabe-in-kindertageseinrichtungen, Zugriff am 04.05.2024).

Dumeier HK, Neininger MP, Bernhard MK, Syrbe S, Merkenschlager A, Zabel J, Kiess W, Bertsche T, Bertsche A. (2015) Knowledge and attitudes of school teachers, preschool teachers and students in teacher training about epilepsy and emergency management of seizures. Arch Dis Child. 100 (9): 851–855.

Dworschak W (2017) Schulbegleitung. Individuelle Hilfe und Unterstützung beim Schulbesuch – Ein Beitrag zur Inklusion!? (https://www.familienhandbuch.de/kita/inklusion/Schulbegleitung.php, Zugriff am 05.05.2024).

Ehrenberg K, Viermann M (2017) »Der hat immer 'ne zweite Mutter bei sich« – Peerkontakte bei Schulassistenz aus der Perspektive von Grundschülerinnen und Grundschülern. Sonderpädagogische Förderung heute 62 (1): S. 34–45.

Epilepsie Bundeselternverband (e.b.e.) (Hrsg.) (2018) epiKurier. Sonderausgabe Epilepsie und Schule. (https://www.epikurier.de/fileadmin/pdf/archiv/PASS_Sonder_Schule_2018.pdf, Zugriff am 05.05.2024).

Frese C (2021) Rechtliche Grundlagen von Schulbegleitung als Maßnahme der Eingliederungshilfe für Schüler/innen mit Autismus. (https://www.autismus.de/fileadmin/RECHT_UND_GESELLSCHAFT/RechlicheGrundlagenSchulbegleitung_002_.pdf, Zugriff am 05.05.2024).

FrühV: Frühförderungsverordnung vom 24. Juni 2003 (BGBl. I S. 998), die durch Artikel 23 des Gesetzes vom 23. Dezember 2016 (BGBl. I S. 3234) geändert worden ist.

GKV-Spitzenverband (2008) Empfehlungen der Spitzenverbände der Krankenkassen zu den Anforderungen an die Leistungserbringer sozialmedizinischer Nachsorgemaßnahmen nach § 132c Abs. 2 SGB V vom 1. Juli 2005 in der Fassung vom 30. Juni 2008. (https://www.gkv-spitzenverband.de/media/dokumente/krankenversicherung_1/rehabilitation/sozialmediz_nachsorge/Reha_Sozialmed_Nachsorge_Empfehlungen_30062008.pdf, Zugriff am 01.05.2024).

GKV-Spitzenverband (Hrsg.) (2015) Weiterentwicklung der Hospiz- und Palliativversorgung. Positionen des GKV-Spitzenverbandes. (https://www.gkv-spitzenverband.de/media/dokumente/service_1/publikationen/Positionspapier_Hospiz-Palliativversorgung_barrierefrei.pdf, 04.05.2024).

GKV: GKV-Spitzenverband (2017) Bestimmung zu Voraussetzungen, Inhalt und Qualität der sozialmedizinischen Nachsorgemaßnahmen nach § 43 Abs. 2 SGB V vom 1. April 2009 in der Fassung vom 12.06.2017. (https://www.gkv-spitzenverband.de/media/dokumente/krankenversicherung_1/rehabilitation/sozialmediz_nachsorge/20170612_Reha_Bestimmung_SozialmNachsorge.pdf, Zugriff am 01.05.2024).

GKV-C: GKV-Spitzenverband (2023) Stationäre Kinderhospizversorgung. (https://gkv-spitzenverband.de/krankenversicherung/hospiz_und_palliativversorgung/stat_hospizleistung/stat_kinderhospiz/stat_kinderhospizversorgung.jsp, Zugriff am 04.05.2024).

Gray N (2020) Das Persönliche Budget. In: Sozialverband VdK Rheinland-Pfalz e. V. Thema des Monats, Februar 2021 (https://www.vdk.de/GroupSys/global/1352/themamonat/78/Persoenliches-Budget.pdf, Zugriff am 05.05.2024).

Grundgesetz für die Bundesrepublik Deutschland in der im Bundesgesetzblatt Teil III, Gliederungsnummer 100-1, veröffentlichten bereinigten Fassung, das zuletzt durch Artikel 1 des Gesetzes vom 19. Dezember 2022 (BGBl. I S. 2478) geändert worden ist.

Heimlich U, Ueffing C (2018) Leitfaden für inklusive Kindertageseinrichtungen. Bestandsaufnahme und Entwicklung. Weiterbildungsinitiative Frühpädagogische Fachkräfte WiFF Expertisen, Band 51. (https://www.weiterbildungsinitiative.de/fileadmin/Redaktion/Publikationen/old_uploads/media/WEB_Exp_51_Heimlich_Ueffing.pdf, Zugriff am 05.05.2024).

IJAB: Fachstelle für Internationale Jugendarbeit der Bundesrepublik Deutschland e. V. (IJAB) (2023) Infosystem Kinder- und Jugendhilfe in Deutschland. (https://www.kinder-jugendhilfe.info/fileadmin/PDF/DE_Infosystem_KJH_Deutschland_2023_PDF.pdf, Zugriff 05.05.2024).

Jasmund C (2018) Inklusion in Kindertageseinrichtungen. Grundlegende Hinweise. DGUV Information 202-099. (https://publikationen.dguv.de/widgets/pdf/download/article/3372, Zugriff am 05.05.2024).

Jennessen S, Bungenstock A, Schwarzenberg E (2011) Kinderhospizarbeit: Konzepte – Erkenntnisse – Perspektiven. Stuttgart: Kohlhammer Verlag.

Jungmann T, Albers T (2008) Integrative Erziehung in Kindertageseinrichtungen. (https://www.kindergartenpaedagogik.de/images/PDF/1531.pdf, Zugriff am 12.12.2023).

KBV: Kassenärztliche Bundesvereinigung (KBV) (2023) Sozialmedizinische Nachsorge. (https://www.kbv.de/html/sozialmedizinische-nachsorge.php, Zugriff am 04.05.2024).

Kinder Pflege Netzwerk (2019) Kein persönliches Budget für die Beschäftigung von Angehörigen (https://www.kinderpflegenetzwerk.de/de/aktuell/beitraege/2019/20190925_Urteil_Persoenliches_Budget.php, Zugriff am 05.05.2024).

Lebenshilfe Koblenz (2016) Integrationspädagogischer Fachdienst Kita. Leitfaden für Regel-Kindertagesstätten. (https://lebenshilfe-koblenz.de/wp-content/uploads/2023/03/Leitfaden-IPFD-Kita-Regelkita.pdf, Zugriff am 05.05.2024).

LVR: Landschaftsverband Rheinland (LVR) (ohne Datum) Wie geht es mit den heilpädagogischen Kitas weiter? (https://www.bthg.lvr.de/de/kinder-jugendliche/kindertagesbetreuung/wie-geht-es-mit-den-heilpaedagogischen-kitas-weiter/#:~:text=In%20den%20heilp%C3%A4dagogischen%20Gruppen%20und,multiprofessionelles%20Team%20gedeckt%20werden%20kann, Zugriff am 05.05.2024).

LWL: Landschaftsverband Westfalen-Lippe (LWL) (ohne Datum). Inklusive Kindertagesbetreuung. (https://www.soziale-teilhabe-kiju.lwl.org/de/fuer-eltern-und-junge-menschen/inklusive-kindertagesbetreuung/, Zugriff am 05.05.2024).

LWL/LVR: LWL-Landesjugendamt Westfalen und LVR-Landesjugendamt Rheinland (2018) Medizinische und pflegerische Versorgung in Kindertageseinrichtungen und der Kindertagespflege. Medikamentengabe, Impfschutzgesetz (IfSG) und aktuelle Themen zur Gesundheit. Eine Orientierungshilfe für die Praxis. (https://www.kita.nrw.de/sites/default/files/documents/2020-03/d_medizinishce_versorung_18_1569_broschuere_medikamentengabe-internet.pdf, Zugriff am 05.05.2024).

MDS: Medizinischer Dienst des Spitzenverbandes Bund der Krankenkassen e. V. (MDS) (2019) Begutachtungsanleitung Richtlinie des GKV-Spitzenverbandes nach § 282 SGB V. Spezialisierte ambulante Palliativversorgung (SAPV) und stationäre Hospizversorgung. (https://gkv-spitzenverband.de/media/dokumente/krankenversicherung_1/hospiz_palliativversorgung/20190213_BGA_SAPV_und_stationare_Hospizversorgung_final.pdf, Zugriff am 01.05.2024).

Metzger M (2019) Sozialpädagogische Familienhilfe [online]. socialnet Lexikon. Bonn: socialnet, 09.09.2019. (https://www.socialnet.de/lexikon/996, Zugriff am 05.05.2024).

MSB-A: Ministerium für Schule und Bildung des Landes NWR (2017) Arbeitshilfe. Gewährung von Nachteilsausgleichen für Schülerinnen und Schüler mit Behinderungen, Bedarf an sonderpädagogischer Unterstützung und/oder besonderen Auffälligkeiten für die Gymnasiale Oberstufe sowie für die Abiturprüfung – Eine Orientierungshilfe für Schulleitungen. (https://www.schulministerium.nrw/sites/default/files/documents/3-Arbeitshilfe_GymnasialeOberstufe-und-Abiturpruefung.pdf, Zugriff am 05.05.2024

MSB-B: Ministerium für Schule und Bildung des Landes Nordrhein-Westfalen (2017) Arbeitshilfe: Gewährung von Nachteilsausgleichen für Schülerinnen und Schülern mit Behinderung, Bedarf in der Sekundarstufe 1 – Eine Orientierungshilfe für Schulleitungen. (https://www.schulministerium.nrw/sites/default/files/documents/2-Arbeitshilfe_Sek_I.pdf, Zugriff am 05.05.2024).

Nds. L.-Amt: Niedersächsisches Landesamt für Soziales, Jugend und Familie (2008) Regelleistungsbeschreibung gem. § 5 FFV LRV Leistungstyp 2.1.1.1 Sonderkindergarten/Heilpädagogischer Kindergarten für Kinder mit einer geistigen Behinderung (https://www.soziales.niedersachsen.de/download/79769, Zugriff am 02.02.2023).

NRW: Land Nordrhein-Westfalen, vertreten durch die Bezirksregierung Düsseldorf (2023): Individueller Nachteilsausgleich an Schulen. https://www.brd.nrw.de/themen/schule-bildung/schulformen/grund-und-foerderschulen/individueller-nachteilsausgleich-schulen, Zugriff am 15.08.2023).

Rätz R, Schröer W, Wolff M (2022) Kinder- und Jugendhilfe [online]. socialnet Lexikon. Bonn: socialnet, 01.04.2022. (https://www.socialnet.de/lexikon/29587, Zugriff am 05.05.2024).

Rohrmann A., Weinbach H (2020) Die inklusive Schule. Sozial Extra 44, S. 194–197.

Schindler F (2019) Schulbegleitung. Wirksame Hilfe für inklusives Lernen – mit Grenzen. (https://deutsches-schulportal.de/schulkultur/schulbegleitung-wirksame-hilfe-fuer-inklusives-lernen-mit-grenzen/, Zugriff am 05.05.2024).

Schmitt K, Sult A, Scholz E, Gerszonowicz E (2021) Inklusion in der Kindertagespflege. Informationen zu Anforderungen und Fortbildungen (https://www.bvktp.de/service-publikationen/publikationen/inklusion-in-der-kindertagespflege, Zugriff am 05.05.2024).

SchulG NRW: Schulgesetz für das Land Nordrhein-Westfalen (Schulgesetz NRW – SchulG) vom 15. Februar 2005 (GV. NRW. S. 102) zuletzt geändert durch Gesetz vom 23. Februar 2022 (GV. NRW. 2022 S. 250).

SGB V: Das Fünfte Buch Sozialgesetzbuch – Gesetzliche Krankenversicherung – (Artikel 1 des Gesetzes vom 20. Dezember 1988, BGBl. I S. 2477, 2482), das zuletzt durch Artikel 33 u. Artikel 35 Absatz 10 des Gesetzes vom 27. März 2024 (BGBl. 2024 I Nr. 108) geändert worden ist.

SGB VII: Das Siebte Buch Sozialgesetzbuch – Gesetzliche Unfallversicherung – (Artikel 1 des Gesetzes vom 7. August 1996, BGBl. I S. 1254), das zuletzt durch Artikel 3 des Gesetzes vom 22. März 2024 (BGBl. 2024 I Nr. 101) geändert worden ist.

SGB VIII: Das Achte Buch Sozialgesetzbuch – Kinder und Jugendhilfe – in der Fassung der Bekanntmachung vom 11. September 2012 (BGBl. I S. 2022), das zuletzt durch Artikel 1 des Gesetzes vom 21. Dezember 2022 (BGBl. I S. 2824; 2023 I Nr. 19) geändert worden ist.

SGB IX: Neuntes Buch Sozialgesetzbuch vom 23. Dezember 2016 (BGBl. I S. 3234), das zuletzt durch Artikel 6 des Gesetzes vom 22. Dezember 2023 (BGBl. 2023 I Nr. 412) geändert worden ist.

SopädVO Berlin: Verordnung über die sonderpädagogische Förderung für das Land Berlin -(Sonderpädagogikverordnung – SopädVO) vom 19. Januar 2005, zuletzt geändert durch die Verordnung zur Änderung von Vorschriften für die Ganztagsschule vom 07. Juli 2022 (GVBl. Berlin 2022: S. 492).

Tabel A, Fendrich S (2021) Eingliederungshilfen (§ 35a SGB VIII und 6. Kapitel SGB XII). In: Autorengruppe Kinder- und Jugendhilfestatistik (2021). Kinder- und Jugendhilfereport Extra S. 26–30 (https://www.akjstat.tu-dortmund.de/fileadmin/user_upload/Kinder-_und_Jugendhilfereport_Extra_2021_AKJStat.pdf, Zugriff am 03.05.2024).

Textor M (2012) Von der Segregation zur Inklusion. (https://www.kindergartenpaedagogik.de/images/PDF/2249.pdf, Zugriff am 05.05.2024).

Thorbecke R, François R (2020) Gabe von Medikamenten und Notfallmedikamenten in Schule und Kindergarten. Wer ist zuständig? Das »Dresdner Urteil«. In: Deutsche Epilepsievereinigung (Hrsg.): einfälle Nr. 154 38. Jahrgang 2. Quartal 2020. (https://www.epilepsie-vereinigung.de/wp-content/uploads/2020/12/Sonderdruck-Gabe-von-Medikamenten-und-Notfallmedikamenten-in-Schule-und-Kindergarten-.pdf, Zugriff am 05.05.2024).

VdEK: Verband der Ersatzkassen (2022) Sozialmedizinische Nachsorgemaßnahmen. (https://www.vdek.com/vertragspartner/vorsorge-rehabilitation/sozialmed_nachsorge.html#:~:text=Seit%20Ende%202008%20ist%20die,sozialmedizinische%20Nachsorge%20eine%20Pflichtleistung%20der%20GKV, Zugriff am 04.05.2024).

Verwaltungsvorschrift des Sozialministeriums für die Gewährung von Zuwendungen zur Förderung Familienentlastender Dienste auf dem Gebiet der Hilfen für Menschen mit Behinderungen (VwV FED) vom 14. November 2019 – Az.: 32-5127.1/3 (https://sozialministerium.baden-wuerttemberg.de/fileadmin/redaktion/

m-sm/intern/downloads/Downloads_Menschen_mit_Behinderungen/VwV-FED_Familienentlastende-Dienste_2020.pdf, Zugriff am 05.05.2024).

VIFF-A: Vereinigung für Interdisziplinäre Frühförderung (VIFF) e. V. (2023) Was ist Frühförderung. (https://viff-fruehfoerderung.de/fruehfoerderung/was-ist-fruehfoerderung, Zugriff am 04.05.2024).

VIFF-B: Vereinigung für Interdisziplinäre Frühförderung (VIFF) e. V. (2023) Gesetzliche Grundlagen. (https://viff-fruehfoerderung.de/fruehfoerderung/fachkraefte/gesetzliche-grundlagen, Zugriff am 04.05.2024).

2   Eltern und Elternteile mit einer Epilepsie

Ingrid Coban und Nadine Reisch

Für Eltern und Elternteile mit einer Epilepsie ergeben sich eine Reihe von Fragen, die mit dem Kinderwunsch starten. Es geht dabei aber nicht nur um die beste Medikation und deren ärztliche Kontrolle, um die Frage der Geburtsform oder ob Stillen für den Säugling schädlich ist. Es geht ebenfalls um die Unterstützung der Eltern, der Elternteile, Bezugspersonen und – wie bei anderen Themen auch – um ein anfallsbezogenes Risikobewusstsein und um eine Risikominimierung. Beginnend mit Fragen rund um Unterstützung während der Schwangerschaft und dem Leben mit dem Kind zu Hause stehen in diesem Kapitel Themen zur Unterstützung und Entlastung im Vordergrund.

Bei den Begriffen Eltern und Elternteilen sind alle Personen gemeint, die elterliche Verantwortung übernommen haben, unabhängig von der leiblichen Elternschaft.

Fallbeispiel

Frau Y. war zum Zeitpunkt des stationären Aufenthaltes 28 Jahre alt, verheiratet und im vierten Monat mit ihrem ersten Kind schwanger. Im 15. Lebensjahr wurde die Diagnose einer fokalen Epilepsie ungeklärter Ätiologie mit bilateral tonisch-klonischen Anfällen gestellt. Nach 8-jähriger Anfallsfreiheit traten mit 26 Jahren erneut tonisch-klonische Anfälle auf, ungefähr fünf Anfälle im Jahr ohne tageszeitliche Bindung. Frau Y. berichtete zu ihrer Lebenssituation, sie sei von Beruf Reiseverkehrskauffrau und teilschichtig berufstätig, aufgrund der Anfallssituation allerdings seit einigen Wochen arbeitsunfähig. Inzwischen beziehe sie Krankengeld. Seit der Schwangerschaft versuche sie, mögliche Gefahrenquellen zu vermeiden und sei ungern allein zu Hause. Insgesamt sei sie sehr unsicher, wie sie Schwangerschaft, Geburt und Kinderbetreuung bewältigen könne, sie wolle aber möglichst wenig auf die Hilfe anderer Personen angewiesen sein.

In stationärer und weiterer ambulanter Behandlung wurde in engmaschiger neurologischer und gynäkologischer Zusammenarbeit die Medikation angepasst. Dadurch verbesserte sich die Anfallssituation im Verlauf der Schwangerschaft. Mit dem Sozialdienst wurden mögliche Hilfen für Frau Y. besprochen und Risiken entsprechend des Alters und der Mobilität des Kindes thematisiert. Schwerpunkt war eine persönliche Unterstützung für Frau Y., ebenso wie alltagspraktische Hilfen für eine Risikoverhütung oder -minderung.

Noch in der Schwangerschaft nahm Frau Y. zur ergänzenden Vorsorge und zur Geburtsvorbereitung Kontakt zu einer Hebamme auf, die vor allem in den letzten Wochen der Schwangerschaft unterstützte und ansprechbar war. Zudem erhielt Frau Y. nach Bewilligung der Gesetzlichen Krankenkasse (GKV) eine Haushaltshilfe bei Schwangerschaft und Entbindung. Diese wurde zunächst über einen Pflegedienst organisiert und nach der Entbindung für weitere vier Wochen von einer Nachbarin übernommen.

Die Hebammenhilfe wurde nach der Geburt mit zunächst täglichen Besuchen und intensivierter Betreuung und dann abnehmender Kontaktdichte über die ersten zwölf Wochen nach der Geburt hinaus bewilligt. Der Partner von Frau Y. nahm die ersten drei Monate nach der Geburt Elternzeit und konnte durchgehend unterstützen, dies betraf auch das nächtliche Füttern des Kindes mit abgepumpter Muttermilch, um Frau Y. lange Schlafphasen zu ermöglichen.

Durch diese zunächst häufigen und dann allmählich weniger werdenden personellen Hilfen konnte sich eine Routine in der Versorgung des Kindes einstellen und die Behandlungsstabilität von Frau Y. beurteilt werden. Auf nachbarschaftliche Hilfe konnte Frau Y. weiterhin bauen: Ein Notrufsystem mit Sturzmelder wurde installiert, mit ihrer Nachbarin als Kontaktperson.

> **Gut zu wissen**
>
> Schwangerschaften verlaufen bei Frauen mit Epilepsie in der Regel ohne Komplikationen. Eine fachärztliche Beratung zu Kinderwunsch und in der Schwangerschaft im Vorfeld und eine engmaschige neurologische und gynäkologische Begleitung in der Schwangerschaft ist zu empfehlen (Müffelmann 2021). Gerade zu den Fehlbildungsrisiken verschiedener anfallssuppressiver Medikamente (ASM) kann immer differenzierter beraten werden, nicht zuletzt durch EURAP (European Registry of Antiepileptic Drugs and Pregnancy), einer im Jahr 1999 initiierten prospektiven Beobachtungsstudie zu Schwangerschaften unter anfallssuprimierender Medikation (ASM) (DGfE 2023).
>
> In Bezug auf die Geburt sind bestimmte Aspekte zu überlegen, wie:
>
> - Soll die Geburt in einem geburtshilflichen Zentrum mit angeschlossener Neonatologie und Neurologie erfolgen?
> - Ist in Abhängigkeit von Anfallsform und -frequenz eine Sectio (Kaiserschnitt) ratsam?
> - Wie wird bei einer möglicherweisen längeren Entbindungsphase und damit verbundenem Schlafentzug vorgegangen?
> - Ist sichergestellt, dass die Gabe der ASM in der gesamten Entbindungsphase zuverlässig realisiert werden kann?

Zu Komplikationen in Schwangerschaften kommt es selten

An die Einnahme der ASM während der Geburt denken

> Persönliche Einstellungen und Befürchtungen spielen eine Rolle und sollten aktiv im Schwangerschafts- und Behandlungsverlauf thematisiert werden (Müffelmann 2021; Tomson et al. 2019).
>
> Beratung zu allen Aspekten rund um Schwangerschaft, Geburt, Wochenbett und der weiteren Betreuung und Erziehung des Kindes ist von besonderer Bedeutung: Nicht immer entspricht die subjektive Informiertheit von Menschen mit einer Epilepsie den objektivierbaren Tatsachen (May et al. 2009). So nehmen etwa ⅓ der befragten Frauen mit einer Epilepsie an, dass während der Schwangerschaft die Medikamente abgesetzt oder zumindest reduziert werden sollten (Mann et al. 2022).

Schon bei Kinderwunsch: Beratung zu Schwangerschaft, Geburt und Wochenbett

2.1 Schwangerschaft und Unterstützungsbedarf

Ziel ist eine Schwangerschaft mit bestmöglicher Anfallskontrolle, vor allem ohne (nächtliche) tonisch-klonische Anfälle (Müffelmann 2021). Die Daten von EURAP weisen seit dem Jahr 2006 darauf hin, dass die Anfallssituation bei ungefähr ⅔ der Frauen in der Schwangerschaft stabil bleibt: Frauen, die neun Monate vor Konzeption anfallsfrei waren, bleiben dies wahrscheinlich auch in der Schwangerschaft (Tomson et al. 2019; Müffelmann 2021).

Wenn aber in der Schwangerschaft oder nach der Geburt des Kindes erneut oder weiterhin Anfälle auftreten, können neben der intensivierten fachärztlichen – und gegebenenfalls stationären – Behandlung besondere Hilfen für Mutter und Familie angezeigt sein.

2.1.1 Haushaltshilfe bei Schwangerschaft und Entbindung

Die Rechtsgrundlage für Haushaltshilfe bei Schwangerschaft und Entbindung ist in der gesetzlichen Krankenversicherung (GKV) verankert: § 24h SGB V i. V. m. § 11 (1) Ziff. 1 und § 38 (4) SGB V (SGB V 2024).

Zuständig ist die Krankenversicherung (KV), bei der die Schwangere versichert ist. Bei privaten Krankenversicherungen (PKV) gilt die Haushaltshilfe bei Schwangerschaft und Entbindung meist nicht als Regelleistung, sondern muss als Zusatzleistung mitversichert werden.

Die medizinische Notwendigkeit muss aus der ärztlichen Behandlung heraus bescheinigt werden. Dies kann bei einer hohen Anfallsfrequenz, bei erheblichen Schwangerschaftsbeschwerden, einer Risikoschwangerschaft

Eine Haushaltshilfe bei Schwangerschaft und Entbindung finanziert die GKV

Privat Krankenversicherte müssen die Regelungen bei ihrer PKV erfragen

und ärztlich angewiesener körperlicher Schonung (Bettruhe) oder bei einer verzögerten Genesung nach der Entbindung der Fall sein. Mit der Antragstellung wird der Hilfebedarf ermittelt und die KV bewilligt eine gewisse Stundenzahl pro Tag an Unterstützung. Voraussetzung ist, dass keine andere im Haushalt lebende Person die Haushaltsführung übernehmen kann, z. B. das andere Elternteil.

Zu den typischen Tätigkeiten einer Haushaltshilfe gehört Einkaufen, Essenszubereitung, Wohnungsreinigung, Kleiderpflege, Abholen der Kinder von Kindergarten oder Schule, Beaufsichtigung der Kinder etc.

Zu den Besonderheiten der Haushaltshilfe bei Schwangerschaft oder Entbindung gehört, dass keine Zuzahlung geleistet werden muss und es keine zeitliche Beschränkung gibt, solange die Hilfe medizinisch notwendig ist und verordnet wird.

Eine Zuzahlung ist nicht erforderlich

Wer kann eine Haushaltshilfe sein?

- Eine professionelle Hilfe eines Pflegedienstes, der haushaltsnahe Dienstleistungen anbietet. Der Pflegedienst rechnet direkt mit der KV ab.
- Eine selbst beschaffte Haushaltshilfe aus dem Freundeskreis oder der Nachbarschaft. Die Stunden der Hilfeleistung werden dokumentiert und über eine Stundenpauschale mit der KV abgerechnet.
- Bei Angehörigen (Verwandte und Verschwägerte bis zweiten Grades oder Partnerschaft) wird eine Unterstützung wegen der engen verwandtschaftlichen und persönlichen Verbindung vorausgesetzt. Allerdings können Fahrtkosten übernommen werden, wenn Angehörige anreisen müssen, oder es kann Verdienstausfall geltend gemacht werden, falls der andere Elternteil zur Betreuung zu Hause bleibt und vom Arbeitgeber ohne Bezüge freigestellt wird.

Angehörige können nur Reisekosten oder Verdienstausfall geltend machen

2.1.2 Hebammenhilfe

Hebammenhilfe nach §§ 11 (1) 1 i. V. m. 24c und d SGB V (SGB V 2024) kann mit einer ärztlichen Verordnung von Versicherten der GKV für Betreuung und Beratung in der Schwangerschaft, bei der Geburt und im Wochenbett für verschiedene Aufgaben beantragt werden.

Meist handelt es sich um:

- Allgemeine Beratung in der Schwangerschaft, Ergänzung der Schwangerschaftsvorsorge in Zusammenarbeit mit der fachärztlichen Behandlung z. B. bei zusätzlichen Erkrankungen und für Beratung und Begleitung bei Schwangerschaftsbeschwerden
- Stillberatung, Überprüfung der Rückbildung und Nabel-Abheilung, Anleitung in der Babypflege, Überprüfung der Entwicklung des Neugeborenen, Beratung zu weiteren Hilfen im Wochenbett

Hebammenhilfe kann schon in der Schwangerschaft beginnen

Die Hebammenhilfe wird bei der KV der versicherten Person beantragt.

Anspruch besteht – je nach Notwendigkeit – bis zu zwölf Wochen nach der Geburt. Allerdings kann bei verschiedenen Fragestellungen wie Frühgeburt, Stillschwierigkeiten, Ernährungsproblemen oder anderen Unterstützungsbedarfen eine Verlängerung bewilligt werden.

Generell lohnt sich eine Nachfrage: Einzelne KVen erstatten ganz oder teilweise zusätzliche Hebammenleistungen wie eine Rufbereitschaftspauschale oder Geburtsvorbereitungskurse.

Eine PKV kann eigene Regelungen haben

Privat Krankenversicherte sollten hier frühzeitig anfragen, welche Leistungen übernommen und welche zusätzlich versichert werden müssen.

2.1.3 Familienhebamme und Frühe Hilfe

Familienhebammen werden bei besonderen familiären Problemen eingesetzt

Familienhebammen sind Hebammen mit Zusatzqualifikation und werden zeitlich begrenzt eingesetzt, wenn ein höherer Hilfebedarf im alltäglichen Umgang mit dem Säugling und gegebenenfalls weiteren Kindern besteht. Dies kann bei sehr jungen Erziehenden der Fall sein oder wenn psychische Belastungen, chronische Erkrankungen und Behinderungen bei der Betreuung des Kindes oder der Kinder einschränken.

Eine Familienhebamme hat neben den krankheitsbedingten Einschränkungen eines oder beider Elternteile bei der Versorgung des Kindes die gesamte Familiensituation im Blick. Sie berät zur alltagspraktischen und gesundheitlichen Versorgung des Kindes, vermittelt weitere Hilfsangebote und stärkt die Beziehungs- und Erziehungskompetenz (Eickhorst 2014).

Eine Familienhebamme ist Teil der »Frühen Hilfen«, die ab der Schwangerschaft bis zum dritten Lebensjahr eines Kindes in Anspruch genommen werden können.

Frühe Hilfen als multiprofessionelles Unterstützungsnetzwerk

Frühe Hilfen sind ein multiprofessionelles Unterstützungsnetzwerk

Gesetzliche Grundlage der Frühen Hilfen ist das »Gesetz zur Stärkung eines aktiven Schutzes von Kindern und Jugendlichen« (Bundeskinderschutzgesetz – BKiSchG) sowie das »Gesetz zur Kooperation und Information im Kinderschutz« (KKG), ebenso das SGB VIII und die weiteren Sozialgesetzbücher und verschiedene Bestimmungen der einzelnen Bundesländer.

Die finanziellen Mittel für Frühe Hilfen werden durch den Fond der Bundesstiftung Frühe Hilfen zur Verfügung gestellt, Träger der Bundesstiftung wiederum ist das Bundesministerium für Familie, Senioren, Frauen und Jugend (BMFSFJ).

Für Frühe Hilfen müssen mehrere belastende Faktoren vorliegen

Zielgruppen sind besonders belastete Eltern, Elternteile und Kinder, die wenig oder keine Hilfe aus ihrem sozialen Umfeld erhalten und an ihre Grenzen geraten – wie Eltern und Elternteile mit einem kranken Kind, mit eigener Erkrankung, mit Mehrlingsgeburten oder frühgeborenen Kindern. Allein die Tatsache, dass epileptische Anfälle auftreten oder auftreten könnten, ist nicht ausreichend, es müssen mehrere Schwierigkeiten vorliegen, die mit eigenen Ressourcen nicht ausgeglichen werden können.

Die Hilfen richten sich nach dem konkreten und individuellen Bedarf und reichen von niedrigschwelliger Information und Begleitung durch Freiwillige und Ehrenamtliche bis zur konkreten alltagspraktischen Unterstützung bei der Versorgung des Kindes, der Familienorganisation, der Beziehungs- und Erziehungskompetenz und anderes mehr. Um diese vielfältigen Aufgaben gewährleisten zu können, sind die Hilfen als regionale Netzwerke organisiert und beziehen unterschiedliche Dienste und Fachkräfte aus der Kinder- und Jugendhilfe, den Gesundheitsdiensten, Erziehungsberatungsstellen, Familienzentren, aus Jobcentern und Migrationsberatungsstellen sowie ehrenamtlich tätige Personen mit ein (NZFH 2016; Paul et al. 2018, Sann et al. 2022; Salzmann et al. 2021).

Praxistipps

- Bei der KV nach Leistungen in Schwangerschaft und Wochenbett fragen
- Hebammenhilfe muss frühzeitig gesucht werden, nicht immer stehen ausreichend freiberufliche Hebammen am Wohnort zur Verfügung und es kann zu Wartezeiten kommen.
- Die Notwendigkeit einer Haushaltshilfe vorab überlegen, besonders, wer diese übernehmen kann
- Informationen zum Netzwerk Frühe Hilfen gibt es in der Geburtsklinik, den Jugend- oder Gesundheitsämtern, den Landeskoordinierungsstellen oder auf der Webseite der Frühen Hilfen (http://www.fruehehilfen.de/).

2.2 Betreuung des Kindes und Sicherheitsaspekte

Mit der Rückkehr aus der Geburtsklinik in das häusliche Umfeld beginnt der Alltag mit dem Baby, der neue Herausforderungen bereithält. Eine chronische Erkrankung kann je nach Symptomausprägung Risiken für Eltern, Elternteile und Kind bereithalten, die minimiert werden sollten.

Ob Unterstützung bei der Betreuung eines Kindes notwendig ist und wenn ja, bei welchen Tätigkeiten und in welcher Form, hängt vom Alter des Kindes, den Kontextfaktoren im Wohnumfeld und natürlich von der Anfallssituation des betreuenden Elternteils ab – und ist immer eine Beurteilung im Einzelfall.

2.2.1 Stillen

Ein Schlaf-Wach-Rhythmus entwickelt sich erst mit der Zeit

Das Thema Stillen (bzw. die Gabe von Säuglingsnahrung mit der Flasche) ist eng mit dem Thema Schlaf verbunden: Ein Säugling muss einen Schlaf-Wach-Rhythmus erst lernen, benötigt aber zu Beginn ohnehin am Tag und in der Nacht in kürzeren Abständen Nahrung. Außerdem wird durch häufigeres Stillen die Milchproduktion angeregt – nur in den ersten Tagen nach der Geburt geschieht dies durch Hormone, danach ausschließlich über den Saugreiz. Wenn das Kind mehr Nahrung benötigt, muss durch häufigeres Anlegen die Milchproduktion angeregt und gesteigert werden (BZgA-A 2021). Das nächtliche Wachwerden ist zudem für die Entwicklung notwendig: Babys schlafen relativ leicht, um Hunger und Durst schnell wahrnehmen und sich melden zu können (BZgA 2019).

Ab wann das Kind durchschläft, kann sehr unterschiedlich sein (BZgA-A 2021).

Schlafdefizite und Anfallsprovokation müssen bedacht werden

Demgegenüber steht das Schlafbedürfnis der Mutter beziehungsweise der Eltern, mit möglichen negativen Konsequenzen auf die Anfallssituation: Bei Müttern mit einer Epilepsie ist das Anfallsrisiko in den ersten Monaten nach der Geburt durch ein Schlafdefizit erhöht (Tomson et al. 2019).

Stillen ist wichtig für das Immunsystem des Kindes

Stillen wird aus epileptologischer Sicht empfohlen, da die Muttermilch für die Ausbildung des Immunsystems sehr wichtig für das Neugeborene ist (BZgA 2022). Die Einnahme von ASM sollte deshalb gut in der fachärztlichen Behandlung abgesprochen werden. In Bezug auf den Übergang der unterschiedlichen Medikamente in die Muttermilch sind ebenfalls aussagekräftige Ergebnisse vorhanden (Tomson et al. 2019; Müffelmann 2021).

Praxistipps

- Stillen (oder die Flasche geben) in stabiler und bequemer Position ohne die Gefahr des Umkippens
- In epileptologischer Behandlung besprechen, wie sich die Medikation auswirken kann, gegebenenfalls das Kind auf Müdigkeit oder Trinkschwäche beobachten

Nächtliches Stillen des Kindes sollte gut geplant werden

- Möglichst ausreichende Nachtruhe gewährleisten und nächtliche Wachphasen abmildern, reduzieren oder vermeiden, z. B. durch:
  - Kurze Wege zwischen eigenem Bett, Kinderbett und Stillkontext
  - Babybett in das elterliche Schlafzimmer stellen – wie bereits zur Vorbeugung des plötzlichen Säuglingstodes für das erste Lebensjahr empfohlen (BZgA-B 2021)
  - Beistellbett nutzen, das an das elterliche Bett angehängt werden kann
  - Anderen Elternteil oder andere Personen an der nächtlichen Versorgung des Kindes beteiligen: Kind zum Stillen bringen, die zuvor abgepumpte Muttermilch (oder andere Flaschennahrung) per Flasche geben

- Abpumptechnik im Rahmen der Hebammenhilfe üben
- Begleitung von nächtlichen Wach- oder unruhigen Phasen des Kindes durch anderen Elternteil
• Ruhephasen am Tage einplanen

2.2.2 Baden und Wickeln

Unfall- und Verletzungsrisiken für Kinder sind abhängig vom Alter: Je nach Fähigkeiten, Interessen und Mobilität der Kinder verlagern sich die Unfallschwerpunkte vom häuslichen Bereich (bis zum Alter von vier Jahren) in die Lebensbereiche Sport und Freizeit (ab dem Vorschulalter). In den ersten sechs Lebensmonaten sind die häufigsten Unfallursachen Stürze, vor allem vom Wickeltisch, oder Transportunfälle (z. B. stolpern beim Tragen des Kindes) (BZgA 2020).

Eltern mit einer Epilepsie nennen als Problembereiche besonders Baden und Tragen des Kindes (Bagshaw et al. 2008) sowie die Befürchtung, das Kind im Anfall zu verletzen. Das Risiko ist abhängig von Anfallstyp und -frequenz, am höchsten bei Myoklonien und anfallsbedingten Stürzen (Fox und Betts 1999; Bagshaw et al. 2008). Aber auch bei bestehenden schlafgebundenen hypermotorischen Anfällen besteht ein gewisses Risikopotential (Mostacci et al. 2021).

Häusliche Unfallrisiken hängen vom Alter des Kindes ab

Praxistipps

Insbesondere bei nicht anfallsfreien Elternteilen mit nicht bewusst erlebten Anfällen oder Anfällen mit Sturz sind besondere Vorsichtsmaßnahmen zu überlegen:

• Wickeln und Ankleiden ebenerdig auf dem Fußboden statt auf einer Wickelkommode
• Ebenerdige Sitzecke in der Wohnung einrichten und diese zum Wickeln und Stillen nutzen
• Kind dann baden, wenn eine weitere Person vor Ort ist, gegebenenfalls eine Sitzbadewanne nutzen

2.2.3 Wohnraumgestaltung

Wird das Kind mobiler und erweitert sich der Aktionsradius, sind häufige Unfallursachen vor allem das Verschlucken von Gegenständen, der Kontakt mit Reinigungsmitteln, Medikamenten oder giftigen Pflanzen, Verbrühungen und Verbrennungen, Stürze beim Treppensteigen oder durch Lauflernhilfen und der Kontakt mit Elektrizität (Steckdosen) (BZgA 2020).

Kinderunfälle im Haushalt vermeiden und eine entsprechende Aufklärung ist ein großes sozial- und gesellschaftspolitisches Anliegen. Es liegen

Als Erstes gilt: Allgemeine Sicherheitsmaßnahmen für einen kindersicheren Haushalt beachten

zahlreiche Informationsmaterialien vor, die auf das Alter und den Entwicklungsstand des Kindes eingehen, z. B. über die Bundesarbeitsgemeinschaft (BAG) Mehr Sicherheit für Kinder (BAG Mehr Sicherheit für Kinder 2020 und 2021) und der Kindergesundheit-Info der Bundeszentrale für gesundheitliche Aufklärung (BzgA). Über diese allgemeinen Sicherheitsmaßnahmen sollten sich Eltern und Elternteile eingehend informieren und diese konsequent anwenden (BzgA 2020; BzgA-B 2021). Ausgehend von der individuellen Anfallssituation muss überlegt werden, ob es darüber hinaus Risiken gibt und wie diese personell oder durch Kontextänderungen kompensiert werden können.

Praxistipps

- Bei myoklonischen Anfällen das Kind möglichst wenig auf dem Arm tragen, für den Transport in der Wohnung einen Kinderwagen/Buggy nutzen
- Bei »Vorgefühlen«, also bei bewusst erlebten Anfällen vor einem Anfall mit Bewusstseinsstörung, Sturz oder Handlungen, das Kind an einen sicheren Ort legen, beispielsweise in das Kinderbett oder einen Laufstall
- Eine sichere Umgebung für das Krabbel- und erste Laufalter schaffen und an Treppensicherung sowie die Sicherung von Fenstern und Türen denken
- Ansprechpersonen überlegen, z. B. für die postiktale Phase, damit die Betreuung des Kindes gewährleistet ist
- Geeignete Alarm- und Benachrichtigungssysteme überlegen und initiieren

2.3 Erkrankung und Prävention

Eltern und Elternteile beziehungsweise enge Bezugspersonen können selbst erkranken oder eine Erkrankung – beispielsweise durch langfristige Belastung von Betreuung und Pflege – soll vermieden werden. Die nachfolgenden Ausführungen beziehen sich auf Haushaltshilfe bei akuter Erkrankung des betreuenden Elternteils, medizinische Vorsorge und Rehabilitation für Eltern und Bezugspersonen.

Fallbeispiel

Frau S. ist verheiratet und Mutter einer fünfjährigen Tochter, Ida, die sich zur Diagnostik im Epilepsie-Zentrum befand, mit Frau S. als Begleitperson. Bei Ida wurde eine Absencen-Epilepsie diagnostiziert und die medikamentöse Behandlung mit gutem Erfolg initiiert.

Frau S. berichtete, dass sie als Kind epileptische Anfälle gehabt habe, aber nun seit langem anfallsfrei sei und keine Medikamente einnehme, sie könne sich gar nicht mehr an die Zeit erinnern. Allerdings gehe es ihr nicht gut und sie habe häufig das Gefühl, es könne wieder etwas passieren. Sie arbeite teilschichtig als Produktionshelferin eines Logistikunternehmens und versorge Ida hauptverantwortlich, ihr Ehemann sei Fachkraft für Veranstaltungstechnik und beruflich viel unterwegs. So bleibe ihr keine Zeit, sich um ihre eigene gesundheitliche Situation mit Rückenschmerzen, Übergewicht und Erschöpfung zu kümmern. Den verordneten Reha-Sport habe sie anfangs an einigen Terminen wahrnehmen können, später sei ihr dies aus zeitlichen Gründen nicht mehr möglich gewesen. Häufig sitze sie abends, wenn ihre Tochter schlafe, auf dem Sofa und müsse weinen. Mit ihrem Ehemann spreche sie wenig darüber, da sie ihn nicht belasten wolle.

Es wurde deutlich, dass Frau S. seit Jahren unter der Alltagsbelastung mit der nahezu alleinigen Versorgung und Erziehung von Ida, der Haushaltsführung und ihren beruflichen Anforderungen leidet, dazu kam nun der zeitliche Aufwand für Arzttermine mit Ida und die ständige Sorge um ihr Kind.

Frau S. erhielt für die Zeit nach der Entlassung eine Haushaltshilfe, da sich ihre Rückenbeschwerden deutlich verschlechterten und zunächst eine Behandlung erfolgen musste. Darüber hinaus wurde Frau S. aufgrund der besonderen Belastungssituation zur Beantragung einer Mutter-Kind-Maßnahme geraten und deutlich gemacht, dass sie die aktuelle private und berufliche Belastung nicht länger aufrechterhalten kann. Die Mutter-Kind-Maßnahme sollte Frau S. dazu nutzen, sich zu erholen und zu reflektieren, wie sie zukünftig Aufgaben und Belastungsfaktoren gestalten kann, möglichst unter Einbezug ihres Ehemannes.

Die Beantragung der Mutter-Kind-Maßnahme erfolgte nach stabilisierter Behandlung von Mutter und Kind am Wohnort mit Unterstützung einer Beratungsstelle; Ida wurde als Therapiekind aufgenommen und mitbehandelt.

Gut zu wissen

Der Unterstützungsbedarf von Eltern und Elternteilen ist von deren Ressourcen abhängig, beispielsweise, wie sie den Zugang zu Ressourcen gestalten können.

Dabei kann es sich um soziale Unterstützung aus dem familiären Umfeld, dem Freundeskreis, der Nachbarschaft, der Gemeinde oder aus anderen engen sozialen Bezügen handeln. Der ökonomische Hintergrund der Familie und zur Verfügung stehende Finanzen sind ebenso von Bedeutung wie die Wohnform und Wohnumgebung, vorhandene professionelle Strukturen und der Zugang zu Beratungsstellen.

Auch ohne chronische Erkrankung sind diese Faktoren wichtig. Wenn aber die gesundheitliche Situation der Eltern oder eines Elternteils

Die Form der Unterstützung ist von vorhandenen und fehlenden Ressourcen abhängig

Auswirkung auf die Versorgung und Betreuung des Kindes hat, sind informelle und formelle Hilfen besonders wichtig. Häufig versuchen Eltern und Elternteile zunächst alles, um den Anforderungen allein gerecht zu werden. Nicht selten rücken eigene gesundheitliche Probleme und Bedürfnisse in den Hintergrund. Neben der Unterstützung in akuten Notlagen durch eine weitere Form der Haushaltshilfe haben belastete Elternteile die Möglichkeit eine Mutter (Vater)-Kind-Maßnahme (auch ohne Kind) in einer Klinik des Müttergenesungswerks oder einer gleichartigen Einrichtung zu beantragen – als:

- medizinische Vorsorge für Mütter und Väter nach § 24 SGB V oder
- medizinische Rehabilitation für Mütter und Väter nach § 41 V (SGB V 2024).

2.3.1 Akute Erkrankung des betreuenden Elternteiles

Haushaltshilfe bei Erkrankung des Elternteils können bei stationärer Behandlung in Frage kommen

Fällt der Elternteil aus, der vorwiegend für die Betreuung des Kindes oder der Kinder zuständig ist, wird dies häufig innerfamiliär geregelt. Ist dies nicht möglich, kann eine Haushaltshilfe nach § 38 SGB V (SGB V 2024) in Frage kommen. Das ist eine ähnliche Regelung wie die bereits beschriebene Haushaltshilfe bei Schwangerschaft und Entbindung – in Bezug darauf, wer die Haushaltshilfe sein kann und welche Aufgaben in der Regel übernommen werden (▶ Kap. 2.1.1).

Die Voraussetzungen für eine Haushaltshilfe nach § 38 SGB V (SGB V 2024) sind:

Sonderregelung bei gleichzeitig bestehender Pflegebedürftigkeit bei der Krankenkasse erfragen

- Eine akute Erkrankung (oder eine akute Verschlimmerung einer bestehenden Krankheit), die im häuslichen Umfeld behandelt wird, eine ambulante oder stationäre Krankenhausbehandlung oder ambulante Operation, Hilfenotwendigkeit nach einem Krankenhausaufenthalt
- Eine im Haushalt lebende Person kann den Haushalt nicht weiterführen.
- Im Haushalt lebt ein Kind, das das zwölfte Lebensjahr noch nicht vollendet hat oder zwar älter, aber aufgrund einer Behinderung auf Hilfe angewiesen ist.

Besonderheiten bei der PKV müssen dort erfragt werden

Die Beantragung erfolgt in der Regel über die Krankenversicherung, in bestimmten Fällen können andere Kostenträger in Betracht kommen: Wird eine Haushaltshilfe aufgrund einer von der Deutschen Rentenversicherung (DRV) finanzierten stationären Rehabilitation des Elternteils erforderlich, ist diese zuständig für die Finanzierung. Dies sollte vor Antritt der Rehabilitation mit der zuständigen DRV geklärt werden, damit die Haushaltshilfe mit der Abreise des Elternteils einsetzen kann.

Im Gegensatz zur bereits erwähnten Haushaltshilfe bei Schwangerschaft und Geburt ist Folgendes zu beachten:

- Die Haushaltshilfe über die KV ist befristet, wobei die Befristung vom Einzelfall abhängig ist, längstens aber 26 Wochen umfasst.
- Eine Zuzahlung ist zu leisten (mindestens fünf Euro und höchstens zehn Euro pro Tag, Stand 2023).
- Ist eine Verlängerung nicht ausreichend oder wird nicht bewilligt, muss eine andere Finanzierung erfolgen, z. B. über die Kinder- und Jugendhilfe (Betreuung und Versorgung des Kindes in Notsituationen § 20 SGB VIII (SGB VIII 2022) oder es müssen andere Hilfeformen initiiert werden.

Genügt eine Haushaltshilfe nicht, müssen weitergehende Hilfen initiiert werden

2.3.2 Medizinische Vorsorge und Rehabilitation

Gesetzliche Grundlage für stationäre Vorsorge- und Rehabilitationsmaßnahmen für Mütter und Väter in gesundheitlich belastenden Situationen sind § 24 und § 41 SGB V (SGB V 2024).

Die Maßnahmen (ehemals Kuren) zur Vorsorge oder Rehabilitation finden in einer Klinik des Müttergenesungswerks oder einer gleichartigen Einrichtung statt. Ziel ist es, Abstand zu den persönlichen Belastungssituationen zu bekommen, Wege daraus zu finden und sich gesundheitlich zu stabilisieren.

Mutter (Vater)-Kind-Kuren sind Pflichtleistungen der gesetzlichen Krankenkassen

Bei einer Vorsorge-Maßnahme oder Kur ist die Gesundheit geschwächt, aber es liegen noch keine längerfristigen (länger als sechs Monate bestehenden) Aktivitätsbeeinträchtigungen vor. Bei einer Rehabilitation bestehen bereits Erkrankungen mit alltagsrelevanten Einschränkungen, deren Verschlimmerung oder Chronifizierung vermieden werden soll (KBV 2023).

Die häufigsten vorsorge- oder rehabilitationsrelevanten Gesundheitsstörungen im Jahr 2021 waren psychische Störungen wie Erschöpfungszustände und depressive Episoden, gefolgt von Rückenschmerzen oder Problemen mit den Gelenken. Väter leiden häufiger als Mütter an Erkrankungen des Herz-Kreislaufsystems (wie Bluthochdruck) und sind häufiger übergewichtig (Müttergenesungswerk 2022).

Für die Beantragung benötigt der jeweilige Elternteil eine ärztliche Verordnung mit einer Beschreibung der gesundheitlichen und psychosozialen Schwierigkeiten im Zusammenhang mit der elterlichen Rolle. Nachdem die Maßnahme/Kur bewilligt worden ist, kann diese innerhalb von sechs Monaten angetreten werden. Das Prinzip »ambulant vor stationär« gilt hier nicht, das heißt es muss nicht nachgewiesen werden, dass ambulante Behandlung und Therapie nicht ausreicht (Grotkamp 2016).

Das Prinzip »ambulant vor stationär« gilt bei Kuren für Eltern oder Elternteile nicht

Bei besonderen Betreuungsbedürfnissen, das heißt, wenn Kliniken mit besonderen Behandlungsschwerpunkten notwendig sind, kann sich die Wartezeit allerdings verlängern.

In der Regel dauert die Maßnahme drei Wochen, der Elternteil gilt gegenüber seinem Arbeitgeber während der Kur als arbeitsunfähig.

Sollen das Kind oder die Kinder den Elternteil begleiten, muss pro Kind eine Verordnung aus kinderärztlicher Behandlung eingereicht werden. Die

Vorsorge und Reha für Mütter und Väter kann mit und ohne Kind oder Kinder erfolgen

Mitnahme eines Kindes ist bis zum zwölften Lebensjahr, in manchen Kliniken bis zum 14. Lebensjahr möglich. Die Mitaufnahme von Kindern mit einer Behinderung ist meist altersmäßig nicht begrenzt.

Die Kinder werden während den Behandlungen des Elternteils betreut und werden je nach Alter vor Ort beschult. Für behandlungsbedürftige Kinder (»Therapiekinder«) werden eigene Behandlungskonzepte erarbeitet und durchgeführt.

Manchmal kann es sinnvoll ein, dass Mütter oder Väter ohne Kind oder Kinder eine Maßnahme zur Vorsorge oder Rehabilitation antreten, um sich besser auf sich selbst konzentrieren zu können. Dafür muss natürlich die Betreuung des Kindes oder der Kinder zu Hause sichergestellt werden, auch hier kann eine Haushaltshilfe (s. o.) sinnvoll sein, wenn familiäre Ressourcen nicht ausreichen.

Praxistipps

- Information und Unterstützung bei der Beantragung kann bei den Beratungsstellen des Müttergenesungswerkes und Beratungsstellen verschiedener Wohlfahrtsverbände in Anspruch genommen werden. Eine Suchfunktion gibt es auf der Webseite des Müttergenesungswerkes (https://www.muettergenesungswerk.de).
- Für den Antrag ist es hilfreich, die belastete Lebenssituation schriftlich darzulegen und die subjektive Sicht der Notwendigkeit zu erläutern.
- Die ärztliche Verordnung für Elternteil und Kind sollte alle Argumente für eine Maßnahme darlegen, so kann bei einem Widerspruch darauf verwiesen und Mehrarbeit durch Ergänzungen vermieden werden.
- Wird die beantragte Vorsorge oder Reha abgelehnt, sollte Widerspruch eingelegt werden.

2.4 Besondere Lebenslage: Begleitete Elternschaft/Elternassistenz

Begleitete Elternschaft oder Elternassistenz sind zwei Begriffe für umfassende und kombinierte Unterstützung für Eltern, Elternteile und Kinder. Bekannt ist die Hilfeform für Eltern mit kognitiven, körperlichen oder Sinnesbeeinträchtigungen, kann aber natürlich auch passend für Eltern und Elternteile mit anderen Behinderungs- und Erkrankungsformen sein.

Fallbeispiel

Frau X. wurde im Alter von 39 Jahren mit der Verdachtsdiagnose einer fokalen Epilepsie zur stationären Behandlung in das Epilepsie-Zentrum überwiesen. Zeitgleich wurde ihre 9-jährige Tochter Jenny zwecks Verdachts auf epileptische Anfälle in der Kinderepileptologie aufgenommen. Im Verlauf erfolgten mehrere stationäre Behandlungen.

Frau X. war alleinerziehend, Kontakt zum Kindesvater bestand nicht mehr und nur wenig zu ihrer Herkunftsfamilie. Biografische Belastungen und Gewalterfahrungen wurden deutlich.

Zur eigenen Erkrankungsgeschichte und Anfallssituation konnte Frau X. wenig beitragen, da sie ihre anfallsartigen Ereignisse nicht selbst erlebte und Rückmeldungen anderer nur wenig reflektieren konnte. Im Stationsalltag wurden kognitive Einschränkungen deutlich und konnten neuropsychologisch objektiviert werden. Andere chronische Erkrankungen lagen ebenfalls vor, unter anderem ein Diabetes.

Die Verdachtsdiagnose der Epilepsie konnte bei Frau X. bestätigt und eine medikamentöse Optimierung geplant werden. Dies gestaltete sich schwierig, da Frau X. den mehrfachen Erklärungsversuchen nur schwer folgen konnte, andererseits aber keinen Interventionen zustimmen wollte, ohne das Vorgehen nicht als sinnvoll für sich verstehen zu können. Die Diagnostik der Tochter und die eingeleitete medikamentöse Therapie nach ebenfalls bestätigter Diagnose konnte Frau X. jedoch gut nachvollziehen und stimmte zu. Auch Jenny wies Komorbiditäten auf, unter anderem mit der Folge einer Entwicklungsverzögerung.

Frau X. war seit geraumer Zeit voll erwerbsgemindert berentet und erhielt ergänzend Grundsicherungsleistungen bei dauerhafter Erwerbsminderung über den Sozialhilfeträger. Außerdem bezog sie Kindergeld und Unterhaltsvorschuss sowie Pflegegeld aufgrund des Pflegegrads 2 ihrer Tochter.

Frau X. berichtete, dass sie mit dem örtlichen Jugendamt in Kontakt sei und die Mitarbeiterinnen als konstruktiv erlebe. Nach der Geburt von Jenny sei eine Familienhebamme als Unterstützung eingesetzt worden, danach verschiedene ambulante Wohnbetreuungen. Eine vor einigen Jahren von ihr selbst initiierte gesetzliche Betreuung beendete sie eigeninitiativ, sie konnte dem zuständigen Amtsgericht gegenüber glaubhaft machen, dass sie ihre Angelegenheiten mit einer ambulanten Wohnbetreuung von vier Stunden in der Woche selbst erledigen könnte. Dies war allerdings nicht der Fall, es kam zu Schulden, vor allem Mietschulden und einer Gefährdung der Wohnsituation und dadurch einmal zu einer zeitlich begrenzten Inobhutnahme ihrer Tochter durch das Jugendamt.

Im Stationsalltag fiel auf, dass ihr Umgang mit Jenny – trotz aller Sorge und einer hohen Motivation, eine »gute Mutter« zu sein – nicht adäquat war, gerade in Bezug auf die bestehende Entwicklungsstörung. Frau X. wirkte oftmals überfordert und verstand die besonderen Bedürfnisse von Jenny nicht, andererseits befürchtete sie die dauerhafte Wegnahme ihrer Tochter.

Gemeinsam wurde überlegt, warum die bisherigen Unterstützungsformen nicht ausreichend wirken konnten, oder ob diese nicht geeignet waren. Frau X. berichtete dann doch, dass sie beispielsweise bei Arztbesuchen mit ihrer Tochter überfordert sei, da sie manches nicht verstehe, sich aber nicht traue nachzufragen. Sie wolle doch alles richtig machen und so gerne eigenverantwortlich leben.

Frau X. gab die Erlaubnis, mit den Mitarbeiterinnen des Jugendamtes Kontakt aufzunehmen. Diese hatten bereits die Möglichkeit einer begleiteten Elternschaft/Elternassistenz überlegt, da die bestehenden Einschränkungen mit der bisher geleisteten Hilfe nicht kompensiert werden konnten, sie aber zugleich die Motivation von Frau X. wahrnahmen und den Wunsch von Jenny, bei ihrer Mutter zu bleiben. Die Rahmenbedingungen und Schwerpunkte des Assistenzbedarfs wurden überlegt, inkl. der Kontrolle der medikamentösen Behandlung, die über einen Pflegedienst realisiert wurde. Während folgender stationärer Behandlungen konnte der Unterstützungsverlauf beobachtet und bei Bedarf angepasst werden. Andererseits informierten die Mitarbeiterinnen der begleiteten Elternschaft über Auffälligkeiten, Anfälle und mögliche Nebenwirkungen der Medikamente und über Fortschritte in der Entwicklung von Jenny und in der Mutter-Tochter-Beziehung.

> **Gut zu wissen**
>
> Manchmal bestehen sehr komplexe und miteinander verwobene Bedingungen von gesundheitlicher Situation der Eltern oder eines Elternteils und biografischen Belastungen, finanziellen Nöten, Überforderung mit dem Alltag und nicht unterstützendem sozialem Umfeld. Einzelne Hilfen genügen dann oft nicht, um eine nachhaltige Stabilisierung der Lebens- und Erziehungssituation zu erreichen. Teils, weil diese nicht aufeinander abgestimmt sind oder werden können, beispielsweise, wenn die Hilfen in unterschiedlichen Leistungsbereichen der Sozialgesetzbücher begründet sind, wie Kinder- und Jugendhilfe, Eingliederungshilfe für erwachsenen Menschen mit einer Behinderung, Pflegeversicherung und Leistungen der KV. Über die Elternassistenz oder begleitete Elternschaft werden, mit Blick auf die Familie als Ganzes, die Angebote, Arbeitsweisen und Leistungen kombiniert und koordiniert und auf die Bedarfe der Familie abgestimmt (Mobile 2021).

Elternassistenz und begleitete Elternschaft sind zwei Begriffe für umfassende familiäre Unterstützung

2.4.1 Elternassistenz, begleitete Elternschaft

Im § 78 (1) und 3 SGB IX (SGB IX 2023) verankert

Die Elternassistenz, teils begleitete Elternschaft genannt, ist im Bundesteilhabegesetz (BTHG) im § 78 (1) und 3 SGB IX (SGB IX 2023) verankert und stellt ein Angebot für Eltern mit Behinderung und chronischen Erkrankungen dar. Leistungserbringer ist der Träger der Eingliederungshilfe.

Elternassistenz ist eine komplexe Hilfe in einer komplexen Familiensituation, die in Zusammenarbeit mit Fachdiensten und Fachkräften gut geplant und vorbereitet werden muss. Sie soll die behinderungsbedingten Einschränkungen ausgleichen und unterstützend tätig werden. Die elterliche Verantwortung bleibt bei den Eltern oder dem Elternteil.

> Die Elternrolle an sich obliegt weiterhin den Eltern oder dem Elternteil

Die engmaschige Anleitung, Begleitung, Unterstützung und Beratung werden durch multiprofessionelle Mitarbeitende in der Familie sichergestellt.

2.4.2 Unterstützung kann beispielsweise in folgenden Bereichen geleistet werden

- Versorgung des Kindes (Hausaufgabenbetreuung, spielen etc.)
- Haushaltsführung (waschen, bügeln, einkaufen, Essen zubereiten etc.)
- Zusammenarbeit mit sozialen Netzwerken und Diensten (Kindergarten, Schule, ärztliche Behandlung etc.)
- Freizeitgestaltung (Besuch einer Krabbelgruppe, Spielplatz-Besuch etc.)
- Kinderbetreuung bei Abwesenheit des Elternteils (aufgrund Behandlungs- und Therapieterminen oder Ähnliches)
- Bei Entwicklungsschritten unterstützen (Fahrradfahren, schwimmen lernen etc.) (bbe 2023)

> **Praxistipps**
>
> Ausführliches Informationsmaterial, auch in einfacher Sprache, hält der Bundesverband behinderter und chronisch kranker Eltern bereit: www.behinderte-eltern.de.

Literatur

Bagshaw J, Crawford P, Chappell B (2008) Problems that mothers' with epilepsy experience when caring for their children. Seizure 17: 42–48.

BKiSchG: Gesetz zur Stärkung eines aktiven Schutzes von Kindern und Jugendlichen (Bundeskinderschutzgesetz) vom 22. Dezember 2011. BGBl. Teil I Nr. 70, 2975-2982.

Bundesarbeitsgemeinschaft (BAG) Mehr Sicherheit für Kinder e. V. (2020) Kinderunfälle vermeiden (https://www.kindersicherheit.de/kinderunfaelle-vermeiden.html, Zugriff am 20.01.2024).

Bundesarbeitsgemeinschaft (BAG) Mehr Sicherheit für Kinder e. V. (2021) Elterninformation zur Unfallprävention https://www.kindersicherheit.de/fileadmin/user_upload/Projekte/Setting_Kita/210817_bag_kitabox_elterninfo_3-6_10_digital.pdf, Zugriff am 20.01.2024).

bbe: Bundesverband behinderter und chronisch kranker Eltern – bbe e. V. (2023) Elternassistenz – Unterstützung für Eltern mit Behinderungen und chronischen

Erkrankungen. Ratgeber für die Beantragung und Organisation personeller Hilfen zur Pflege und Versorgung der Kinder (https://www.behinderte-eltern.de/pdf/bbe_Ratgeber_Elternassistenz_PDF-UA.pdf, Zugriff am 05.05.2024).

BZgA: Bundeszentrale für gesundheitliche Aufklärung (BZgA) (2019) Das Wichtigste zum Schlaf im ersten Lebensjahr (https://www.kindergesundheit-info.de/themen/schlafen/0-12-monate/babyschlaf, Zugriff am 20.01.2024).

BZgA: Bundeszentrale für gesundheitliche Aufklärung (BZgA) (2020). Tabelle: alters- und entwicklungsbedingte Unfallschwerpunkte (https://www.kindergesundheit-info.de/themen/sicher-aufwachsen/entwicklungsaspekte/unfallschwerpunkte/, Zugriff am 19.01.2024).

BZgA-A: Bundeszentrale für gesundheitliche Aufklärung (BZgA) (2021) Hilfreiche Tipps für den Stillalltag (https://www.kindergesundheit-info.de/themen/ernaehrung/alltagstipps/stillen/stillalltag, Zugriff am 20.01.2024).

BZgA-B: Bundeszentrale für gesundheitliche Aufklärung (BZgA) (2021) Kinder schützen – Unfälle verhüten (https://shop.bzga.de/kinder-schuetzen-unfaelle-verhueten-11050000/, Zugriff am 20.01.2024).

DGfE: Deutsche Gesellschaft für Epileptologie e. V. (DGfE) (2023) EURAP. (https://www.dgfe.org/service/eurap, https://eurapinternational.org, Zugriff am 22.04.2024).

Eickhorst A (2014) Das Kompetenzprofil Familienhebammen. Gemeinsamer Rahmen. Deutsche Hebammenzeitschrift 3: 22–24.

Elly Heuss-Knapp-Stiftung Deutsches Müttergenesungswerk (Hrsg.) (2022) Jahresbericht 2021 (https://www.muettergenesungswerk.de/fileadmin/user_upload/MGW_Jahresbericht_2021_Web.pdf, 19.01.2024).

Fox C, Betts T (1999) How much risk does a woman with active epilepsy pose to her newborn child in the puerperium? A pilot study. Seizure 8 (6): 367–369.

Grotkamp S (2016) Vorsorge- und Rehabilitationsleistungen für Mütter und Väter – was beim Zugang und der Begutachtung dieser Leistungen zu Lasten der GKV zu beachten ist. MedSach 112 (5): 204–207.

KBV: Kassenärztliche Bundesvereinigung (KBV) (2023) Vorsorge/Kur (https://www.kbv.de/html/34806.php#content36065, Zugriff am 28.04.2024).

KKG: Gesetz zur Kooperation und Information im Kinderschutz vom 22. Dezember 2011 (BGBl. I S. 2975), das zuletzt durch Artikel 2 des Gesetzes vom 3. Juni 2021 (BGBl. I S. 1444) geändert worden ist.

Mann C, Zinger E, Schmitz B, May T, Rosenow F, Pfäfflin M, Schulz J, Menzler K, Langenbruch L, Bierhansl L, Knake S, Hamacher M, Süß A, von Podewils F, Schubert-Bast S, Strzelczyk A (2022) Persistent knowledge gaps between 2005 and 2020 in women with epilepsy: Comparison of multicenter studies from Germany. Seizure 100: 36–43.

May T, Pfäfflin M, Coban I, Schmitz B. Frauen mit Epilepsie (2009) Befürchtungen, Wissen, Beratungsbedarf. Nervenarzt 80: 174–183.

Mobile – Selbstbestimmtes Leben Behinderter e. V. (Hrsg.) (2021) Informationsportal Begleitete Elternschaft NRW: Was ist Begleitete Elternschaft? (https://begleitete-elternschaft-nrw.de/was-ist-begleitete-elternschaft, Zugriff am 20.01.2024).

Mostacci B, Troisi S, Bisulli F, Zenesini C, Licchetta L, Provini F, Avoni P, Rombini A, Vignatelli L, Tinuper P (2021) Seizure worsening in pregnancy in women with sleep-related hypermotor epilepsy (SHE): A historical cohort study. Seizure 91: 258–262.

Müffelmann B (2021) Beratung bei Kinderwunsch, in der Schwangerschaft und zu Verhütungsfragen. In: Bien C (Hrsg.) Allgemeine Epileptologie. Das Bethel-Praxisbuch. Stuttgart: Kohlhammer. S. 142–146.

NZFH: Nationales Zentrum Frühe Hilfen (NZFH) in der Bundeszentrale für gesundheitliche Aufklärung (BZgA) (2016) Leitbild frühe Hilfen. Beitrag des NZFH-Beirates (https://www.fruehehilfen.de/service/publikationen/einzelansicht-publikationen/titel/leitbild-fruehe-hilfen-beitrag-des-nzfh-beirats/, Zugriff am 20.01.2024).

Paul M, Backes J, Renner I, Scharmanski S (2018) Vom Aktionsprogramm über die Bundesinitiative zur Bundesstiftung Frühe Hilfen. JuKiP – Fachmagazin für Gesundheits- und Kinderkrankenpflege, 7 (4): 157–161.

Salzmann D, Fullerton B, Sann A (2021) Kenntnis und Inanspruchnahme von Präventionsangeboten in der frühen Kindheit in Abhängigkeit vom Bildungsstand der Eltern. Faktenblatt 3 zur Prävalenz- und Versorgungsforschung der Bundesinitiative Frühe Hilfen (https://www.fruehehilfen.de/fileadmin/user_upload/fruehehilfen.de/pdf/faktenblaetter/Faktenblatt-3-NZFH-Praevalenz-Versorgungsforschung-Kenntnis-und-Inanspruchnahme-Praeventionsangebote-Bildungsstand-Eltern.pdf, Zugriff am 05.05.2024).

Sann A, Küster EU, Pabst C, Peterle C (2022) Entwicklung der Frühen Hilfen in Deutschland. Ergebnisse der NZFH-Kommunalbefragungen im Rahmen der Dokumentation und Evaluation der Bundesinitiative Frühe Hilfen (2013–2017). Forschungsbericht. Materialien zu Frühen Hilfen 14 (https://www.fruehehilfen.de/fileadmin/user_upload/fruehehilfen.de/pdf/Publikation-NZFH-Materialien-FH-14-Forschungsbericht-Entwicklung-der-Fruehen-Hilfen-in-Deutschland-bf.pdf, Zugriff am 13.04.2024).

SGB V: Das Fünfte Buch Sozialgesetzbuch – Gesetzliche Krankenversicherung – (Artikel 1 des Gesetzes vom 20. Dezember 1988, BGBl. I S. 2477, 2482), das zuletzt durch Artikel 33 u. Artikel 35 Absatz 10 des Gesetzes vom 27. März 2024 (BGBl. 2024 I Nr. 108) geändert worden ist.

SGB VIII: Das Achte Buch Sozialgesetzbuch – Kinder und Jugendhilfe – in der Fassung der Bekanntmachung vom 11. September 2012 (BGBl. I S. 2022), das zuletzt durch Artikel 1 des Gesetzes vom 21. Dezember 2022 (BGBl. I S. 2824; 2023 I Nr. 19) geändert worden ist.

SGB IX: Neuntes Buch Sozialgesetzbuch vom 23. Dezember 2016 (BGBl. I S. 3234), das zuletzt durch Artikel 6 des Gesetzes vom 22. Dezember 2023 (BGBl. 2023 I Nr. 412) geändert worden ist.

Tomson T, Battino D, Bromley R et al. (2019) Management of epilepsy in pregnancy: a report from the International League Against Epilepsy Task Force on Women and Pregnancy. Epileptic Disord 21 (6): 497–517.

3 Berufliche Teilhabe: Gefährdungsbeurteilung, Ausbildung und Arbeit

Ingrid Coban

> Der Zugang zum allgemeinen Arbeitsmarkt ist Ziel rehabilitativer Bemühungen

Arbeit ist nicht nur materiell wichtig, um den Lebensunterhalt zu sichern, Ersparnisse zu erwirtschaften und Ansprüche aus Sozialversicherungen zu generieren. Arbeit hat eine nicht zu unterschätzende immaterielle Bedeutung: Sie sorgt für eine Zeitstruktur, für soziale Kontakte und eine gesellschaftliche Einbindung (Zapfel 2023).

Der Zugang zur Arbeitswelt ist für Menschen mit einer Beeinträchtigung und Behinderung jedoch erschwert und die Förderung der beruflichen Teilhabe seit langem ein Ziel rehabilitativer Bemühungen (▶ Kap. 6).

> Die Beschäftigung von Menschen mit Behinderung ist in den letzten Jahren kontinuierlich gestiegen

Die Erwerbs- und Beschäftigungssituation von als schwerbehindert anerkannten und gleichgestellten Menschen wird regelmäßig von der Bundesagentur für Arbeit (BA) erhoben. Nach wie vor ist dieser Personenkreis weniger häufiger erwerbstätig als Menschen ohne Schwerbehinderung. Allerdings ist die Beschäftigungszahl von Menschen mit anerkannter Schwerbehinderung oder Gleichstellung in den letzten Jahren kontinuierlich gestiegen, besonders in den Altersgruppen unter 25 Jahren und über 55 Jahren.

In der Altersgruppe der 25- bis unter 55-jährigen wird seit dem Jahr 2015 jedoch ein jährlicher Beschäftigungsrückgang verzeichnet (BA 2023). Dies lässt darauf schließen, dass der Einstieg in eine Ererbstätigkeit und das Aufrechterhalten des Arbeitsplatzes im späteren Erwerbsleben besser funktioniert als das Aufrechterhalten der beruflichen Tätigkeit im mittleren Lebensalter.

> Das Risiko der Langzeitarbeitslosigkeit ist weiterhin erhöht

Auffallend ist, dass arbeitslose Menschen mit einer Schwerbehinderung meist besser beruflich qualifiziert sind als nicht schwerbehinderte Arbeitslose, aber trotzdem eher nach Hilfstätigkeiten suchen, also nach Tätigkeiten unter ihrem beruflichen Niveau. Diese Konkurrenz um ein Arbeitsplatzkontingent erhöht wiederum das Risiko der Langzeitarbeitslosigkeit (BA 2023).

Die Ursachen für die verminderten beruflichen Chancen sind vielfältig und können in der gesundheitlichen Situation begründet sein, in Flexibilitäts- und Leistungsminderung, aber auch in Stigmatisierung, eigenen Befürchtungen und wenig Selbstvertrauen, in reduzierten Bewerbungsaktivitäten, Mobilitätseinschränkungen oder Einstellungsvorbehalten in Betrieben (Zapfel 2023).

> Das »Gesetz zur Förderung eines inklusiven Arbeitsmarktes« ist 01.01.2024 in Kraft getreten

Das am 01.01.2024 in Kraft getretene »Gesetz zur Förderung eines inklusiven Arbeitsmarktes« soll mehr Menschen mit einer Beeinträchtigung oder Behinderung eine Tätigkeit auf dem allgemeinen Arbeitsmarkt ermöglichen. Betont wird, dass Inklusion auf dem Arbeitsmarkt für Arbeitgebende eine Chance sein kann, dem Fachkräftemangel zu begegnen.

Im Mittelpunkt stehen Menschen mit einer anerkannten Schwerbehinderung (▶ Kap. 6), da die Maßnahmen durch die Ausgleichsabgabe finanziert werden. Änderungen, die mit dem Gesetz zum Tragen kommen, sind:

- Für Arbeitgebende, die ihrer Beschäftigungspflicht nicht nachkommen, erhöht sich die Ausgleichsabgabe deutlich.
- Die Ausgleichsabgabe soll vollständig für die Förderung von Menschen mit einer anerkannten Schwerbehinderung auf dem allgemeinen Arbeitsmarkt genutzt werden und nicht mehr Institutionen fördern, wie eine Werkstatt für behinderte Menschen (WfbM).
- Für berufsfördernde Anspruchsleistungen von Integrations- oder Inklusionsämtern wird eine sogenannte Genehmigungsfixation eingeführt: Wird ein Antrag auf eine Leistung gestellt, die einen Anspruch gegenüber dem Integrations- oder Inklusionsamt beinhaltet, so muss die Behörde innerhalb von sechs Wochen entscheiden. Tut sie das nicht, gilt der Antrag als genehmigt.
- Der Lohnkostenzuschuss beim Budget für Arbeit wird nicht mehr gedeckelt. Das soll Arbeitgebenden die Entscheidung erleichtern, Menschen über das Budget für Arbeit einzustellen.

Die berufliche Situation von Menschen mit einer Beeinträchtigung scheint aber auch davon abhängig zu sein, ob sich die Person als behindert und dadurch benachteiligt wahrnimmt – oder nicht. Personen, die sich selbst als behindert einschätzen, sind seltener erwerbstätig, sehen ihre beruflichen Entwicklungsmöglichkeiten als deutlich schlechter an und sind weniger zufrieden mit ihrer Arbeit. Die berufliche Situation von Menschen mit Beeinträchtigung wiederum, die sich nicht selbst als behindert einschätzen, unterscheidet sich nicht wesentlich von Menschen ohne Beeinträchtigung (Steinwede 2022).

Die berufliche Situation kann davon abhängig sein, ob sich die Person als benachteiligt wahrnimmt

Dies weist auf die Bedeutung von gelingender Erkrankungsakzeptanz und -bewältigung hin und betrifft ebenso Menschen mit einer Epilepsie, die – trotz Verbesserungen der Erwerbssituation (May und Pfäfflin 2013) – im Vergleich zur Allgemeinbevölkerung weiterhin häufiger von Arbeitslosigkeit betroffen sind. Obwohl das Risiko von anfallsbezogenen Verletzungen am Arbeitsplatz im Vergleich zu nicht anfallsbezogenen kaum erhöht ist, sind epilepsiebezogene Faktoren nach wie vor Gründe für den Verlust von Ausbildungs- und Arbeitsplatz, außerdem Komorbiditäten, eingeschränkter Mobilität sowie negativen Überzeugungen (Nishida et al. 2020; Specht et al. 2015; Wo et al. 2015).

Das Risiko von anfallsbezogenen Verletzungen am Arbeitsplatz ist kaum erhöht

In einer Zeit mit älteren und knapper werdenden Arbeitskräften bekommen Strategien, um qualifiziertes Personal zu finden und im Betrieb zu halten ein besonderes Gewicht. Dazu zählen Maßnahmen, um (Wieder-)Eingliederung zu unterstützen und die Forderung nach verbesserten Teilhabechancen von Menschen mit Behinderung (Zapfel 2023; BA 2023). Das Gesetz zur Förderung eines inklusiven Arbeitsmarkts und das Gesetz zur Stärkung der Aus- und Weiterbildungsförderung sind weitere Bausteine in diese Richtung (BMJ BGBl. Nr. 191 und Nr. 146 2023).

3.1 Beurteilung einer arbeitsmedizinisch relevanten Gefährdung

Die Einschätzung erkrankungsbezogener Risiken ist ein Schritt zur stabilen Arbeitssituation

Der erste Schritt zur Planung einer stabilen Ausbildungs- und Arbeitsplatzsituation ist nicht selten eine Einschätzung oder Beurteilung von erkrankungsbezogenen Risiken.

Bei einer Epilepsie handelt es sich nicht um eine ständig vorhandene Beeinträchtigung (wie bei einer körperlichen Behinderung) da die epileptischen Anfälle als behindernde Symptome plötzlich und nicht berechenbar auftreten. Zudem kann der Schweregrad, das Verletzungsrisiko für sich und andere Personen und die Häufigkeit der Anfälle sehr verschieden sein, ebenso die Prognose der Epilepsie.

Die Risikoeinschätzung ist ein individualisiertes Vorgehen der Arbeitssicherheit

Eine Risikoeinschätzung erfordert also ein individualisiertes Vorgehen, das auf bestehende Regelungen der Arbeitssicherheit gründet.

Fallbeispiel

Frau B. war zum Zeitpunkt der medizinischen Rehabilitation 32 Jahre alt, von Beruf Friseurin und mit 40 Wochenstunden in einem kleinen Friseursalon beschäftigt. Es bestand seit dem 13. Lebensjahr eine generalisierte Epilepsie mit Absencen mit myoklonischen und atonischen Elementen sowie zu Erkrankungsbeginn generalisierte tonisch-klonische Anfälle. Unter einer hochdosierten Medikation bestand bis zum Alter von Mitte 20 Anfallsfreiheit. Dann seien, nach der Schilderung von Frau B., sukzessive wieder Anfälle aufgetreten, zuerst Zuckungen in der rechten Körperseite, im Arm oder Bein und nur im Schlaf, später im Wachen ohne tageszeitliche Bindung. Auf der Arbeit seien ihr Dinge aus der Hand gefallen, mal habe sie eine Schere durch den Salon geschleudert, das habe sie als »Ungeschicklichkeit« bemänteln können. Aber dann sei so eine Zuckung in den Beinen beim Gehen aufgetreten und sie sei auf die Knie gestürzt. Den Sturz selbst habe sie nicht so genau mitbekommen. Eine Umstellung des Medikaments habe etwas Verbesserung gebracht und sie sei nicht mehr gestürzt. Aber weiterhin komme es mehrfach in der Woche zu Zuckungen, meist armbetont. Nicht unbedingt jeden Tag, aber wenn, dann mehrfach am Tag. Eine tageszeitliche Bindung könne sie nicht erkennen. Ihre Chefin sei seit langem über die Epilepsie informiert, Einschränkungen gebe es bisher nicht.

Störungen der Willkürmotorik wie Myoklonien entsprechen der Gefährdungskategorie A; nach den Schilderungen von Frau B. war eine Bewusstseinsstörung nicht ausgeschlossen, was Gefährdungskategorie B rechtfertigen würde. Der Anfall mit Sturz jedoch erhöhte die Kategorie auf C. Im Beruf als Friseurin rechtfertigen jedoch bereits nicht tageszeitlich gebundene Myoklonien die fehlende berufliche Eignung aufgrund der damit verbundenen Fremdgefährdung der Kundschaft. Frau B. konnte eine berufliche Neuqualifizierung in der gewünschten kaufmännischen Richtung in Anspruch nehmen.

3.1 Beurteilung einer arbeitsmedizinisch relevanten Gefährdung

> **Gut zu wissen**
>
> Für die epilepsiebezogene Beurteilung arbeitsmedizinischer Risiken musste ein passendes System entwickelt werden. Erste Ideen zu epilepsiespezifischen Beurteilungskriterien entstanden bereits im Jahr 1984. Deren Weiterentwicklung wurde im Jahr 1996 von den gesetzlichen Unfallversicherungen als Grundlage einer Risikobeurteilung anerkannt: Damals die BGI 585, heute die DGUV-Information 250-001: Berufliche Beurteilung bei Epilepsie und nach erstem epileptischen Anfall des Ausschusses Arbeitsmedizin der Gesetzlichen Unfallversicherung (AAMED-GUV) (AAMED-GUV 2019).
>
> Damit kann eine Gefährdungsbeurteilung an konkreten Ausbildungs- und Arbeitsplätzen unter Berücksichtigung des individuellen Erkrankungsbilds und dessen Prognose, der Art des Berufs und der Unfallgefährdung in verschiedenen Tätigkeitsfeldern sowie der Arbeitsplatzumgebung erfolgen.
>
> Die DGUV 250-001 wurde im Jahr 2006 durch das Bundessozialgericht als Grundlage zur Feststellung der beruflichen Einsetzbarkeit beurteilt (BSG-Urteil 12.12.2006 Aktenzeichen: B 13 R 27/06 R) (AAMED-GUV 2019). Dies unterstützt die ohnehin vorhandene Verpflichtung der Arbeitgebenden zur sicherheits- und gesundheitsgerechten Arbeitsplatzgestaltung (§§ 3 und 4 ArbSchG) (ArSchG 2023).
>
> An den in der DGUV 250-001 exemplarisch aufgeführten Berufsbildern kann die Systematik einer Gefährdungsbeurteilung nachvollzogen und nicht aufgeführte Tätigkeiten oder Berufe analog beurteilt werden.
>
> Die zugrundeliegenden Überlegungen beziehen sich allerdings auf typische Tätigkeiten und nicht auf die vielfältigen arbeits- und tätigkeitsbezogenen Kontexte. Dies muss einzelfallorientiert erfolgen und kann durchaus dazu führen, dass bei einem eigentlich nicht geeigneten Arbeitsplatz doch ein beruflicher Einsatz möglich ist, da durch besondere Maßnahmen, Hilfen oder Umstrukturierungen die Gefährdung auf ein allgemeines Niveau abgesenkt werden kann (Coban und Specht 2021; Brodisch 2022).
>
> Die DGUV 250-001 berücksichtigt Einschränkungen durch Anfälle. Weitere Einschränkungen und Beeinträchtigungen, beispielsweise kognitive Störungen, müssen gesondert beurteilt werden.

Die Anfallssituation wird in Bezug zu Beruf, Tätigkeiten und Arbeitskontext gesetzt

Die DGUV 250-001 ist die Grundlage zur Feststellung der beruflichen Einsetzbarkeit

Die arbeits- und tätigkeitbezogenen Kontexte sind im Einzelfall zu beurteilen

3.1.1 Komponenten der Anfälle

Für die Einschätzung einer möglichen arbeitsmedizinisch relevanten Gefährdung spielen folgende Komponenten eine Rolle:

- Anfallsablauf und Gefährdungskategorie
- Schutz- und Risikofaktoren
- Anfallshäufigkeit

Die beobachtbaren Merkmale von Anfällen werden in 5 Gefährdungskategorien eingeteilt

Die beobachtbaren Merkmale im Ablauf von Anfällen (Bewusstsein, Haltungskontrolle, Willkürmotorik und Handlungsfähigkeit) werden in 5 Gefährdungskategorien eingeteilt, zusammenfassend dargestellt in ▶ Tab. 3.1-A. Liegen bei einer Person mehrere Anfallsformen vor, wird für die Beurteilung die schwerwiegendere zugrunde gelegt.

Tab. 3.1-A: Gefährdungskategorien (nach AAMED-GUV 2019)

Kategorie	Merkmale	Beispiele
0	• erhalten ist Bewusstsein, Bewegungs- und Handlungsfähigkeit und Haltungskontrolle • es kommt nicht zu einer stärkeren Anfallsform	z. B. bewusst erlebte Anfälle (»Vorgefühle«), vollständige Reagibilität im Anfall
A	• gestört ist Handlungsfähigkeit • erhalten ist Bewusstsein und Haltungskontrolle	z. B. Störung der Willkürmotorik, Anfälle mit Zuckungen wie Myoklonien, mit Versteifen oder Erschlaffen von Muskelgruppen
B	• gestört sind Bewusstsein und Handlungsfähigkeit • erhalten ist Haltungskontrolle	z. B. (symptomarme) nicht bewusst erlebte Anfälle ohne Sturz und ohne komplexe Handlungen, i. d. R. schnelle Reorientierung
C	• gestört ist Haltungskontrolle • erhalten, teilweise erhalten oder gestört sind Handlungsfähigkeit und Bewusstsein	alle Anfallsformen mit Sturz, z. B. tonisch-klonischer Anfall, Muskelzuckungen beinbetont und Sturz
D	• gestört sind Bewusstsein und Handlungsfähigkeit • nicht situationsadäquate komplexe Handlungen im oder nach dem Anfall • erhalten oder gestört ist Haltungskontrolle	z. B. nicht bewusst erlebte Anfälle mit Aufnehmen oder Fortführen von Tätigkeiten, die nicht zur Situation passen und/oder nicht kontrolliert werden können: umherlaufen, Ortswechsel o. ä.

Schutzfaktoren

Faktoren, die im Anfallsfall schützend wirken können, sollten genau recherchiert werden

Schutzfaktoren können mit Art und Auftreten der Anfälle verbunden sein wie:

- Der Anfall wird bewusst erlebt (»Vorgefühl«, »Aura«), bevor es zu Störung von Bewusstsein, Handlungsfähigkeit und/oder Haltungskontrolle kommt. Es gibt die Möglichkeit Schutzmaßnahmen zu ergreifen, beispielsweise sich hinsetzen, hinlegen, zurückziehen, Geräte aus der Hand legen, Hilfe herbeiholen. Voraussetzung ist, dass die Handlungsfähigkeit immer gegeben ist, die Zeit ausreichend lang ist und Schutzmaßnahmen möglich sind.
- Anfälle treten mit einer durchgehend festen tageszeitlichen Bindung auf, z. B. im Schlaf oder in der ersten Stunde nach dem Aufwachen.

- Die auftretenden Anfälle zählen zu der Ausnahmeregelung der Begutachtungsleitlinien zur Fahreignung (▶ Kap. 5).
- Es gibt sicher vorhersehbare und vermeidbare unmittelbare Auslöser für Anfälle – und die Person ist in der Lage, Schutzmaßnahmen zu ergreifen, wie das Tragen einer polarisierenden Sonnenbrille bei einer nachgewiesenen Fotosensibilität.

Risikofaktoren

Risikofaktoren können sein:

Bei Risikofaktoren stellt sich die Frage, ob und wie diese zuverlässig vermieden werden können

- Schlafmangel oder eine Verschiebung des Schlaf-Wach-Rhythmus als anfallsfördernder Faktor. Dies ist bei 90 % der Personen mit genetisch generalisierter Epilepsie der Fall (Holtkamp et al. 2023). Schichtformen, die mit einem entsprechenden Risiko verbunden sind, wie Schichtdienste mit Nachtschichten oder Bereitschaftsdienste sollten ausgeschlossen werden.
- Bei fokalen Epilepsien kann im Einzelfall anders beurteilt werden, vorausgesetzt aus dem Behandlungsverlauf geht hervor, dass ein Schlafdefizit bisher nicht zu einem Anfall geführt hat (AAMED-GUV 2019).
- Eine verlängerte Reorientierungsphase nach den Anfällen oder ein hohes Ruhebedürfnis, das die beruflichen Tätigkeiten über einen längeren Zeitraum unterbricht

Anfallshäufigkeit

Die Anfallshäufigkeit ist eine weitere Komponente zur Beurteilung einer möglichen Gefährdung an Ausbildungs- oder Arbeitsplatz. Dazu werden die Begutachtungsleitlinien zur Fahreignung, also die verkehrsmedizinische Risikobeurteilung und die damit verbundenen anfallsfreien Beobachtungszeiten, übernommen. Ausdifferenzierungen erfolgen bei noch auftretenden Anfällen sowie durch eine zweistufige mittelfristige Anfallsfreiheit (Coban und Specht 2021), ▶ Tab. 3.1-B.

Die anfallsfreien Beobachtungszeiten richten sich nach den Begutachtungsleitlinien zur Fahreignung

Anfalls- und Behandlungssituation		Beurteilung nach
Langfristige Anfallsfreiheit	≥ 5 Jahre *ohne* ASM	Fahreignung Gruppe 2 (Stand 06/2024)
Mittelfristige Anfallsfreiheit	≥ 2 Jahre mit ASM (*oder* > 1 Jahr nach Epilepsiechirurgie)	Gefahr von Verletzungen mit bleibenden Schäden
	≥ 1 Jahr mit ASM	Fahreignung Gruppe 1 (Stand 06/2024)
	≥ 3 Jahre Anfälle *ausschließlich* aus dem Schlaf	

Tab. 3.1-B: Beobachtungszeiten

Tab. 3.1-B: Beobachtungszeiten – Fortsetzung	Anfalls- und Behandlungssituation		Beurteilung nach
		≥ 3 Jahre Anfälle *ausschließlich* unmittelbar nach dem Aufwachen	
		≥ 1 Jahr Anfälle Gefährdungskategorie 0	
	Keine Anfallsfreiheit	1–2 Anfälle/Jahr	Einzelfallbeurteilung:
		≥ 3 Anfälle/Jahr	• keine Bedenken • in der Mehrzahl der Arbeitsplätze • in besonderen Fällen

<small>Bei einem besonderen Gefährdungsprofil soll eine zweijährige Anfallsfreiheit beachtet werden</small>

Eine zweijährige Anfallsfreiheit wurde aus den bis zum Jahr 2009 geltenden Fahreignungsregelungen beibehalten, um im Bereich der mittelfristigen Anfallsfreiheit ein besonderes Risikoprofil abbilden zu können. Dies betrifft beispielsweise:

- Eine besonders hohe Fremdgefährdung in der Kinderkrankenpflege, bei verschiedenen pflegerischen Spezialisierungen wie Onkologie und Anästhesie, in der Geburtshilfe oder Kontextfaktoren wie bei Alleinarbeit in der Haus- und Familienpflege
- Berufe mit Absturzgefahr (Tätigkeiten bis drei Meter über festem Boden ohne Absturzsicherung)
- Die Nutzung von ungesicherten Maschinen mit sich schnell drehenden und scharfen Teilen ohne die Möglichkeit eines Sofortstopps. Hier ist häufig eine arbeitsplatzbezogene Einzelfallbeurteilung hinsichtlich des Risikos für bleibende Gesundheitsschäden notwendig (Coban und Specht 2021; Thorbecke et al. 2017; Lawn et al. 2004)

3.1.2 Komponenten Ausbildungs-/Arbeitsplatz

Die anfallsbezogenen Merkmale werden den berufs-, arbeitsplatz- und tätigkeitsbezogenen Kriterien und Kontextfaktoren gegenübergestellt und nach folgenden Kategorien beurteilt:

- Eigengefährdung
- Fremdgefährdung
- Ökonomische Risiken für die Betriebe, Unternehmen oder Dienststellen

Erhöhte Eigengefährdung

<small>Eigengefährdung betrifft oft handwerkliche und industrielle Berufe</small>

Erhöhte Eigengefährdung bedeutet, dass arbeitsplatz- oder tätigkeitsbezogene Kontextfaktoren den Anfallsablauf risikoreicher machen. Eigengefährdung betrifft oft handwerkliche und industrielle Berufe. Ein Anfall am

Arbeitsplatz ist mit einem höheren Risiko an Verletzungen verbunden als an einem anderen Ort, z. B. im häuslichen Umfeld oder beim Einkaufen.

Typischerweise betrifft dies den Umgang mit Elektrizität, mit chemischen oder infektiösen Stoffen, mit ungeschützten, sich schnell bewegenden, offenliegenden und scharfen Maschinenteilen, Arbeiten mit Absturzgefahr oder Alleinarbeit (Arbeiten ohne andere Personen in Sicht- und Rufweite).

Erhöhte Fremdgefährdung

Tätigkeiten mit erhöhter Fremdgefährdung sind in der Regel mit Pflege, Behandlung, Aufsicht und Betreuung verbunden. Ausschlaggebend sind die Kompetenzen und Einschränkungen und das Ausmaß der Hilfs- und Pflegebedürftigkeit der zu betreuenden Personen. Bei Dienstleistungen kann ebenfalls Fremdgefährdung gegeben sein, wie im Fallbeispiel dargestellt.

Erhöhte Fremdgefährdung kann im Umgang mit anderen Menschen entstehen

Ökonomische Risiken

Ökonomische Risiken können mit den Auswirkungen einer o. g. Gefährdung verbunden sein, beispielsweise durch die Verletzung einer Kundin durch den Anfall der Friseurin und Verlust von Kundschaft oder Schadensersatzansprüchen. Sie können aber ebenso eine direkte Auswirkung einer anfallsbezogenen Fehlhandlung sein, wie bei Fehlprogrammierungen einer CNC-Steuerung.

Durch anfallsbezogene Fehlhandlungen können finanzielle Verluste für ein Unternehmen entstehen

In allen Fällen geht es zunächst um konkret arbeitsplatzbezogene Änderungen, um das allgemeine Risiko (wieder)herzustellen, unter anderem durch technische, organisatorische oder persönliche Schutzmaßnahmen. Eine Ausbildung oder berufliche Tätigkeit sollte nicht an Arbeiten mit erhöhter Unfallgefährdung scheitern, die für das Berufsbild nicht wesentlich sind und gegebenenfalls im Rahmen der Ausbildung gefordert werden, bei der späteren Berufstätigkeit aber nicht mehr zwingend notwendig sind (AAMED-GUV 2019).

> **Praxistipps**
>
> - Eine genaue Anfallsbeschreibung einholen, gegebenenfalls Fremdanamnese von Angehörigen, Bezugspersonen oder Handyvideos von Anfällen.
> - Genaue Informationen zum Tätigkeitsprofil und zum Ausbildungs-/Arbeitsplatzkontext erfragen, gegebenenfalls mit Fotos oder Videos darstellen lassen, wenn kein Arbeitsplatzbesuch möglich ist.
> - Je spezifischer die Fragestellung, desto mehr Personen und Dienste aus Behandlung, Beratung und Arbeitsplatz sollten beteiligt werden, insbesondere die Fachkraft für Arbeitssicherheit und betriebsmedizinische Dienste.

- Die Beurteilung arbeitsmedizinisch relevanter Gefährdungen spiegelt die Situation zu einem Zeitpunkt wider und sollte überprüft werden, sobald sich die Anfallssituation oder die Arbeitsplatzzusammenhänge ändern.

3.2 Ausbildung

Die Veränderungen am Arbeitsmarkt erfordern nicht nur mehr Fachkräfte, sondern zunächst mehr Fort- und Weiterbildung, um passende Kompetenzen erwerben zu können. Damit sollte schon bei Ausbildung und Ausbildungsplanung begonnen werden, ganz besonders bei jungen Menschen mit einer chronischen Erkrankung oder Behinderung. Das differenzierte System von Berufsvorbereitung und Ausbildungsmöglichkeiten lässt sich gut nutzen, um Schritt für Schritt und angepasst an den Behandlungsverlauf eine berufliche Eingliederung zu erreichen.

Fallbeispiel

Olaf, 22 Jahre alt, befand sich in stationärer Behandlung auf der Station für junge Erwachsene mit einer Epilepsie zur Diagnostik und medikamentösen Optimierung. Diagnostiziert war eine am ehesten genetisch generalisierte Epilepsie seit dem Alter von 14 Jahren, mit generalisiert tonisch-klonischen Anfällen, früher Absencen sowie fraglichen Myoklonien. Zum Zeitpunkt der stationären Aufnahme traten tonisch-klonische Anfälle etwa ein- bis zweimal im Monat auf.

Olaf beschrieb seine schulische Biografie und Ausbildung folgendermaßen: Er habe den Hauptschulabschluss erreicht und im Anschluss versucht, auf einem Berufskolleg mit Schwerpunkt Holztechnik den Realschulabschluss und Grundkenntnisse für die gewünschte Ausbildung zum Tischler zu erwerben. Aufgrund der Anfallssituation sei es zu Fehlzeiten sowie zu Einschränkungen bei der Ausübung der praktischen Tätigkeiten gekommen. So habe er die Schule abbrechen müssen und weder einen höheren Schulabschluss erreicht noch eine Ausbildung aufnehmen können. Olaf beschrieb, dass er in der Schule ausgegrenzt und oft gehänselt worden sei, auch habe er manche ihm auferlegte Einschränkung als übertrieben angesehen, z. B. habe er nicht einmal mit der Hand hobeln dürfen. Unterstützung seitens der Lehrkräfte habe er wenig erlebt. Bei Anfällen sei immer ein Notarzt gerufen worden und er habe ins Krankenhaus mitfahren müssen, dort sei er dann von der Familie abgeholt worden. Im Nachhinein denke er, das sei alles Unsicherheit im Umgang mit ihm und seiner Erkrankung gewesen, aber es sei nie thematisiert worden.

Er habe sich bei der Agentur für Arbeit arbeits- und ausbildungsplatzsuchend gemeldet und weiter bei seinen Eltern und den jüngeren Geschwistern gewohnt.

Zu ausbildungsvorbereitenden oder berufseingliedernden Maßnahmen sei es nicht gekommen, immer habe er etwas nicht machen dürfen. Allerdings sei er öfter arbeitsunfähig gewesen, zwischendurch habe er die Medikamente nicht regelmäßig eingenommen und viele Anfälle bekommen, dann seien die Medikamente umgestellt worden und er habe Nebenwirkungen bekommen. Insgesamt habe er sich immer weiter zurückgezogen und außer zu seiner Familie kaum soziale Kontakte gepflegt. Die Tage habe er vorwiegend zu Hause am PC, mit Spielekonsole und Fernseher verbracht, sich wenig bewegt und deutlich an Gewicht zugenommen. Schließlich habe er zum medizinischen Dienst der Agentur für Arbeit gehen müssen und dann sei ihm gesagt worden, man könne nichts mehr für ihn tun und er solle Erwerbsminderungsrente beantragen.

Während des stationären Aufenthaltes wurde die große Verunsicherung von Olaf deutlich, er hatte keine Ideen zu beruflichen Perspektiven und wagte kaum, berufliche Vorlieben und Wünsche zu äußern. Zusätzlich waren in Bezug auf den eigenverantwortlichen Umgang mit der Epilepsie Interventionen notwendig. So wurde die Behandlung durch psychotherapeutische Gespräche, Gruppen-Ergotherapie, Epilepsie-Schulung und Soziale Beratung ergänzt.

An einer im Grunde genommenen ausreichenden psychisch-physischen Belastbarkeit für eine Ausbildung bestanden kein Zweifel, allerdings wurde aufgrund der Selbstunsicherheit, der noch schwankenden Krankheitsbewältigung und dem Schulungsbedarf sowie der weiteren notwendigen engen medizinischen Behandlung zunächst eine berufsvorbereitende Bildungsmaßnahme (BvB) in einem Berufsbildungswerk (BBW) mit expliziter Epilepsie-Kompetenz empfohlen. Ziel sollte der Einblick in verschiedene Arbeitsbereiche sein, um darauf aufbauend ein geeignetes Ausbildungsziel entwickeln zu können, außerdem sollte Olaf sicherer im Umgang mit sich und der sozialen Umwelt werden. Zudem musste die geänderte medikamentöse Behandlung etabliert und eine kontinuierliche Behandlung sichergestellt sein.

Olaf nahm eine BvB im BBW Bethel wahr und entdeckte sein Interesse für den vielfältigen Berufsbereich des Garten- und Landschaftsbau. Er begann im Anschluss eine Ausbildung zum Garten- und Landschaftsbauer im BBW und schloss diese nach dreieinhalb Jahren mit dem Gesellenbrief und mit sehr guten Noten ab. Während der BvB und der Ausbildung wohnte er zunächst im Internat des BBW mit enger pädagogischer Betreuung und wechselte im letzten Ausbildungsjahr in eine Außenwohngruppe mit geringerer Betreuungsdichte. Mit großen Schritten entwickelte er sich in Richtung eines selbständigen und eigenverantwortlichen Lebens. Erfreulicherweise konnte Anfallsfreiheit erreicht werden und er fand einen Arbeitsplatz in seiner Herkunftsregion.

> **Gut zu wissen**
>
> Am 07.07.2023 hat der Bundesrat dem neuen »Gesetz zur Stärkung der Aus- und Weiterbildungsförderung« zugestimmt, dem sogenannten »Weiterbildungsgesetz«. Es soll eine Vereinfachung der Weiterbildungsförderung gewährleisten, hat aber auch Leistungen beim Übergang von Schule und Beruf sowie eine Ausbildungsgarantie im Blickfeld.
>
> Es gibt eine Reihe von Jugendlichen und jungen Erwachsenen, die gerne eine Ausbildung beginnen würden, jedoch aus unterschiedlichen Gründen ohne Ausbildungsvertrag bleiben. So waren im Jahr 2022 immerhin 1,38 Millionen Menschen zwischen 20 und 30 Jahren ohne Berufsabschluss (BMAS 2022). In anderen Regionen wiederum bleiben Ausbildungsstellen unbesetzt. Verbesserungen und Neuerungen beziehen sich deshalb auf Berufsorientierung und Praktika oder auf einen Mobilitätszuschuss, um eine Ausbildungsaufnahme außerhalb der Herkunftsregion zu fördern (BMJ-BGBl Nr. 191).
>
> Die Ausbildungsgarantie soll unabhängig von Herkunft, Geschlecht, Beeinträchtigung und anderen individuellen Merkmalen und Lebensumständen zu mehr Berufsausbildungen führen. Dafür werden Unterstützungsangebote verbessert und geschaffen. Falls keine betriebliche Ausbildung aufgenommen werden kann, gegebenenfalls weil in der Region keine ausreichenden Angebote vorhanden sind, kann eine außerbetriebliche Berufsausbildung begonnen werden (BMAS 2022).
>
> Die Änderungen im Weiterbildungsgesetz zur außerbetrieblichen Ausbildung traten zum 01.08.2024 in Kraft, die Förderung von Berufsorientierungspraktika und der Mobilitätszuschuss zum 01.04.2024.
>
> Diese verstärken das bisher schon differenzierte System der beruflichen Eingliederung und verbessern – so die Erwartung – den Zugang zu einer Ausbildung für junge Menschen mit einer Beeinträchtigung. Dazu müssen bei den jeweiligen Erkrankungen spezifische Komponenten wie die bereits beschriebene Gefährdungsbeurteilung bei Epilepsien und epileptischen Anfällen genutzt werden. Steht die Epilepsie im Vordergrund, ist ein Setting sinnvoll, in dem informiert mit der Erkrankung und der individuellen Ausprägung umgegangen werden kann. Pauschalisierte »Verbote« und eine Eingrenzung auf »Büroberufe« sind ebenso zu vermeiden wie zu große Sorglosigkeit.

3.2.1 Überblick zur Ausbildungsplanung

Um eine individuell möglichst passgenaue berufliche Eingliederung zu erreichen, sollten verschiedene Aspekte beachtet werden:

- Interessen der Jugendlichen und jungen Erwachsenen erfragen
- Behandlungs- und Berufsprognose, wenn Anfallsfreiheit nicht oder nicht stabil erreicht werden kann

- Kognitive Ressourcen, emotionale und Persönlichkeitsentwicklung, soziale Kompetenzen und physische wie psychische Belastbarkeit klären
- Berufseignung auf der Basis der DGUV-250-00 beurteilen
- Spätere Vermittelbarkeit und Möglichkeiten im Berufsbild einschätzen

Im Folgenden (▶ Abb. 1) ein Überblick über bestehende Möglichkeiten und Maßnahmen auf verschiedenen Qualifizierungs- und Entwicklungsebenen, die miteinander kombiniert werden können. Diese können durch regionale und bundeslandspezifische Besonderheiten und (Modell-)Projekte ergänzt werden.

Verschiedene Ebenen und Angebote zur Qualifizierung können miteinander kombiniert werden

3.2.2 Schulische Möglichkeiten

Bereits in den allgemeinbildenden Schulen finden Elemente einer beruflichen Orientierung, die berufsorientierenden Maßnahmen (BOM), in unterschiedlichem Umfang und Intensität (§ 48 SGB III) (SGB 2023, BA-BOM 2018) statt:

Berufsorientierung kann bereits in allgemeinbildenden Schulen einsetzen

- Berufsorientierungs-Unterricht durch Lehrkräfte mit Materialien der Bundesagentur für Arbeit
- Beratungs- und Informationsangebote der Berufsberatung der regionalen Agentur für Arbeit, teils direkt an den Schulen, teils im Berufsinformationszentrum (BiZ)
- Öffentliche Veranstaltungen und Ausbildungs-Messen
- Schulpraktika und – mit dem Weiterbildungsgesetz – Berufsorientierungspraktika (§ 48a SGB III)

Auch eine Berufseinstiegsbegleitung (BerEb) (§ 49 SGB III) (SGB III 2023), um eine Haupt-, Mittel- oder Förderschule abzuschließen und danach eine Ausbildung aufzunehmen, kann eine sehr sinnvolle Unterstützung sein.

Eine Berufseinstiegsbegleitung beginnt im Schuljahr vor der Abschlussklasse und unterstützt dabei:

Eine Berufseinstiegsbegleitung ist ein schulisches Angebot, steht aber nicht überall zur Verfügung

- den Schulabschluss zu bewältigen und gegebenenfalls persönliche Probleme zu lösen,
- die Interessen und Neigungen zu klären sowie
- einen Ausbildungsplatz zu suchen und in den ersten sechs Monaten der Ausbildung.

Die Berufseinstiegsbegleitung wird von den Schulen angeboten, ist allerdings kein Regelangebot. Wenn seitens der Schule keine Berufseinstiegsbegleitung angeboten wird oder nicht im erforderlichen Ausmaß vorgehalten werden kann, müssen Alternativen überlegt werden.

Etablierte Angebote zur schulischen Berufsvorbereitung stehen in allen Bundesländern zur Verfügung, solange die allgemeine Schulpflicht noch nicht erfüllt ist. Die Regelung obliegt den Bundesländern, sodass sich

BVJ-BGJ: Einjähriges handlungsorientiertes Lernen mit betrieblichen Praktika

Abb. 1: Berufliche Qualifizierung (aktualisiert nach Coban und Specht 2021)

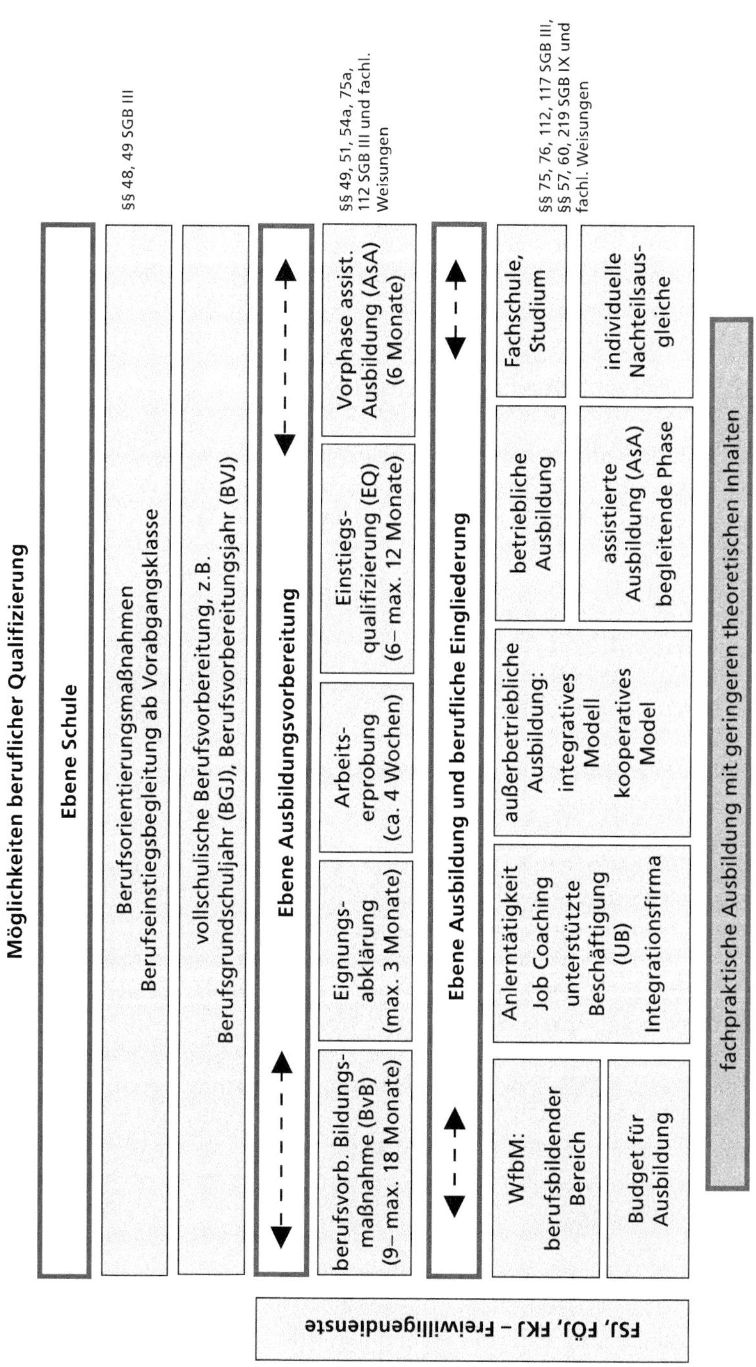

Möglichkeiten beruflicher Qualifizierung

Ebene Schule

- Berufsorientierungsmaßnahmen
- Berufseinstiegsbegleitung ab Vorabgangsklasse
- vollschulische Berufsvorbereitung, z.B. Berufsgrundschuljahr (BGJ), Berufsvorbereitungsjahr (BVJ)

§§ 48, 49 SGB III

Ebene Ausbildungsvorbereitung

- berufsvorb. Bildungsmaßnahme (BvB) (9– max. 18 Monate)
- Eignungsabklärung (max. 3 Monate)
- Arbeitserprobung (ca. 4 Wochen)
- Einstiegsqualifizierung (EQ) (6– max. 12 Monate)
- Vorphase assist. Ausbildung (AsA) (6 Monate)

§§ 49, 51, 54a, 75a, 112 SGB III und fachl. Weisungen

Ebene Ausbildung und berufliche Eingliederung

- WfbM: berufsbildender Bereich
- Budget für Ausbildung
- Anlerntätigkeit
- Job Coaching
- unterstützte Beschäftigung (UB)
- Integrationsfirma
- außerbetriebliche Ausbildung: integratives Modell, kooperatives Model
- betriebliche Ausbildung
- assistierte Ausbildung (AsA) begleitende Phase
- Fachschule, Studium
- individuelle Nachteilsausgleiche

§§ 75, 76, 112, 117 SGB III, §§ 57, 60, 219 SGB IX und fachl. Weisungen

fachpraktische Ausbildung mit geringeren theoretischen Inhalten

FSJ, FÖJ, FKJ – Freiwilligendienste

regionale Unterschiede ergeben, z. B. in den Bezeichnungen: Berufsvorbereitungsjahr (BVJ), Berufsorientierungsjahr (BOJ), Berufsgrundschuljahr oder Berufsgrundbildungsjahr (BGJ).

Inhaltlich geht es zusammenfassend um ein einjähriges handlungsorientiertes Lernen in Berufs(fach)-Schulen in Kombination mit betrieblichen Praktika in kooperierenden Betrieben und – wenn erforderlich – pädagogischer Begleitung. Es werden praktische und theoretische Grundqualifikationen erworben und damit die Chancen auf einen Ausbildungsplatz verbessert.

Aus verschiedenen Gründen können schulische Möglichkeiten zur Berufsvorbereitung sinnvoll sein, bevor konkrete Ausbildungsschritte eingeleitet werden. Dies kann vor allem der Fall sein, wenn:

- die Behandlung und die gesundheitliche und persönliche Stabilisierung im Vordergrund stehen
- die berufliche Perspektive noch nicht geklärt ist oder werden kann
- die allgemeine Schulpflicht noch nicht erfüllt ist

Praxistipps

- Aktiv in der Schule nach schulischen Angeboten fragen
- Informationen zu BVJ, BGJ oder vergleichbaren Angeboten auf regionaler Ebene können in der Schule oder im BIZ, Agentur für Arbeit eingeholt werden.
- Auf den Webseiten der örtlichen Berufsschulen findet man Informationen, welche Tätigkeitsbereiche angeboten werden und wie die Anmeldung erfolgen soll.

3.2.3 Ausbildungsvorbereitung

Ausbildungs- und berufsvorbereitende oder -eingliedernde Maßnahmen sollen Jugendliche und junge Erwachsene absolvieren, die aus verschiedenen – besonders gesundheitlichen – Gründen noch keine Ausbildung antreten oder berufliche Perspektiven entwickeln können.

Vorgestellt werden hier:

- Berufsvorbereitende Bildungsmaßnahme (BvB)
- Arbeitserprobung und Abklären der beruflichen Eignung
- Einstiegsqualifizierung (EQ)
- Vorphase assistierte Ausbildung (AsA)

Berufsvorbereitende Bildungsmaßnahmen (BvB) (§ 51 SGB III)

Eine BvB soll auf eine berufliche Eingliederung vorbereiten und verknüpft allgemeinbildende und fachspezifische schulische Inhalte mit betrieblichen

Eine BvB verknüpft nach der Schulpflicht Schule und betriebliche Praktika

Praktika. Die Vollzeitschulpflicht muss bereits erfüllt, aber aus persönlichen Gründen noch keine Ausbildung oder berufliche Tätigkeit möglich sein. Weiterhin muss Förderung notwendig sein, um die persönliche Handlungsfähigkeit und Leistungsstabilität zu stärken und dadurch die Ausbildungs- und Arbeitsmarktchancen zu erhöhen. Ein Schulabschluss kann nachträglich erworben werden.

BvB-pro stellt praktisches Lernen und sozialpädagogische Unterstützung in den Vordergrund

Eine BvB-pro ist eine BvB mit produktionsorientierten, also einem sehr praxisorientierten Ansatz für junge Erwachsene mit besonderen Hindernissen, z. B. einer erheblichen Schulmüdigkeit, die mehr sozialpädagogische Unterstützung benötigen.

Eine BvB kann zwischen zehn Monaten und 18 Monaten dauern. Eine Zeitdauer von über zwölf Monaten ist für junge Menschen mit Behinderung vorgesehen, deren Ziel keine Ausbildung ist, sondern direkt eine Arbeitstätigkeit (SGB III 2023, BA-BvB 2020).

Eine BvB ist explizit für junge Menschen mit einer Beeinträchtigung oder Behinderung vorgesehen und oft eine gute Möglichkeit, sich zu erproben und eine gesundheitliche und persönliche Stabilisierung zu erreichen.

Arbeitserprobung und Abklären der beruflichen Eignung (§ 49 SGB IX)

Eignungsabklärung (früher Berufsfindung) und Arbeitserprobung sind Leistungen zur Teilhabe am Arbeitsleben unabhängig von Alter und beruflicher Situation, wenn dies aus gesundheitlichen Gründen erforderlich ist, um die weitere berufliche Perspektive zu planen.

Die Kosten übernimmt der entsprechende Leistungsträger der beruflichen Rehabilitation, bei Jugendlichen und jungen Erwachsenen in der Regel die Agentur für Arbeit. Ansonsten kommen unter bestimmten Voraussetzungen die Deutsche Rentenversicherung (DRV), die Unfallversicherung bei Folgen von Arbeitsunfällen oder andere Kostenträger in Frage, ▶ Tab. 3.2.

Die Maßnahmen selbst finden in beruflichen Rehabilitationseinrichtungen statt, beispielsweise in Berufsbildungswerken (BBW) oder Berufsförderwerken (BfW).

Eine Eignungsabklärung ermöglicht eine Erprobung in mehreren Berufsfeldern in maximal 60 Tagen

- Mit der Eignungsabklärung sollen ein geeignetes Berufsfeld und das dafür erforderliche Leistungsvermögen sowie die Auswirkungen der Erkrankung auf eine mögliche Ausbildung und spätere berufliche Tätigkeit erprobt und geklärt werden. In der Regel können mehrere Berufsfelder in maximal 60 Tagen erprobt werden.

In einer Arbeitserprobung geht es um die Anforderungen in einem bestimmten Beruf

- Bei einer Arbeitserprobung (vier Wochen) geht es um einen bestimmten Beruf oder Tätigkeit und noch bestehenden Fragen, z. B. ob die Person den Anforderungen gerecht werden kann, ob ein ganzer Arbeitstag durchgehalten werden kann, oder – bei einer Epilepsie – welche arbeitsmedizinisch relevanten Einschränkungen vorhanden sind und wie diese ausgeglichen werden können.

Einstiegsqualifizierung (EQ) (§ 54a SGB III)

Das EQ ist ein betriebliches Langzeitpraktikum an einer Arbeitsstelle, mit Besuch einer Berufsschule, für sechs bis zwölf Monate. Mit dem Praktikumsvertrag ist eine monatliche Vergütung verbunden und es besteht Sozialversicherungspflicht. Die Betriebe erhalten Zuschüsse, unter anderem zur Praktikumsvergütung, darüber soll nicht zuletzt auch die Ausbildungsbereitschaft der Betriebe gefördert werden.

EQ bedeutet ein betriebliches Langzeitpraktikum an einer Arbeitsstelle für sechs bis zwölf Monate

In der EQ können Fähigkeiten erprobt, berufliche Grundkenntnisse erlernt und die Entscheidung für eine berufliche Richtung überprüft werden. Seitens des Betriebs wiederum können die potenziellen Auszubildenden besser eingeschätzt werden. Durch den Besuch der Berufsschule kann das EQ auf eine mögliche nachfolgende Ausbildung anerkannt und die Ausbildungszeit entsprechend verkürzt werden.

Zielgruppe sind bei der Agentur für Arbeit gemeldete junge Erwachsene, die ihre Schulpflicht erfüllt und Interesse an einer Ausbildung haben, aber aufgrund von gesundheitlichen oder sozialen Vermittlungshemmnissen noch keine gefunden haben – oder aber im angestrebten Ausbildungsberuf aufgrund fehlender Angebote noch nicht vermittelt werden konnten (SGB IX 2023, BA-EQ 2021).

Vorphase Assistierte Ausbildung (AsA) (§ 75a SGB III)

Bei der assistierten Ausbildung handelt es sich um eine betriebliche Ausbildung mit Unterstützung. Ein Teil der Assistenz kann bereits vor der Ausbildung beginnen. Dies vor allem dann, wenn Jugendliche oder junge Erwachsene bei der Suche nach einer betrieblichen Ausbildung Unterstützung benötigen, in Bewerbungssituationen sicherer werden wollen und vielleicht zunächst mit vorbereitenden Kursen (z. B. Sprachkursen) die Chance auf eine Ausbildung verbessern müssen. Deutschkenntnisse und Leistungen in der Schule müssen so gut sein, dass eine Ausbildung voraussichtlich bewältigt werden kann.

Eine Assistierte Ausbildung (AsA) unterteilt sich in Vorphase und begleitende Phase

Die Vorphase kann bis zu sechs Monaten dauern, allerdings noch zwei Monate fortgesetzt werden.

Voraussetzung ist, dass die Schule abgeschlossen wurde und die Person eine Berufsausbildung in einem Betrieb machen möchte, aber selbst keine Ausbildungsstelle gefunden hat.

> **Praxistipps**
>
> - Bei der für den Wohnort zuständigen Agentur für Arbeit ausbildungssuchend melden
> - Die Mitarbeitenden der Reha-Träger können nicht auf alle Erkrankungen spezialisiert sein, daher Vermittlungshemmnisse und Gefährdungsfaktoren durch die Anfälle sachlich und klar benennen und erklären, z. B. den Ausschluss einiger Tätigkeiten.

> Medizinische Reha kann die erkrankungsbezogene Belastungsfähigkeit klären
>
> - Eine ärztliche Bescheinigung zur (guten) Behandlungsprognose und gegebenenfalls Informationen aus der ärztlichen Behandlungssituation für den medizinischen Dienst der AfA bereitlegen
> - Eine epilepsiebezogene medizinische Rehabilitation vor Ausbildungsaufnahme kann Fragen zur Eignung und Kompensationsmöglichkeiten klären.

3.2.4 Qualifizierungsmöglichkeiten und -orte

Das Ausbildungssystem ist so differenziert ausgebaut, dass eine individuelle Gestaltung auf verschiedenen Ausbildungsniveaus möglich ist. Durch das Weiterbildungsgesetz werden vorhandene Unterstützungsangebote der Berufsorientierung und -vermittlung verbessert und ausgebaut. Der Ausbildungsgarantie kommt ein besonderer Stellenwert zu. Dies bedeutet jedoch keine Berufswunschgarantie und es besteht auch kein Rechtsanspruch, aber die Forderung, dass jeder junge Mensch, unabhängig von persönlichen, kulturellen und gesundheitlichen Variablen ein Recht auf eine Ausbildung hat, wird in den Vordergrund gestellt. Explizit werden außerbetriebliche Ausbildungen (§ 76 SGB III) (siehe unten) als Alternative genannt, wenn andere Möglichkeiten (noch) nicht zur Verfügung stehen und Vermittlungsversuche erfolglos geblieben sind.

Deutlich herausgestellt wird die primäre Verantwortung der Wirtschaft für die Ausbildung des Fachkräftenachwuchses (BMJ-BGBl Nr. 146 2023).

Nicht immer sind Hilfen bei der beruflichen Eingliederung notwendig, teils nur vorübergehend

Nicht immer sind besondere Hilfen bei der beruflichen Eingliederung, bei betrieblicher, schulischer Ausbildung und Studium erforderlich oder sie sind nur vorübergehend notwendig.

Gesundheitliche und persönliche Faktoren sollten im Vorfeld der Ausbildungsplanung realistisch berücksichtigt werden, um eine frustrane Suche nach geeigneten Eingliederungsmöglichkeiten oder Ausbildungsabbrüche zu vermeiden.

Der erste Schritt ist, sich darüber zu informieren, welche arbeitsmedizinisch relevanten Gefährdungen in welchen Berufen und Tätigkeiten berücksichtigt werden müssen.

Im nächsten sind geeignete Ausbildungsorte und Unterstützungsmöglichkeiten zu überlegen. Folgende Ausführungen stellen einen Überblick dar.

Berufsbildender Bereich einer Werkstatt für behinderte Menschen (WfbM)

Der Berufsbildende Bereich einer WfbM ist eine Trainingsphase für bis zu zwei Jahre

WfbM sind etablierte Einrichtungen zur beruflichen Teilhabe für Menschen, die nicht oder noch nicht auf dem allgemeinen Ausbildungs- oder Arbeitsmarkt tätig sein können.

Ziel ist eine angemessene berufliche Bildung, die Leistungs- oder Erwerbsfähigkeit (wieder) zu entwickeln, zu stabilisieren oder zu erhöhen und zu versuchen, einen Weg in den allgemeinen Arbeitsmarkt zu bahnen (§ 219

SGB IX). Um dies individualisiert verfolgen zu können, gibt es ein breites Angebot an Bildungs- und Arbeitsplätzen und die dafür notwendigen Fachkräfte zur Anleitung und Betreuung, sowie begleitende Dienste wie Sozialdienst, psychologischer Dienst und ärztlicher Dienst (BIH 2023).

Im Berufsbildungsbereich finden zudem Lehrgänge und Schulungen statt, um Leistungsfähigkeiten, Interessen und Entwicklungsmöglichkeiten bestmöglich zu fördern (§ 57 SGB IX). Eine Berufsbildungsmaßnahme dauert meist 24 Monate und wird bei Jugendlichen und jungen Erwachsenen in der Regel durch die Agentur für Arbeit (AfA) finanziert (SGB IX 2023, BIH-WfbM 2022).

Danach können, je nach qualitativer und quantitativer Belastbarkeit, weitere Schritte erfolgen – die Eingliederung in den Arbeitsbereich einer WfbM ist nicht der nächste logische Schritt, wie manche häufig annehmen.

> Nach der WfbM-Berufsbildung gibt es nicht nur den Übergang in den Arbeitsbereich

Budget für Ausbildung

Das Budget für Ausbildung ist eine vergleichsweise neue Leistung, die zu Beginn des Jahres 2020 als Alternative zur WfbM eingeführt wurde (§ 61a SGB IX). Durch das Budget soll jungen Menschen, für die erkrankungs- und behinderungsbedingt eine berufliche Teilhabe in einer WfbM vorgesehen ist – die also nicht mindestens drei Stunden pro Tag auf dem allgemeinen Arbeitsmarkt tätig sein können – doch eine betriebliche Ausbildung ermöglicht werden. Damit ist die Hoffnung auf einen besseren Übergang in den allgemeinen oder inklusiven Ausbildungs- und Arbeitsmarkt verbunden (SGB IX 2023).

> Das Budget für Ausbildung ist eine Alternative zur WfbM

Zuständiger Rehabilitationsträger ist in der Regel die Agentur für Arbeit, die bereits bei der Überlegung einbezogen werden sollte.

Allerdings erfordert die Vorbereitung eine hohe Eigeninitiative und Motivation:

- Ausbildungsplatz suchen und einen Vertrag über ein sozialversicherungspflichtiges Ausbildungsverhältnis (auch als fachpraktische Ausbildung mit weniger theoretischen Inhalten) abschließen
- Überlegen, wie die Unterstützung am Ausbildungsort aussehen sollte und von welcher fachlich geeigneten Person mit pädagogischer Qualifizierung diese geleistet werden kann (beispielsweise Personal des Arbeitgebenden, Bildungsträger, Jobcoach etc.)
- Überlegen, ob die Berufsschule am Ort geeignet ist und wenn nicht, wo der Berufsschulteil der Ausbildung stattfinden kann, z. B. in einem Berufsbildungswerk (BBW) oder einem anderen beruflichen Bildungsträger
- Angebote einholen, Bedarf prüfen, Budget bewilligen lassen und sich anmelden

> Das Budget für Arbeit muss gut vorbereitet werden, dazu ist Unterstützung notwendig

Mit dem Budget werden bis zum erfolgreichen Ausbildungsabschluss folgende Leistungen finanziert:

> Mit dem Budget wird eine intensive Begleitung ermöglicht, aber keine 1 : 1-Betreuung

- Ausbildungsvergütung inklusive Anteile zur Sozialversicherung
- Behinderungsbedingt erforderliche Anleitung und Begleitung am Ausbildungsplatz. Wenn in dem Betrieb mehrere Auszubildende das Budget für Ausbildung erhalten, können die Begleitungsleistungen gepoolt werden, also eine Person für mehrere Auszubildende zuständig sein
- Falls notwendig: behinderungsbedingt erforderliche Begleitung in der Berufsschule

Stellt sich heraus, dass es sich doch nicht um die geeignete Möglichkeit handelt, ist ein Wechsel in den Berufsbildungsbereich der WfbM jederzeit möglich.

Individuelle betriebliche Qualifizierung (InbeQ): Unterstützte Beschäftigung (UB) (§ 55 SGB IX)

Eine UB bedeutet: Erst platzieren, dann qualifizieren

Eine UB stützt sich konzeptionell auf das nordamerikanische »Supported Employment« und ist europaweit etabliert. Nach dem Motto »Erst platzieren, dann qualifizieren« geht es um die berufliche Qualifizierung direkt an einem sozialversicherungspflichtigen Arbeitsplatz – ohne konkreten Ausbildungsabschluss als Ziel.

Personenkreis einer UB sind Menschen im Grenzbereich einer geistigen Behinderung und einer Lernbehinderung sowie Menschen mit psychischen Verhaltensauffälligkeiten, für die der Abschluss einer Ausbildung – auch mit reduzierten theoretischen Anforderungen – nicht in Frage kommt (BA-UB 2021).

Zusätzliche Erkrankungen wie eine Epilepsie sind kein Ausschlussgrund.

Ein Ausbildungsabschluss ist nicht das Ziel, es geht um eine Anlerntätigkeit

Es geht um eine sehr inklusive und personenzentrierte Herangehensweise mit dem Ziel, eine dauerhafte und leistungsangemessene bezahlte Arbeit in Betrieben des allgemeinen Arbeitsmarkts zu finden – auch wenn perspektivisch keine sozialversicherungspflichtige Beschäftigung erreicht werden kann.

Eine UB umfasst eine Praktikums-, Qualifizierungs- und Arbeitsplatzakquise, die Qualifizierung im Betrieb mit Job Coaching am Arbeitsplatz und die möglichst langfristige Stabilisierung des Arbeitsverhältnisses. Die Dauer ist auf zwei bis maximal drei Jahre begrenzt (SGB IX 2023, BA-UB 2021, BAR 2020).

Die Anschlussperspektive kann durchaus ein sozialversicherungspflichtiges Arbeitsverhältnis mit Fördermittel nach dem Schwerbehindertenrecht sein.

Außerbetriebliche Berufsausbildung (§ 76 SGB III) (SGB III 2023, BA-BaE 2020)

Außerbetriebliche Ausbildungen finden bei einem Bildungsträger statt, z. B. einem BBW

Eine außerbetriebliche Berufsausbildung findet in einem anerkannten Ausbildungsberuf bei einem Bildungsträger statt, beispielsweise einem Berufsbildungswerk (BBW). Für die Finanzierung ist in der Regel die Agentur für Arbeit zuständig.

Eine außerbetriebliche Ausbildung kommt in Frage, wenn aufgrund einer chronischen Erkrankung oder anderen Beeinträchtigung keine betriebliche oder schulische Berufsausbildung möglich ist, auch nicht mit ausbildungsfördernden Leistungen.

Weitere Voraussetzungen sind:

- Die Schulpflicht ist beendet.
- Es wurde noch keine berufliche Erstausbildung abgeschlossen.
- Das Berufsziel wurde geklärt (beispielsweise durch eine BvB).

Ein Schulabschluss dagegen ist nicht erforderlich.

Für die Lebensbereiche Ausbildung, Schule und Wohnen stehen die entsprechenden Lehr- und Fachkräfte zur Verfügung, ergänzt durch begleitende Dienste wie Sozialdienst, psychologischer Dienst und medizinischer Dienst.

- Der praktische Ausbildungsteil wird in Werkstätten des Bildungsträgers absolviert, kombiniert mit Praktika in kooperierenden Unternehmen und Betrieben in unterschiedlicher Länge. In verzahnten Ausbildungen kann ein Großteil oder der ganze Praxisteil in einem oder mehreren Unternehmen erfolgen. Der praktische Ausbildungsteil kann überwiegend oder ausschließlich in Betrieben stattfinden.
- Die Theorie erfolgt in Berufsschulen, manchmal in Förderberufsschulen mit besonderer pädagogischer Unterstützung.
- Bei überregionalen Bildungsträgern ist ein Internat mit pädagogischer Förderung in Bezug auf Verselbständigung und dem eigenverantwortlichen Umgang mit Erkrankung und Behinderung angegliedert.

Assistierte Ausbildung (AsA) (§§ 74 ff SGB III)

In der »begleitenden Phase« der bereits vorgestellten Assistierten Ausbildung (AsA) geht es darum, die Ausbildung aufzunehmen oder fortzusetzen und abzuschließen.

Die Intensität der sozialpädagogischen Assistenz kann unterschiedlich sein: Mit einer kontinuierlichen Begleitung von Beginn der Ausbildung bis zum Ende oder nur bei bestimmten Fragestellungen (beispielsweise um Nachhilfestunden zu organisieren), bei Problemen am Ausbildungsplatz oder im Privaten. Die Unterstützung erstreckt sich zusätzlich darauf, einen Arbeitsplatz zu finden. Die AsA endet spätestens sechs Monate nach Beginn eines Arbeitsverhältnisses oder spätestens ein Jahr nach Ende der Ausbildung.

> Die Unterstützung der AsA beinhaltet auch die Arbeitsplatzsuche nach der Ausbildung

Studium

Für die Aufnahme eines Studiums gelten die gleichen Hinweise zur Eignungsklärung für die spätere berufliche Tätigkeit unter Berücksichtigung

> An jedem Studienort gibt es Beauftragte für Studierende mit Behinderungen und chronischen Krankheiten

der Behandlungsprognose. Informationen und Fachberatungsstellen zu individuellen Fragen zum Studium und zum Umgang mit Beeinträchtigungen sind an allen Studienorten vorhanden, die Beauftragten für Studierende mit Behinderungen und chronischen Krankheiten der Hochschule oder des Studentenwerks (DSW-IBS 2023). Die Sichtbarkeit dieser Beratungs- und Unterstützungsmöglichkeit wurde in den letzten Jahren deutlich verstärkt. Seitens der Studierendenberatung wurde festgestellt, dass sich Studierende mit einer nicht sichtbaren Beeinträchtigung durch die bestehenden Beratungsangebote nicht angesprochen fühlten und über mögliche Nachteilsausgleiche im Studium weniger informiert waren, obwohl sich ihre Erkrankung nicht weniger stark im Studium auswirkte als sichtbare Körper- und Sinnesbeeinträchtigungen.

Nachteilsausgleiche im Studium müssen ganz individuell begründet werden

Grundinformationen zu Nachteilsausgleichen können in ▶ Kap. 1.2.4 nachgelesen werden, eine individuelle Beratung ist aber unbedingt erforderlich. Zum einen, um die konkrete Benachteiligung zu objektivieren, zum anderen, um einen geeigneten Ausgleich zu definieren und zu beantragen.

Praxistipps

- Im angestrebten Beruf sollten möglichst viele Tätigkeitsfelder offenstehen und eine Anpassung von Tätigkeitsfeldern möglich sein, falls diese anfallsbedingt nötig sein sollte.
- Informationen zu Epilepsie, Anfällen und Behandlungssituation realistisch vermitteln
- Gegebenenfalls Behandlungseinrichtung oder Epilepsieberatung hinzuziehen, nicht unbedingt sind bei den beteiligten Diensten epilepsiebezogene Kenntnisse vorhanden oder möglich
- Beratung zu Fördermöglichkeiten, Berufsvorbereitung und Ausbildungsmöglichkeiten einholen – bei der Agentur für Arbeit, der dortigen Reha-Abteilung, dem Integrationsfachdienst, den Industrie- und Handelskammern usw.
- BBWs und andere Bildungsträger haben häufig einen Tag der offenen Tür und bieten zudem Einzelberatungstermine an.
- Suche von BBWs über: https://www.bagbbw.de/berufsbildungswerke/
- Vielfältige Online-Informationsmöglichkeiten nutzen:
  - www.rehadat-bildung.de
  - www.talentplus.de
  - www.einfach-teilhaben.de
  - https://web.arbeitsagentur.de/berufenet/
- Infos zu Nachteilsausgleichen unter:
  - Bundesinstitut für Berufsbildung (BIBB): Nachteilsausgleich für behinderte Auszubildende (www.bibb.de; nach Titel suchen)
  - Handbuch Studium und Behinderung (s. Literatur)
  - Informations- und Beratungsstelle Studium und Behinderung (IBS)

3.3 Gelingender Arbeitsplatz

Arbeit und Beruf sind häufige Beratungsthemen, allerdings aus der klinischen Behandlung und Beratung heraus nicht immer ganz einfach, da Arbeitsplatz und Kontextfaktoren nur aus den Berichten der Personen deutlich werden.

Berufliche Fragestellungen erfordern häufig Unterstützung – auch nach der Entlassung

Fallbeispiel 1

Herr T. war zum Beratungszeitpunkt in der Rehabilitationsklinik des Epilepsie-Zentrums 50 Jahre alt, Aufnahmegrund war eine Verschlechterung seiner Anfallssituation und berufliche Schwierigkeiten. Seit dem zweiten Lebensjahr bestand eine Epilepsie mit bewusst erlebten sensorischen (gustatorischen) Anfällen, nicht bewusst erlebten Anfällen mit Innehalten und Handlungsunterbrechung sowie fokal zu bilateral tonisch-klonischen Anfällen. Nach Angaben von Herrn T. käme es normalerweise zu zwei bis drei nicht bewusst erlebten Anfällen im Jahr. Eine weitere Diagnose war eine gegenwärtig remittierte depressive Störung.

Herr T. war mit einem Grad der Behinderung (GdB) von 60 als schwerbehinderter Mensch anerkannt.

Zu seiner beruflichen Situation berichtete Herr T., er sei mit seiner kaufmännischen Ausbildung und verschiedenen Zusatzqualifikationen langjährig in der kommunalen Verwaltung mit der vollen Wochenarbeitszeit beschäftigt. Wann die beruflichen Schwierigkeiten begonnen hätten, könne er nicht genau sagen, aber personelle Wechsel, auch der Leitung, seien zusammengefallen mit strukturellen Änderungen und einer Umstellung auf eine neue Software. Das habe ihn unerwarteterweise vor große Herausforderungen gestellt. Dann sei es zu Mehrarbeit durch Erkrankungsvertretungen gekommen, zu Vorwürfen, dass er seine Arbeit nicht mehr schaffen würde und er sei vollständig an seine Grenzen geraten.

Nach einer medizinischen Rehabilitation mit psychosomatischem Schwerpunkt sei als Leistung zur Teilhabe am Arbeitsleben (LTA) ein Job-Coach eingesetzt worden, der seine Arbeitsabläufe überprüfen und mit ihm habe trainieren sollen. Allerdings habe der Job-Coach keine Einschränkungen gesehen, sodass es keine Änderungen gegeben habe.

Nach wie vor sei die Arbeitsbelastung hoch und es gebe Unstimmigkeiten. Zuletzt seien wieder tonisch-klonische Anfälle aufgetreten, seither sei er arbeitsunfähig, mittlerweile seit fast einem Jahr. Ein betriebliches Eingliederungsmanagement (BEM) sei eingeleitet worden, aber seitens der Leitung gebe es noch keine Ideen, wie eine Rückkehr in die berufliche Tätigkeit erfolgen könnte.

Im Verlauf der epilepsiespezifischen Rehabilitationsbehandlung wurden keine funktionellen Beeinträchtigungen durch neuropsychologische

Defizite gesehen, die beruflich oder alltagsbezogen relevant sein könnten. Andere Behandlungsergebnisse ließen ebenfalls keine Zweifel an einer vollschichtigen Belastbarkeit wach werden, arbeitsmedizinisch relevante Gefährdungen wurden nicht deutlich. Allerdings bestand eine mittelgradige psycho-emotionale Belastung, die ein weiteres Arbeiten an psychischer Stabilität und an Ressourcen zur Belastungskompensation notwendig werden ließen.

Die Situation am Arbeitsplatz konnte nicht vollständig objektiviert werden. Es entstand jedoch die Vermutung, dass Unsicherheiten und Unkenntnisse in Bezug auf die Epilepsie eine Rolle spielen könnten. Kontakt zum Integrationsfachdienst (IFD) wurde aufgenommen, der bei den anstehenden BEM-Kontakten und der Planung einer verlängerten stufenweisen Wiedereingliederung beteiligt werden sollte, um eine externe Perspektive zu sichern und die Beratung zu möglichen Fördermitteln zu übernehmen.

Fallbeispiel 2

Herr C. war zum Zeitpunkt der rehabilitativen Behandlung in unserem Zentrum 35 Jahre alt.

Seit dem 23. Lebensjahr bestand eine fokale Epilepsie unklarer Ätiologie.

Zu seiner Lebenssituation berichtete er Folgendes: Der erste Anfall habe sich am Arbeitsplatz ereignet. Unter ASM sei er sechs Jahre anfallsfrei gewesen, dann seien nach Nachtschichten vor zwei Jahren wieder Anfälle aufgetreten. Die Medikamente seien geändert worden, aber bisher sei er nicht wieder anfallsfrei geworden. Aktuell komme es zu bewusst erlebten Anfällen verbunden mit einem Schweißausbruch für wenige Sekunden, aber teils mehrfach am Tag. Diese könnten allein auftreten, aber auch in nicht bewusst erlebten Anfällen mit Schmatzen und Nesteln für etwa 15 Sekunden übergehen. Danach sei er sofort wieder reagibel und handlungsfähig. Die Häufigkeit sei sehr unterschiedlich, maximal drei bis vier im Monat. Sehr selten käme es zu fokal zu bilateral tonisch-klonischen Anfällen von ungefähr 90-sekündiger Dauer.

Er habe die Fachhochschulreife erworben und sich nach einem freiwilligen sozialen Jahr (FSJ) in einer WfbM für eine Ausbildung zum Altenpfleger entschieden und sei seither vollschichtig und sehr gerne im Beruf tätig. Allerding sei er epilepsiebedingt schon lange arbeitsunfähig, sei ausgesteuert und erhalte kein Krankengeld mehr, sondern Arbeitslosengeld 1 bei weiterer Arbeitsunfähigkeit. Er habe große Angst, nicht mehr ins Erwerbsleben zurückkehren zu können und überhaupt gehe es ihm nicht gut. Sozial habe er sich sehr zurückgezogen, seine Partnerin sehe er nur an den Wochenenden und seine Familienangehörigen lebten teils weit entfernt, nur ein Cousin wohne in der Nähe. Durch das Wiederauftreten der epileptischen Anfälle und die damit verbundenen beruflichen Konsequenzen sei er stark emotional belastet, könne schlecht schlafen und sei andauernd angespannt. Immerhin lebe er an seinem

Wohnort sehr zentral, sodass die fehlende Fahreignung kein großes Problem sei und er mache viel Sport, da könne er abschalten.

Im Verlauf der rehabilitativen Behandlung erfolgte eine medikamentöse Anpassung, Anfälle wurden nicht mehr registriert. Funktionelle Beeinträchtigungen durch neuropsychologische Defizite waren nicht vorhanden, ebenso waren hinsichtlich der körperlichen Leistungsfähigkeit keine Einschränkungen zu erkennen und in einer Belastungserprobung wurden ebenfalls keine Defizite deutlich. Im Vordergrund standen die anfallsbezogenen Ängste, Herr C. konnte im therapeutischen Behandlungsverlauf seine Vermeidungsmuster besser einordnen und die Symptomatik besserte sich erkennbar, insbesondere Antrieb, Interessen und Stimmung, eine ambulante Psychotherapie war bereits begonnen worden.

Da für eine Rückkehr in seinen Beruf als Altenpfleger noch keine ausreichende Anfallsfreiheit bestand und zudem die Behandlungsprognose nicht gut einzuschätzen war, wurden Leistungen zur Teilhabe am Arbeitsleben (LTA) initiiert und eine Qualifizierung vorgeschlagen, bei der Herr C. seine bereits erworbenen beruflichen Kenntnisse einsetzen kann. Verschiedene berufliche Ziele wurden im Verlauf der Reha erarbeitet.

Drei Jahre später meldete sich Herr C. zurück und berichtete, er sei nun Betriebswirt im Gesundheitswesen und bei einer großen Krankenkasse beschäftigt, es gehe ihm so gut wie nie.

Gut zu wissen

Die beruflichen Fragestellungen können einfach sein und leicht umzusetzende Adaptionen am Arbeitsplatz oder im Aufgabenbereich erfordern, aber auch ein multifaktorielles Geschehen notwendig machen, bei dem nicht nur die Erkrankung selbst betrachtet werden muss, sondern die gesamte Kommunikation und Interaktion auf allen Ebenen der beruflichen Bezüge.

Gründe für Schwierigkeiten am Arbeitsplatz oder der Vermittlung können sein, dass die Diagnose einer Epilepsie neu gestellt wird, nach Anfallsfreiheit wieder Anfälle auftreten, keine Anfallsfreiheit erreicht werden kann, sich die Anfallssituation verschlechtert oder Komorbiditäten zu weiteren Beeinträchtigungen führen.

In dieser Verkettung von Umständen ist der erste Schritt eine Objektivierung von Anfallssituation und möglicher Gefährdung sowie eine sozialmedizinische Einschätzung (▶ Kap. 4). Davon ausgehend kann die Planung von erforderlichen personellen, strukturellen und gegebenenfalls finanziellen Leistungen zur Teilhabe erfolgen. Diese »aus einer Hand« zu realisieren ist eine interdisziplinäre Aufgabe, die verschiedene Berufsgruppen, Dienste und Zuständigkeiten umfasst (Brodisch 2022).

Schwierigkeiten können z. B. bei Erstdiagnose entstehen, bei Anfallsrezidiven oder wenn sich Anfälle verändern

3.3.1 Leistungen zur Teilhabe am Arbeitsleben (LTA)

LTA ist ein Begriff für alle Maßnahmen und Förderungen in Bezug auf Ausbildung, Beruf und Arbeit

Leistungen zur Teilhabe am Arbeitsleben (LTA) sind alle Maßnahmen und Leistungen zur beruflichen Rehabilitation oder Berufsförderung, die dazu führen, dass ein Ausbildungs- oder Arbeitsplatz angetreten werden kann oder erhalten wird (§ 49 SGB IX). Zielgruppe sind Menschen, die eine gesundheitliche Beeinträchtigung haben und für die es schwerer ist, eine berufliche Perspektive zu entwickeln und eine Tätigkeit zu finden oder zu behalten.

Die Leistungen sind sehr vielfältig und können individuell für die Bedarfe einer bestimmten Person entwickelt werden, die bereits beschriebenen berufsvorbereitenden und Ausbildungsmöglichkeiten gehören ebenfalls zur beruflichen Teilhabe. Eine Übersicht ist in ▶ Tab. 3.2-A dargestellt (SGB 2023; DRV 2018; BIH-ZB-Spezial 2021; BA-LTA 2023).

Wichtig für die Bewilligung von LTA sind die Vermittlungsaussichten. Die LTA-Maßnahmen finden beispielsweise bei Bildungsträgern, in staatlichen Fachschulen oder direkt in Betrieben statt – und zwar in der Regel in Vollzeit. Wenn es aber aus familiären Gründen oder erkrankungs- und behinderungsbedingt notwendig ist, können Teilzeitlösungen oder Online-Modelle generiert werden – soweit dies möglich ist und angeboten wird.

Tab. 3.2-A: Teilhabe am Arbeitsleben

Teilhabemöglichkeit	Voraussetzungen und Inhalt
Berufsvorbereitung	• (▶ Kap 3.2)
Arbeitsplatz bekommen und erhalten	• Vermittlung, Kosten für Fahrten, Bewerbung, Umzug • Praktika, Trainingsmaßnahmen, Vermittlungsgutschein • Kraftfahrzeughilfe (▶ Kap. 5) • Hilfen zur Berufsausübung wie Hilfsmittel • Arbeitsassistenz (▶ Kap. 5) • Unterstützung durch den Integrationsfachdienst (IFD)
Unterstützte Beschäftigung (§ 55 SGB IX)	• (▶ Kap. 3.2) • kann im späteren Erwerbsleben in Frage kommen, z. B. nach schwerer Erkrankung, wenn Arbeitsinhalte anders gelernt werden müssen
Berufliche Bildung und Qualifizierung	• berufliche Anpassung, wie neue Fertigkeiten erwerben, berufliches Wissen wiedererlangen • Fortbildung, berufliche Handlungsfähigkeit erhalten oder erweitern • Umschulung, wenn wesentliche Tätigkeitsmerkmale nicht mehr möglich sind

Leistungen an Arbeitgebende (§ 50 SGB IX)	• Zuschüsse für:
	  – Ausbildung
	  – Einarbeitung (Höhe orientiert sich am Leistungsstand der Einzuarbeitenden; gegebenenfalls Rückzahlungspflicht, wenn das Arbeitsverhältnis vorzeitig beendet wird)

3.3 Gelingender Arbeitsplatz

Tab. 3.2-A: Teilhabe am Arbeitsleben – Fortsetzung

Teilhabemöglichkeit	Voraussetzungen und Inhalt	
	– erkrankungs- und behinderungsbedingte Ausgestaltung, wie technische Arbeitshilfen, Umbauten, Umrüstung von Maschinen (vgl. Brodisch 2022) – befristete Probebeschäftigung: alle mit Arbeitsverhältnis zusammenhängenden Kosten bis zu drei Monate teilweise oder in voller Höhe	
WfbM: Eingangsverfahren und Berufsbildungsbereich *oder* **Budget für Ausbildung** (§ 61a SGB IX)	• (▶ Kap. 3.2) • kann in Betracht kommen, wenn z. B. nach schwerer Erkrankung das Belastungsniveau nur langsam wieder aufgebaut und stabilisiert werden kann	
WfbM: Arbeitsbereich *oder* **Budget für Arbeit** (§ 61 SGB IX)	• für Menschen, die wegen der Behinderungs-Schwere nicht, noch nicht oder nicht wieder auf dem allgemeinen Arbeitsmarkt tätig sein können; möglich sind betriebliche Arbeitsplätze in kooperierenden Unternehmen. • *Alternative:* – Budget für Arbeit für Personen, die nicht in einer WfbM tätig sein wollen oder aus einer WfbM in den allgemeinen Arbeitsmarkt wechseln möchten – und einen Arbeitsplatz haben; beinhaltet Lohnkostenzuschüsse für Arbeitgebende und individuelle Begleitung und Coaching (ähnlich Budget für Ausbildung, ▶ Kap. 3.2)	Eine neue Leistung: Budget für Arbeit auf dem allgemeinen Arbeitsmarkt statt WfbM
Persönliches Budget (§ 29 SGB IX)	• (▶ Kap. 1.4) • mit einer im Hilfeplanverfahren vereinbarten Geldsumme (Budget) werden die notwendigen Teilhabeleistungen »eingekauft«	
Ergänzende Leistungen	• Übergangsgeld, Beiträge zur Sozialversicherung Reisekosten, Familienheimfahrten, Haushaltshilfe oder Kinderbetreuungskosten	
Leistungen an Arbeitgebende für schwerbehinderte Beschäftigte	• Erstattung von außergewöhnlichen Belastungen unter anderem für Einarbeitung, Unterstützung, Betreuung oder zum Ausgleich für verminderte Arbeitsleistung, wenn andere Hilfen ausgeschöpft sind • finanzielle Förderung für neue Arbeits- und Ausbildungsplätze • höhere Zuschüsse, z. B. für Ausbildungsförderung oder bei Eingliederung und Einarbeitung • Anrechnung auf einen Pflichtarbeitsplatz	Für bestimmte Hilfen ist ein Schwerbehindertenausweis oder eine Gleichstellung notwendig
Arbeitsassistenz	• (▶ Kap. 4)	

3 Berufliche Teilhabe: Gefährdungsbeurteilung, Ausbildung und Arbeit

Manche Leistungen stehen nur Menschen mit einer anerkannten Schwerbehinderung zur Verfügung.

Zuerst muss geklärt werden, wer für die LTA zuständig ist

Sind LTA notwendig, ergibt sich – wie bei einer medizinischen Rehabilitation – die Frage nach dem Leistungsträger. Die Zuständigkeit ist abhängig von persönlichen Voraussetzungen, Vorversicherungszeiten, der Ursache für die Beeinträchtigung oder Behinderung und dem Grund für notwendige LTA, ▶ Tab. 3.2-B (BAR-Reha 2022; BA-LTA 2022; SGB II 2024; SGB IX 2023; BA-Reha 2022).

Tab: 3.2-B: Träger für LTA

Leistungsträger	Zuständig für
Agentur für Arbeit: (§§ 115 ff. SGB III)	Personen, die die Vorversicherungszeit in der DRV (noch) nicht erfüllen und für die kein anderer Träger zuständig ist. Zuständigkeit in der Regel für: • Berufsvorbereitende Bildungsmaßnahmen (BvB) • Ausbildungsförderung • behinderungsbedingt erforderliche Grundausbildung • Unterstützte Beschäftigung (UB) • Eingangsverfahren/Berufsbildungsbereich einer WfbM
Jobcenter (§ 16 SGB II)	Jobcenter sind keine Träger beruflicher Rehabilitation, aber übernehmen für die Agentur für Arbeit Leistungen wie: • Vermittlungsbudget • Aktivierung und Weiterbildung • Leistungen an Arbeitgebende
Gesetzliche Rentenversicherung (§ 16 SGB VI)	Personen, die • sozialversicherungspflichtig beschäftigt sind, die Mindestversicherungszeit (Wartezeit) von 15 Jahren (80 Kalendermonate) erfüllen oder • ohne Mindestversicherungszeit direkt nach einer medizinischen Rehabilitation zu Lasten der DRV LTA benötigen, um den Rehabilitationserfolg zu sichern • befristet erwerbsgemindert sind • mit LTA wieder erwerbstätig sein können oder ohne LTA erwerbsgemindert berentet werden müssten
Gesetzliche Unfallversicherung Berufsgenossenschaften (35 SGB VII)	• Personen nach anerkannten Arbeitsunfällen, einschließlich Wegeunfällen oder bei Berufskrankheiten • geringfügig Beschäftigte, Studierende, Kinder und Jugendliche in einer Kita oder Schule, ehrenamtlich Tätige oder Personen, die bei Unglücksfällen erste Hilfe leisten

Jobcenter sind keine Reha-Träger, übernehmen aber in Kooperation mit der Arbeitsagentur Leistungen

Leistungsträger	Zuständig für	
Integrationsämter, Inklusionsämter (SGB IX 3. Teil)	Personen mit einer anerkannten Schwerbehinderung oder Gleichstellung (▶ Kap. 6) und bestimmte Aufgabengebiete, wie begleitende Hilfen im Arbeitsleben, technische Arbeitshilfen, Arbeitsassistenz für schwerbehinderte Menschen, für die kein anderer Leistungsträger zuständig ist, z. B. für selbständig Tätige oder verbeamtete Personen	**Tab: 3.2-B:** Träger für LTA – Fortsetzung
Soziales Entschädigungsrecht (SER) (§ 26 BVG)	Personen, die nach dem SER anerkannt sind, z. B. • Opfer von Gewalttaten • Impfgeschädigte • Kriegsopfer, Wehrdienst- und Zivildienstgeschädigte • Hinterbliebene	Soziales Entschädigungsrecht ist ab dem Jahr 2024 im SGB XIV geregelt
Sozialhilfe-, Eingliederungshilfeträger (§ 111 SGB IX)	wenn kein anderer Leistungsträger in Frage kommt	
Jugendhilfeträger (§ 35a SGB VIII)	bei Kindern und Jugendlichen mit einer seelischen Behinderung (▶ Kap. 1.3.2) in der Jugendhilfe, wenn kein anderer Leistungsträger in Frage kommt	

Wenn Unsicherheiten bei der Zuständigkeit bestehen oder diese nicht zu klären ist, kann der Antrag beispielsweise bei der Agentur für Arbeit oder der DRV gestellt werden. Dort muss innerhalb von zwei Wochen nach Antragseingang die Zuständigkeit geprüft werden und – bei Nichtzuständigkeit – der Antrag unverzüglich an den zuständigen Träger weitergeleitet werden. Besonderheiten ergeben sich, wenn mehrere Leistungsträger zuständig sind oder sein können (§ 14 ff SGB IX) (SGB 2023).

Jeder Leistungsträger muss die Zuständigkeit prüfen und den Antrag gegebenenfalls weiterleiten

Keine LTA, aber damit zusammenhängende Leistungen erbringen:

- Gesetzliche Krankenversicherung (GKV): beispielsweise Lohnersatzleistungen wie Krankengeld im Rahmen einer Stufenweisen Wiedereingliederung
- Landwirtschaftliche Alterssicherung: berufliche Unterstützung in Form von Betriebshilfen, wenn versicherte Personen bestimmte Tätigkeiten nicht ausüben können (§ 6 SGB IX)
- Sondersysteme und berufsständische Versorgungswerke übernehmen beispielsweise Berufsunfähigkeitsrenten (ABV ohne Datum).

3.3.2 Besonderheiten für Menschen mit anerkannter Schwerbehinderung

Eine Reihe von Hilfen erfordern die Anerkennung als schwerbehinderter Mensch oder die Gleichstellung, denn schwerbehinderte Arbeitnehmende haben Anspruch auf besondere Leistungen, unter anderem bei Konflikten oder bei Gefährdung des Arbeitsplatzes.

Beschäftigungspflicht (§§ 154 ff. SGB IX; SchwbAV)

Ab 20 Arbeitsplätzen müssen Menschen mit Schwerbehinderung oder Gleichstellung beschäftigt werden

Alle privaten und öffentlichen Arbeitgebenden ab 20 Arbeitsplätzen müssen eine bestimmte Mindestanzahl an Menschen mit anerkannter Schwerbehinderung oder Gleichstellung beschäftigen. Die Beschäftigungspflicht ist eine öffentlich-rechtliche Verpflichtung gegenüber dem Staat, nicht gegenüber einer einzelnen Person.

Die Beschäftigungspflicht ist eine öffentlich-rechtliche Verpflichtung gegenüber dem Staat

Wie viele Arbeitsplätze das sind, hängt von der Betriebsgröße ab: Bei 20 bis unter 60 Arbeitsplätzen sind es ein bis zwei sogenannte Pflichtarbeitsplätze, ab einer Betriebsgröße von 60 Arbeitsplätzen müssen 5 % Pflichtarbeitsplätze besetzt werden (mit Besonderheiten bei Teilzeitbeschäftigung oder Heimarbeit). Unabhängig von der Besetzungsquote ist bei Neueinstellungen zu prüfen, ob Menschen mit Behinderungen infrage kommen.

Im Einzelfall ist die Frage, was ein Pflichtarbeitsplatz ist, durchaus komplex: Bei einem ausgelagerten oder betriebsintegrierten WfbM-Arbeitsplatz auf dem allgemeinen Arbeitsmarkt oder in einem Inklusionsbetrieb handelt es sich nicht um einen Pflichtarbeitsplatz, ebenso wenig bei einer Unterstützten Beschäftigung (UB) in der Qualifizierungsphase – wohl aber, wenn sich daraus eine sozialversicherungspflichtige Beschäftigung als UB ergibt (4.3.12–4.3.14 SchwbAV) (SchwbAV 2023).

Wird die Beschäftigungsquote nicht erfüllt, muss eine Ausgleichsabgabe entrichtet werden

Wird die Beschäftigungsquote nicht erfüllt, muss eine sogenannte Ausgleichsabgabe entrichtet werden. Die Höhe der Ausgleichsabgabe ergibt sich aus der Anzahl der nicht besetzten Pflichtarbeitsplätze in Abhängigkeit der Betriebsgröße und beträgt zwischen 140 und 360 € im Monat pro unbesetztem Pflichtarbeitsplatz. Die ab dem Jahr 2024 geltende vierte Stufe bei Betrieben, die keinen einzigen Pflichtarbeitsplatz besetzen, sieht eine Ausgleichsabgabe von 720 Euro pro Monat vor (Stand: Oktober des Jahres 2023). Die Angaben müssen von den Arbeitgebenden jährlich gemeldet werden (SGB IX 2023; BIH-Ausgleichsabgabe 2024).

Besonderer Kündigungsschutz (§ 168 ff. SGB IX)

Besonderer Kündigungsschutz heißt, das Integrationsamt prüft die Kündigung und muss zustimmen

Die Kündigung einer Person mit einem Schwerbehindertenausweis oder einer gleichgestellten Person erfordert die Zustimmung des Integrations-/Inklusionsamts. Erst wenn diese vorliegt, ist die Kündigung wirksam. Seitens des Integrations-/Inklusionsamts wird zunächst geprüft, ob der Arbeitsplatz erhalten werden kann und ob mögliche Hilfen und Teilhabeleistungen ausgeschöpft wurden. Es gilt, zwischen den Interessen abzuwägen und eine einvernehmliche Lösung zu finden. Das kann durchaus die Zustimmung zur Kündigung sein.

Gründe für die Zustimmung zum Kündigungsverfahren sind beispielsweise Auftragsmangel, ökonomische Schwierigkeiten des Betriebs, Insolvenz oder Betriebsaufgabe oder hohe Fehlzeiten der Beschäftigten und Leistungsstörungen, die dem Unternehmen nicht zuzumuten sind. Außerdem verhaltensbedingte Kündigungsgründe wie unentschuldigtes Fehlen, Beleidigungen, unerlaubte Handlungen, Diebstahl etc.

Zugestimmt wird auch, wenn es keine mögliche Beschäftigung gibt, die mit den vorhandenen erkrankungsbedingten Einschränkungen ausgeübt werden kann.

Wurde die Zustimmung des Integrations-/Inklusionsamts jedoch nicht eingeholt, kann innerhalb von drei Wochen nach Erhalt der Kündigung Klage vor dem Arbeitsgericht eingereicht werden. Wird die Kündigung als rechtswidrig beurteilt, besteht das Arbeitsverhältnis fort.

Der besondere Kündigungsschutz gilt auch für gleichgestellte Personen

Die Zustimmung des Integrations-/Inklusionsamts muss nicht eingeholt werden, wenn:

- die beschäftigte Person selbst kündigt.
- das Arbeitsverhältnis befristet ist und ausläuft.
- der Vertrag einvernehmlich aufgehoben wird.
- in der Probezeit gekündigt wird.
- die Person das 58. Lebensjahr vollendet hat und ein Anspruch auf Entschädigung, Abfindung oder ähnliche Leistungen im Rahmen eines Sozialplans besteht (SGB IX, BHI 2018).

In der Probezeit ist keine Zustimmung des Integrationsamts notwendig

Zusatzurlaub (§ 208 SGB IX)

Ab einem GdB von 50 haben Beschäftigte Anspruch auf zusätzlichen bezahlten Urlaub, in der Regel sind das fünf Tage im Jahr bei einer fünftägigen Arbeitswoche. Bei weniger als fünf Arbeitstagen in der Kalenderwoche vermindert sich der Zusatzurlaub entsprechend. Durch tarifliche oder betriebliche Regelungen kann ein darüberhinausgehender Zusatzurlaub gewährt werden. Voraussetzung ist natürlich, dass die Anerkennung als schwerbehinderter Mensch im Personalmanagement bekannt ist.

Wenn die Schwerbehinderung nicht während des gesamten Kalenderjahres vorliegt, weil sie im Verlauf des Jahres bewilligt oder aberkannt wurde, reduzieren sich die zusätzlichen Urlaubstage entsprechend. Bei einer Gleichstellung besteht kein Anspruch auf Zusatzurlaub (BHI-Fachlexikon 2023).

Mit einer Gleichstellung besteht kein Anspruch auf Zusatzurlaub

Altersrente für schwerbehinderte Menschen (§ 37 SGB VI)

Die Altersrente kann unter folgenden Voraussetzungen zwei Jahre vor der Regelaltersrente in Anspruch genommen werden:

- Mit einem GdB von mindestens 50 bei der Antragstellung
- Mit mindestens 35 Versicherungsjahren bei der DRV (z. B. sozialversicherungspflichtige Beschäftigung, freiwillige Beiträge, Bezug von Kranken-

Schwerbehinderte Menschen können zwei Jahre früher in Altersrente gehen

geld, Arbeitslosengeld 1 oder Übergangsgeld, Pflege-/Erziehungszeiten, Ausbildung und Studium etc.)
- Die vorgeschriebene Altersgrenze ist erreicht.

Mit Abschlägen ist noch ein früherer Eintritt in die Altersrente möglich, Abschläge können die monatliche Rentenhöhe aber deutlich mindern.

3.3.3 Arbeitsplatzsicherung

Die Arbeitsmarktentwicklung für schwerbehinderte Menschen wird weniger durch die Konjunktur und stärker durch rechtliche Rahmenbedingungen und die demografische Entwicklung beeinflusst (BA 2023). Bei beruflichen Schwierigkeiten ist deshalb eine frühzeitige Intervention sinnvoll, bevor sich Fehlanpassungen und negative Einstellungen manifestiert haben.

Rechtliche Rahmenbedingungen sollen Arbeitsplatzverlust und Arbeitslosigkeit vermeiden

Vorrangiges Ziel ist es, einen bestehenden Arbeitsplatz zu sichern und gegebenenfalls zu modifizieren. Ist dies nicht zu realisieren, ist eine betriebliche Umsetzung zu prüfen, möglichst auf eine Tätigkeit bei der einerseits die erworbenen beruflichen Kenntnisse und Erfahrungen genutzt und andererseits die erkrankungsbedingten Risiken minimiert werden können.

Die zur Verfügung stehenden beratenden und begleitenden Dienste (siehe unten), berufsfördernden Hilfen und LTA sollten herangezogen werden (AAMED-GUV 2019).

Je nach Komplexität der beruflichen Fragen müssen verschiedene Komponenten berücksichtigen werden

Je nach Komplexität der beruflichen Fragestellung kommen verschiedene aufeinander aufbauende und sich ergänzende Möglichkeiten in Frage:

- Anamnese zur Art und Häufigkeit der Anfälle sowie Gefährdungskategorie nach DGUV-250-001 als Grundlage für weitere berufliche Beratungen und mögliche anfallsbezogene Risiken am Arbeitsplatz evaluieren
- Gegebenenfalls epilepsiespezifische sozialmedizinische Einschätzung, Entwicklung beruflicher Perspektiven und initiieren der weiteren Schritte
- Mitarbeitende aus Arbeitssicherheit und Arbeits-/Betriebsmedizin einbeziehen, um eine Anpassung des Tätigkeitsbereichs zu prüfen
- Betriebliches Eingliederungsmanagement (BEM), gegebenenfalls unter Einbezug externer Dienste aus Behandlung und Beratung und Leistungsträger der beruflichen Teilhabe
- LTA, um die berufliche Tätigkeit zu sichern, wenn für eine Umsetzung eine berufliche Anpassung oder Weiterbildung erfolgen muss
- Berufliche Neuorientierung, wenn keine Optionen erarbeitet werden konnten. Dies kann der Fall sein, wenn in kleineren Betrieben keine Tätigkeiten ohne arbeitsmedizinisch relevante Gefährdung geschaffen werden können, beispielsweise Tätigkeiten ohne erhöhte Absturzgefahr in einem Dachdeckerbetrieb

Ein kurzer Überblick über Modifikationen am Arbeitsplatz aus der praktischen Erfahrung findet sich in ▶ Tab. 3.3.

Arbeitsplatzsicherheit wird am Arbeitsplatz beurteilt

Tab. 3.3: Arbeitsplatzmodifikationen

Bereich	Anpassungen
Arbeitsplatzumgebung	• Verletzungsgefahr bei Anfällen mit Sturz minimieren • Arbeitsstuhl mit höherer Standqualität • Arbeitsplatz-/Sturzmatten • Ruhemöglichkeit einrichten
Arbeitsorganisation	• Änderung der Arbeitszeit • Übernahme anderer Arbeitsaufgaben und Tätigkeiten • Herausnahme aus einem Einzelarbeitsplatz • Arbeitszeiten anpassen, z. B. Kern- und Gleitzeiten, Zweischichtsystem am Tage • anfallsbezogene Information und Schulung relevanter Personen im Arbeitskontext • individualisierte Pausenregelung • »Homeoffice«-Möglichkeit
Arbeitshilfen, Hilfsmittel und Kommunikationsmöglichkeiten	• handelsübliche, behinderungsspezifische Produkte oder Sonderanfertigungen zur Erhöhung der Arbeitssicherheit • Hilfsmittel wie Hebe-, Trage-, Positionierungshilfen • Griffverlängerung, Teleskopstiele, um nicht auf eine Leiter zu steigen • Gegensprechanlagen, Standortüberwachung, Notsignalanlagen (z. B. für unübersichtliche Bereiche) • epilepsiebezogene Meldesysteme wie Anfalls-, Sturzmelder • Kopfschutzhelme
Personelle Unterstützung	• Mitarbeitende im Partnermodell als kollegiale Unterstützung • Arbeitsassistenz als »Fahrassistenz« (▶ Kap. 5) • Arbeitstraining oder Job-Coaching bei neuen Aufgaben, Technologien oder Umstrukturierungen • externe Fachkräfte wie IFD einbeziehen
Arbeitssicherheit *Wichtig:* vorhandene Bestimmungen beachten und übliche Sicherungen nutzen!	bestehende Vorrichtungen und Sicherheitseinrichtungen modifizieren oder ergänzen, z. B. keine spitz zulaufenden Bedienelemente, Schutzvorrichtungen zur Unterbrechung der Stromzufuhr (Not-Aus-Schalter, Kontaktmatten, Lichtschranken), Schutzschilder, Abdeckhauben

Arbeitsplatzanpassungen und -umgestaltungen müssen individuell auf den einzelnen Menschen, die Anfallssituation und auf Tätigkeiten, Kontext und bestehende Sicherungsvorkehrungen angepasst werden (Brodisch 2022).

3.3.4 Beratung, Unterstützung und Fachdienste

Beratungs- und Unterstützungsmöglichkeiten sollten rechtzeitig genutzt werden

Interne Verfahren wie das Betriebliche Eingliederungsmanagement (BEM) sollten effektiv genutzt und begleitende Dienste wie Schwerbehindertenvertretung, Personalrat, Arbeitssicherheit und betriebsmedizinischer Dienst einbezogen werden. Externe Dienste und Stellen wie Integrationsfachdienst, Integrations-/Inklusionsamt und dessen technischer Dienst können für spezifische erkrankungsbezogene Sichtweisen hilfreich sein.

Betriebliches Eingliederungsmanagement (BEM) (§ 167 (2) SGB IX)

Das BEM ist eine präventive Maßnahme bei längerer Arbeitsunfähigkeit

Das BEM als präventive Maßnahme ist seit dem Jahr 2004 Pflicht der Arbeitgebenden, die Beschäftigten wiederum können dem BEM zustimmen, müssen es aber nicht. Allerdings ist es eine Möglichkeit, ihre Belange darzustellen und – wenn es arbeitsplatz- oder tätigkeitsbezogene Schwierigkeiten gibt – Lösungen zu finden.

Ziel des BEM ist es, mit länger erkrankten Beschäftigten – es geht dabei nicht um eine anerkannte Schwerbehinderung – zu überlegen, ob sich Arbeitsplatzsituation und Erkrankung gegenseitig bedingen und wie Arbeitsplatz und Tätigkeitsprofil (um)gestaltet werden können, um die weitere Beschäftigung zu ermöglichen und Fehlzeiten zu verringern.

Ein BEM kommt ab einer Arbeitsunfähigkeitszeit von über sechs Wochen im Jahr in Frage

Länger erkrankt ist definiert als mehr als sechs Wochen Arbeitsunfähigkeit innerhalb eines Jahres.

Am BEM werden – das Einverständnis der Beschäftigten vorausgesetzt – verschiedene Dienste und Personen wie Betriebs- oder Personalrat und die SBV beteiligt. Falls erforderlich auch der betriebsmedizinische Dienst und die Fachkraft für Arbeitssicherheit, beispielsweise wenn es wegen anfallsbezogenen Gefährdungsaspekten zu Anpassungen am Arbeitsplatz kommen muss.

Durch das BEM können LTA initiiert und die dafür zuständigen Leistungsträger einbezogen werden, wie die Agentur für Arbeit, die DRV oder das Integrations- oder Inklusionsamt.

Durch ein BEM kann LTA initiiert und die Leistungsträger einbezogen werden

Würde eine – erkrankungsbezogene – Kündigung ohne vorheriges BEM ausgesprochen werden, wäre dies in einem arbeitsrechtlichen Verfahren von Vorteil für die beschäftigte Person (BAG-Urteil 2008) (SGB IX 2023; BMAS 2018).

Betriebsärztliche Dienste und Fachkräfte für Arbeitssicherheit

Der betriebsärztlicher Dienst und die Fachkraft für Arbeitssicherheit sind für den Arbeitsschutz zuständig

Für die Sicherheit am Arbeitsplatz sind die Arbeitgebenden verantwortlich: Sie müssen sicherstellen, dass alle bestehenden Regelungen zu Arbeitssicherheit und Arbeitsschutz umgesetzt werden, um arbeitsbedingte Risiken und Gefahren, Unfälle, Verletzungen, Erkrankungen und Todesfälle am Arbeitsplatz zu vermeiden. Dazu gibt es – je nach Tätigkeit und Arbeitsplätzen – eine Vielzahl an Sicherheitsregeln, Standards im Umgang mit Maschinen und Werkzeugen, Schutzausrüstungen, Präventionsmaßnahmen, regelmäßige Kontrollen der Arbeitsumgebung und -bedingungen sowie medizinische Vorsorgeuntersuchungen der Deutschen Gesetzlichen Unfallversicherung (DGUV).

DGUV-Vorschriften sind verbindliche Leitfäden, wie bestehende Gesetze und Regelungen umzusetzen sind, wie die DGUV Vorschrift 2 zu Grundlagen der Unfallverhütung durch Arbeitssicherheit und Betriebsmedizin. Dazu zählen die Feststellung und Bewertung von relevanten Gefährdungen für die Beschäftigten, die Einleitung von Arbeitsschutzmaßnahmen und die Prüfung deren Wirksamkeit beispielsweise bei: neuen Arbeitsmitteln, neuen Arbeitsverfahren oder Arbeitsstoffen, Umgestaltung von Arbeitszeit und Schichtsystemen und die sicherheitstechnische Überprüfung von Anlagen und Arbeitssystemen. Auch die arbeitsmedizinischen Vorsorgeuntersuchungen, die Beratung über besondere arbeitsplatzbezogene Unfall- und Gesundheitsgefahren und nicht zuletzt die erkrankungs- oder behinderungsbedingte Anpassung oder Umgestaltung eines Arbeitsplatzes gehört zu den Aufgaben der Betriebsärztlichen Dienste und Fachkräfte für Arbeitssicherheit (DGUV 2011; AAMED-GUV 2019; ArbSchG 2023).

Schwerbehindertenvertretung (SBV) (§§ 177–180 SGB IX).

Die SBV ist die gewählte Interessenvertretung der schwerbehinderten und gleichgestellten Beschäftigten in Betrieben und Dienststellen, in denen wenigstens fünf schwerbehinderte Menschen nicht nur vorübergehend tätig sind. Die Vertrauensperson oder -personen der SBV sind ehrenamtlich tätig, das bedeutet, sie werden nicht als SBV bezahlt, sondern erhalten ihr vorheriges Arbeitsentgelt ohne Minderung weiter und sind von ihrer Tätigkeit ganz oder teilweise freigestellt. Die Arbeitgebenden tragen die Kosten für Büroausstattung, Fachliteratur und Fortbildung. Die Amtszeit einer SBV beträgt vier Jahre, dann finden erneute Wahlen statt.

Aufgabe der SBV ist es, den Menschen mit anerkannter Schwerbehinderung und den ihnen gleichgestellten Personen Beratung und Unterstützung anzubieten, beispielsweise bei Maßnahmen der beruflichen Teilhabe. Dafür muss die SBV entsprechend gut über Arbeitsplätze und -abläufe informiert sein.

Die SBV wird bei Einstellungsverfahren beteiligt, sie muss sofort unterrichtet werden, wenn Bewerbungen von Menschen mit einer Schwerbehinderung eingehen und hat das Recht, an allen Bewerbungsgesprächen teilzunehmen. So soll sichergestellt werden, dass Benachteiligungen vermieden werden.

Ebenso wird die SBV bei allen dienstlichen und betrieblichen Angelegenheiten einbezogen, wie eine Änderung der Arbeitsbedingungen oder der Eingruppierung, eine Versetzung oder Beförderung, die behindertengerechte Gestaltung des Arbeitsplatzes und technische Arbeitshilfe sowie beim betrieblichen Eingliederungsmanagement (BEM) und einem Kündigungsverfahren (§ 170 (2) SGB IX) (SGB IX 2023; BIH-SBV 2022).

> Die SBV ist gewählte Interessenvertretung der schwerbehinderten und gleichgestellten Beschäftigten

> Bei Bewerbungen von schwerbehinderten Menschen muss die SBV sofort unterrichtet werden

Integrationsamt oder Inklusionsamt (§§ 184 ff SGB IX)

Die Integrationsämter (teils in »Inklusionsämter« umbenannt) und Hauptfürsorgestellen (ab dem Januar des Jahres 2024 »Träger der Sozialen Entschädigung«), sind in der Bundesarbeitsgemeinschaft der Integrationsämter und Hauptfürsorgestellen (BIH) zusammengeschlossen und vertreten sich gemeinsam in Gremien bei Ministerien oder Bundesverbänden wie der Bundesarbeitsgemeinschaft für Rehabilitation (BAR).

Aufgabe der Integrationsämter ist die Eingliederung schwerbehinderter Menschen in das Arbeitsleben

Aufgaben der Integrations- und Inklusionsämter sind dem obersten Ziel untergeordnet, die Eingliederung schwerbehinderter Menschen in das Arbeitsleben zu ermöglichen.

Dazu gehören beispielsweise:

- Ausgleichsabgabe erheben und für die Aufgaben und Ziele verwenden
- Besonderen Kündigungsschutz sicherstellen
- Begleitende Hilfe im Arbeitsleben mit Leistungen an schwerbehinderte Menschen und an Arbeitgebende, Teilfinanzierung der Budgets für Arbeit und Ausbildung
- Unterstützung der Träger von Integrationsfachdiensten und Inklusionsbetrieben
- Technische Beratungsdienste vorhalten, um Arbeitsplätze erkrankungs- und behinderungsgerecht zu gestalten, Hilfsmittel und Sicherheitsvorkehrungen zu entwickeln und zu beschaffen (BIH 2017; SGB IX 2023)

Einheitliche Ansprechstellen für Arbeitgebende (EAA) (§ 185a SGB IX)

EAA beraten Arbeitgebende, die Menschen mit Behinderung ausbilden, einstellen oder weiter beschäftigen wollen

Der Aufbau von EAA ist seit Beginn des Jahres 2022 eine neue Aufgabe der Integrations- und Inklusionsämter, diese müssen trägerunabhängig und flächendeckend in jedem Bundesland eingerichtet werden. Die EAA beraten Betriebe und Dienststellen, die Menschen mit Behinderung ausbilden, einstellen oder weiterhin beschäftigen wollen, sie informieren über mögliche Leistungen und unterstützen beim Stellen und Einreichen der – teils sehr komplexen – (Förder)Anträge. Sie sollen eine Lotsenfunktion übernehmen und sind ein Baustein, um Arbeitgebende zur Beschäftigung von Menschen mit Beeinträchtigungen und Behinderung zu motivieren (SGB 2023; BIH-Einheitliche Ansprechstellen 2021).

Integrationsfachdienste (IFD) (§§ 192 SGB IX)

IFDs sind regionale Unterstützungsdienste für alle Belange rund um Ausbildung und Arbeit

IFDs stehen flächendeckend zur Verfügung und sind regional agierende Beratungs- und Unterstützungsdienste für Menschen mit chronischen Erkrankungen und Behinderungen – nicht nur einer anerkannten Schwerbehinderung –, die für Integrations- und Inklusionsämter oder andere Leistungsträger von beruflicher Teilhabe tätig werden. Wenn keine anerkannte Schwerbehinderung vorliegt, ist ein Antrag auf LTA mit dem expliziten Ziel einer Unterstützung durch den IFD notwendig.

Die Aufgaben der IFDs sind sehr vielfältig, z. B.:

- Vorbereitung auf einen Ausbildungs- oder Arbeitsplatz
- Betreuung in der Einarbeitungszeit und gegebenenfalls darüberhinausgehendes Job-Coaching
- Beratung der Betroffenen bei Schwierigkeiten am Arbeitsplatz
- Begleitung bei betriebsinternen Terminen
- Beratung und Information von Vorgesetzten und Mitarbeitenden (SGB IX 2023; BAR-IFD 2022)

> **Praxistipps**
>
> - Umfangreiche Informationen und Materialien zu beruflicher Teilhabe und Fördermöglichkeiten sind auf den Webseiten des BMAS, der BIH, BAR und Agentur für Arbeit erhältlich, z. B.:
>   - http://www.einfach-teilhaben.de
>   - https://www.integrationsaemter.de
>   - www.bih.de
>   - https://www.bar-frankfurt.de/
>   - https://www.arbeitsagentur.de/
>   - https://www.talentplus.de/
> - Zu klärende Fragen für den bestehenden oder zu planenden Arbeitsplatz:
>   - Wie ist die Anfallssituation und um welche Gefährdungskategorie geht es?
>   - Wie ist das psychisch-physische Belastungspotential?
>   - Wie ist die Prognose für Besserung oder Anfallsfreiheit?
>   - Welche arbeitsmedizinisch relevanten Gefährdungsaspekte gibt es im Tätigkeitsprofil?
>   - Wie sind die erforderlichen anfallsfreien Fristen?
>   - Können Risiken vermieden oder kompensiert werden?
>   - Was gibt es für Alternativen?
> - Bei Schwierigkeiten am Arbeitsplatz, die nicht intern gelöst werden können, sofort Beratung suchen, beispielsweise in einer Epilepsie-Beratungsstelle und anderen externen Diensten
> - Die Zuständigkeit von Integrations-/Inklusionsamt oder IFD richtet sich nach dem Arbeitsort oder dem Sitz des Betriebes oder der Dienststelle. Eine Suchfunktion kann unter https://www.bih.de/integrationsaemter// genutzt werden.
> - Adressen der IFDs findet man über die Webseite der BIH.

Literatur

AAMED-GUV: Ausschuss Arbeitsmedizin der Gesetzlichen Unfallversicherung (AAMED-GUV) unter Mitarbeit von Berkenfeld R, Bonneman S, Brodisch P, Hupfer K, Legner R et al. (2019) Berufliche Beurteilung bei Epilepsie und nach erstem epileptischen Anfall (DGUV-Information 250-001) (https://publikationen.dguv.de/widgets/pdf/download/article/345, Zugriff 05.05.2024).

ArbSchG: Arbeitsschutzgesetz vom 7. August 1996 (BGBl. I S. 1246), das zuletzt durch Artikel 2 des Gesetzes vom 31. Mai 2023 (BGBl. 2023 I Nr. 140) geändert worden ist.

BA-BOM: Bundesagentur für Arbeit (2018) Fachliche Weisungen Berufsorientierungsmaßnahmen (BOM), Drittes Buch Sozialgesetzbuch – SGB III, § 48 SGB III (https://www.arbeitsagentur.de/datei/Weisung-201812036-Anlage-1_ba037560.pdf, Zugriff am 05.05.2024).

BA-BvB: Bundesagentur für Arbeit (2020) Fachliche Weisungen Berufsvorbereitende Bildungsmaßnahmen (BvB 1 bis 3 und BvB-Pro), Drittes Buch Sozialgesetzbuch – SGB III, §§ 51 ff. SGB III und gem. §§ 117 ff. SGB III i. V. m. §§ 51 ff. SGB II (https://www.arbeitsagentur.de/datei/dok_ba014609.pdf, Zugriff am 10.04.2024).

BA-BaE: Fachliche Weisungen Außerbetriebliche Berufsausbildung (BaE) Drittes Buch Sozialgesetzbuch – SGB III, § 76 SGB III, 03.02.2020 (https://www.arbeitsagentur.de/datei/FW-P-76-BaE_ba017772.pdf, Zugriff am 25.04.2024).

BA-EQ: Bundesagentur für Arbeit (2021) Fachliche Weisungen Einstiegsqualifizierung (EQ), Drittes Buch Sozialgesetzbuch – SGB III, § 54a SGB III (https://www.arbeitsagentur.de/datei/dok_ba014606.pdf, Zugriff am 10.04.2024).

BA-UB: Bundesagentur für Arbeit (2021) Fachliche Weisungen Reha/SB Neuntes Buch Sozialgesetzbuch – SGB IX § 55 SGB IX Unterstützte Beschäftigung (https://www.arbeitsagentur.de/datei/dok_ba016014.pdf, Zugriff am 05.05.2024).

BA-Reha: Bundesagentur für Arbeit (2022) Fachliche Weisungen Reha Neuntes Buch Sozialgesetzbuch – SGB IX § 61a SGB IX Budget für Ausbildung (https://www.arbeitsagentur.de/datei/ausbildungsgeld-bei-berufsausbildung-und-unterstutzter-beschaftigung_ba146221.pdf, Zugriff am 12.04.2024).

BA-LTA: Bundesagentur für Arbeit (BA) (2022) Dienste und Leistungen der Agentur für Arbeit 12. Merkblatt Förderung der Teilhabe am Arbeitsleben. GR31 Rehabilitation (https://www.arbeitsagentur.de/datei/merkblatt-12-teilhabe_ba029695.pdf, Zugriff am 28.04.2024).

BA: Bundesagentur für Arbeit (2023) Berichte: Blickpunkt Arbeitsmarkt – Arbeitsmarksituation schwerbehinderter Menschen. Nürnberg (https://statistik.arbeitsagentur.de/DE/Statischer-Content/Statistiken/Themen-im-Fokus/Menschen-mit-Behinderungen/generische-Publikation/Arbeitsmarktsituation-schwerbehinderter-Menschen-2022.pdf?__blob=publicationFile, Zugriff am 05.05.2024).

BA-LTA: Bundesagentur für Arbeit (2023) Fachliche Weisungen Reha Neuntes Buch Sozialgesetzbuch – SGB IX § 49 SGB IX Leistungen zur Teilhabe am Arbeitsleben, Verordnungsermächtigung. Gültig ab: 03.02.2023 (https://www.arbeitsagentur.de/datei/dok_ba014685.pdf, Zugriff am 05.05.2024).

BAG-if: Bundesarbeitsgemeinschaft Inklusionsfirmen e. V. (2019) Inklusion durch Arbeit. Mehr Teilhabe im allgemeinen Arbeitsmarkt für Menschen mit Behinderung (https://www.bag-if.de/wp-content/uploads/2019/04/1903_inklusion_durch_arbeit.pdf, Zugriff am 05.05.2024).

BAR: Bundesarbeitsgemeinschaft für Rehabilitation e. V. (BAR) (2020) Unterstützte Beschäftigung. Gemeinsame Empfehlung (https://www.bar-frankfurt.de/fileadmin/dateiliste/_publikationen/reha_grundlagen/pdfs/GE__55SGBIX.webBF.pdf, Zugriff am 12.04.2024).

BAR-Reha: Bundesarbeitsgemeinschaft für Rehabilitation e. V. (BAR) (2022) Rehabilitation und Teilhabe. Ein Wegweiser (https://www.bar-frankfurt.de/fileadmin/dateiliste/_publikationen/reha_grundlagen/pdfs/WegweiserHandbuch2020.RZweb.pdf, Zugriff am 05.05.2024).

BAR-IFD: Bundesarbeitsgemeinschaft für Rehabilitation e. V. (BAR) (2022) Gemeinsame Empfehlungen. Integrationsfachdienste nach § 196 Abs. 3 SGB IX (https://www.bar-frankfurt.de/fileadmin/dateiliste/_publikationen/reha_vereinbarungen/pdfs/GEIntegrationsfachdienste.web.pdf, Zugriff am 05.05.2024).

BIH: Bundesarbeitsgemeinschaft der Integrationsämter und Hauptfürsorgestellen (BIH) e. V. (2017) Positionspapier der Technischen Berater der Integrationsämter (https://www.bih.de/fileadmin/user_upload/TBD_Positionspapier_2017.pdf, Zugriff am 05.05.2024).

BIH: Bundesarbeitsgemeinschaft der Integrationsämter und Hauptfürsorgestellen (BIH) e. V. (2018) ZB Ratgeber Behinderung & Beruf. Der besondere Kündigungsschutz für schwerbehinderte Menschen nach dem SGB IX (https://www.bih.de/fileadmin/user_upload/20180101_ZB_Ratgeber_Der_besondere_Kuendigungsschutz.pdf, Zugriff am 05.05.2024).

BIH: Bundesarbeitsgemeinschaft der Integrationsämter und Hauptfürsorgestellen (2021) ZB Spezial. Leistungen für schwerbehinderte Menschen im Beruf (https://www.bih.de/integrationsaemter/medien-und-publikationen/publikationen/zb-info/leistungen-fuer-schwerbehinderte-menschen-im-beruf/, Zugriff am 05.05.2024).

BIH-Einheitliche Ansprechstellen: Empfehlungen der Bundesarbeitsgemeinschaft der Integrationsämter und Hauptfürsorgestellen (BIH) (2021) zu den Einheitlichen Ansprechstellen für Arbeitgeber nach § 185a SGB IX in Verbindung mit §§ 14 Abs. 1 Nr. 2, 27a Abs. 2, 36 Satz 1 Schwerbehinderten-Ausgleichsabgabeverordnung (SchwbAV) (https://www.bih.de/integrationsaemter/aufgaben-und-leistungen/empfehlungen/#c2140, Zugriff am 05.05.2024).

BIH-Ausgleichsabgabe: Bundesarbeitsgemeinschaft der Integrationsämter und Hauptfürsorgestellen (BIH) e. V. (2024) Schwerbehinderten-Ausgleichsabgabe. Empfehlungen zur Erhebung (https://www.bih.de/integrationsaemter/aufgaben-und-leistungen/empfehlungen, Zugriff am 05.05.2024).

BIH-WfbM: Bundesarbeitsgemeinschaft der Integrationsämter und Hauptfürsorgestellen (BIH) e. V. (2022) Werkstatt für Menschen mit Behinderungen (WfbM) (https://www.bih.de/integrationsaemter/medien-und-publikationen/fachlexikon/detail/werkstatt-fuer-menschen-mit-behinderungen-wfbm, Zugriff am 05.05.2024).

BIH-SBV: Bundesarbeitsgemeinschaft der Integrationsämter und Hauptfürsorgestellen (BIH) e. V. (2022) ZB Spezial. Die Schwerbehindertenvertretung (https://www.bih.de/fileadmin/ZB-Magazine/ZB-Spezial/Die-SBV/Die_Schwerbehindertenvertungen_2022_barrierearm_pdf-ua.pdf, Zugriff am 05.05.2024).

BIH-Fachlexikon: Ausgleichsabgabe: Bundesarbeitsgemeinschaft der Integrationsämter und Hauptfürsorgestellen (BIH) e. V. (2023) ZB Ratgeber Behinderung & Beruf. Fachlexikon, Zusatzurlaub (https://www.bih.de/integrationsaemter/medien-und-publikationen/fachlexikon/detail/zusatzurlaub/, Zugriff am 05.05.2024).

BMAS: Bundesministerium für Arbeit und Soziales (BMAS) (2018) Betriebliches Eingliederungsmanagement. Von der Arbeitsunfähigkeit zur Beschäftigungsfähigkeit (https://www.bmas.de/DE/Arbeit/Arbeitsschutz/Gesundheit-am-Arbeitsplatz/Betriebliche-Eingliederungsmanagement/betriebliches-eingliederungsmanagement.html, Zugriff am 05.05.2024).

BMAS: Bundesministerium für Arbeit und Soziales (BMAS) (2022) Gesamtkonzept zur Ausbildungsgarantie (https://www.bmas.de/SharedDocs/Downloads/DE/Aus-Weiterbildung/gesamtkonzept-zur-ausbildungsgarantie.pdf?__blob=publicationFile&v=6, Zugriff am 05.05.2024).

BMJ-BGBl Nr. 191: Bundesministerium der Justiz (BMJ). Gesetz zur Stärkung der Aus- und Weiterbildungsförderung. Bundesgesetzblatt Jahrgang 2023 Teil I Nr. 191, ausgegeben zu Bonn am 20. Juli 2023 (https://www.recht.bund.de/bgbl/1/2023/191/VO.html, Zugriff am 07.08.2023).

BMJ-BGBl Nr. 146: Bundesministerium der Justiz (BMJ). Gesetz zur Förderung eines inklusiven Arbeitsmarkts. Bundesgesetzblatt Jahrgang 2023 Teil I Nr. 146, ausgegeben zu Bonn am 13. Juni 2023 (https://www.recht.bund.de/bgbl/1/2023/146/VO.html, Zugriff am 05.05.2024).

Brodisch P (Hrsg.) (2022) Arbeitssicherheit bei Epilepsie. Ein Praxishandbuch. Berlin: Erich Schmidt Verlag.

BAG-Urteil: Bundesarbeitsgericht Urteil vom 10.12.2009 – 2 AZR 400/08 (https://www.bag-urteil.com/10-12-2009-eingliederungsmanagement/, Zugriff am 31.12.2023).

BVG: Bundesversorgungsgesetz in der Fassung der Bekanntmachung vom 22. Januar 1982 (BGBl. I S. 21), das zuletzt durch Artikel 1 der Verordnung vom 21. Juni 2023 (BGBl. 2023 I Nr. 165) geändert worden ist.

Coban I, Specht U (2021) Fahreignung, berufliche Eignung, Rehabilitation. In: Bien C (Hrsg.) (2021) Allgemeine Epileptologie. Das Bethel-Praxisbuch. Stuttgart: Kohlhammer-Verlag, S. 93–116.

DGUV: Deutsche Gesetzliche Unfallversicherung e. V. (DGUV) (2011) DGUV Vorschrift 2. Unfallverhütungsvorschrift. Betriebsärzte und Fachkräfte für Arbeitssicherheit (https://publikationen.dguv.de/widgets/pdf/download/article/1195, Zugriff am 05.05.2024).

DRV: Deutsche Rentenversicherung Bund (DRV) (2018) Leistungen zur Teilhabe am Arbeitsleben (LTA) Rahmenkonzept der Deutschen Rentenversicherung (https://www.deutsche-rentenversicherung.de/SharedDocs/Downloads/DE/Experten/infos_reha_einrichtungen/konzepte_systemfragen/konzepte/rahmenkonzept_lta_datei.html, Zugriff am 05.05.2024).

DSW-IBS: Deutsches Studentenwerk (DSW), Informations- und Beratungsstelle Studium und Behinderung (IBS) (2023) Handbuch Studium und Behinderung – Informationen für Studierende und Studieninteressierte mit Behinderungen und chronischen Krankheiten (https://www.studierendenwerke.de/themen/studieren-mit-behinderung/handbuch-studium-und-behinderung, Zugriff am 05.05.2024).

Lawn ND, Bamlet WR, Radhakrishnan K, O'Brien PC, So EL (2004) Injuries due to seizures in persons with epilepsy: a population-based study. Neurology 63 (9): 1565–1570.

May TW, Pfäfflin M (2013) Aspekte und Determinanten der Lebensqualität bei Menschen mit Epilepsie in ambulanter neurologischer Behandlung (EPIDEG-Studie II). In: Coban I, Lippold M, Thorbecke RV, SbEe (Hrsg.) Sozialarbeit bei Epilepsie Vol. 12. Bielefeld: Bethel Verlag.

Nishida T, Terada K, Ikeda H, Inoue Y (2020) Seizures, accidental injuries at work, and reasons for resignation in people with epilepsy. Epilepsy Behav 111: 107237.

SchwbAV: Schwerbehinderten-Ausgleichsabgabeverordnung vom 28. März 1988 (BGBl. I S. 484), die zuletzt durch Artikel 1 der Verordnung vom 24. November 2023 (BGBl. 2023 I Nr. 323) geändert worden ist.

SGB II: Das Zweite Buch Sozialgesetzbuch – Bürgergeld, Grundsicherung für Arbeitsuchende – in der Fassung der Bekanntmachung vom 13. Mai 2011 (BGBl. I S. 850, 2094), das zuletzt durch Artikel 5 des Gesetzes vom 27. März 2024 (BGBl. 2024 I Nr. 107) geändert worden ist.

SGB III: Das Dritte Buch Sozialgesetzbuch – Arbeitsförderung – (Artikel 1 des Gesetzes vom 24. März 1997, BGBl. I S. 594, 595), das zuletzt durch Artikel 3 des Gesetzes vom 17. Juli 2023 (BGBl. 2023 I Nr. 191) geändert worden ist.

SGB VI: Das Sechste Buch Sozialgesetzbuch – Gesetzliche Rentenversicherung – in der Fassung der Bekanntmachung vom 19. Februar 2002 (BGBl. I S. 754, 1404, 3384), das zuletzt durch Artikel 6 des Gesetzes vom 27. März 2024 (BGBl. 2024 I Nr. 107) geändert worden ist.

SGB IX: Neuntes Buch Sozialgesetzbuch vom 23. Dezember 2016 (BGBl. I S. 3234), das zuletzt durch Artikel 6 des Gesetzes vom 22. Dezember 2023 (BGBl. 2023 I Nr. 412) geändert worden ist.

Specht U, Coban I, Bien CG, May TW (2015) Risk factors for early disability pension in patients with epilepsy and vocational difficulties – Data from a specialized rehabilitation unit. Epilepsy Behav 51: 243–248.

Steinwede J, Harand J (2022) Abschlussbericht Repräsentativbefragung zur Teilhabe von Menschen mit Behinderung. Forschungsbericht Bundesministerium für Arbeit und Soziales FB598). infas – Institut für Angewandte Sozialwissenschaft GmbH. Berlin (https://www.ssoar.info/ssoar/bitstream/handle/document/79969/ssoar-2022-

steinwede_et_al-Abschlussbericht_Reprasentativbefragung_zur_Teilhabe_von.pdf?sequence=1&isAllowed=y&lnkname=ssoar-2022-steinwede_et_al-Abschlussbericht_Reprasentativbefragung_zur_Teilhabe_von.pdf, Zugriff am 05.05.2024).
Thorbecke R, Coban I, Schierbaum D, Specht U (2017) Gefährdungsbeurteilung bei Epilepsie. DGUV Information 250-001 »Berufliche Beurteilung bei Epilepsie und nach erstem epileptischen Anfall«. ASU Arbeitsmed Sozialmed Umweltmed 52: 814–816.
Wo MC, Lim KS, Choo WY, Tan CT (2015) Employability in people with epilepsy: A systematic review. Epilepsy research 116: 67–78.
Wörmann D (2018) Inklusionsunternehmen als andere Leistungsanbieter. In: Deutsche Vereinigung für Rehabilitation Beitrag, Diskussionsforum Rehabilitations- und Teilhaberecht. Fachbeitrag A10-2018 unter www.reha-recht.de, 14.06.2018 (https://www.reha-recht.de/fileadmin/user_upload/RehaRecht/Diskussionsforen/Forum_A/2018/A10-2018_Andere_Leistungsanbieter.pdf, Zugriff am 05.05.2024).
Zapfel S (2023) Menschen mit Behinderung am Arbeitsmarkt. In: Bpb Bundeszentrale für politische Bildung (BpB) (https://www.bpb.de/themen/inklusion-teilhabe/behinderungen/521209/menschen-mit-behinderung-am-arbeitsmarkt/, Zugriff am 05.05.2024).

4 Medizinische Rehabilitation

Ingrid Coban

Der rehabilitative Gedanke als gesundheitsorientierte medizinische Behandlung, Erholung und Regeneration sowie (Wieder)Erlangen von Belastbarkeit wurde früh in einem ganzheitlichen Kontext betrachtet. Medizinische Rehabilitation ist eine langjährig etablierte Leistung, um dies zu realisieren, in der Regel mit Blick auf die Erhaltung von Arbeits- und Erwerbsfähigkeit.

Fallbeispiel

Bei Herrn B. bestand eine strukturelle fokale Epilepsie seit dem Kleinkindalter mit bewusst erlebten olfaktorischen Anfällen, fokalen Anfällen mit Automatismen und hyperkinetischen Elementen und bilateral tonisch-klonischen Anfällen. Im jungen Erwachsenenalter erfolgte eine Temporallappenresektion links. Postoperativ bestand Anfallsfreiheit für 22 Jahre, auch ohne anfallssupprimierende Medikamente (ASM). Dann traten ohne erkennbaren Auslöser bilateral tonisch-klonische Anfälle auf und die ASM wurden wieder eindosiert. Ein erneuter epilepsiechirurgischer Eingriff wurde ausgeschlossen und die Prognose auf nachhaltige Anfallsfreiheit unter ASM als noch unsicher eingeschätzt.

Herr B. berichtete, nach seinem Realschulabschluss eine Ausbildung zum Tischler und zum Zimmermann absolviert zu haben. Er sei durchgehend im Beruf tätig gewesen, z. B. in den Bereichen Dachkonstruktion, Bau von Fertighäusern, Sanierung von Fachwerkhäusern. Er habe alle üblichen Arbeiten ausgeführt, Maschinen und Geräte genutzt sowie Arbeiten mit erhöhter Absturzgefahr ausgeübt. Zuletzt habe er die Meisterschule besucht, es fehlten noch Abschlussprüfungen in den praktischen Teilen. Die betriebswirtschaftlichen Inhalte und die Ausbildereignung habe er bereits bestanden. Allerdings könne er erkrankungsbedingt die Praxis-Prüfung nicht abschließen, dazu müsse er unter anderem Ketten- und Kreissägen nutzen. Seine letzte Stelle habe er durch das erkrankungsbedingte Verbot, holzbearbeitende Maschinen zu nutzen und Arbeiten mit Absturzgefahr zu verrichten, aufgeben müssen.

Er sei arbeitslos gemeldet und erhalte Arbeitslosengeld 1. Die Vermittlung gestalte sich schwierig, da er Haupttätigkeiten in seinen Berufen nicht ausüben könne, außerdem sei er nicht fahrgeeignet und könne mögliche Arbeitsorte nicht erreichen.

Herr B. und seine Familie waren sehr besorgt über die erneuten Anfälle und die berufliche Perspektive bei unklarer Behandlungsprognose.

Eine epilepsiespezifische medizinische Rehabilitation wurde empfohlen – mit den Schwerpunkten neuropsychologische Untersuchung und Training, psychiatrisch und psychotherapeutische Evaluation und Hilfen zur Krankheitsverarbeitung, Epilepsieschulung, medizinische Belastungserprobung zur Objektivierung der psychisch-physischen Belastbarkeit, individuelle arbeitsmedizinische Gefährdungsbeurteilung und Entwicklung tragfähiger beruflicher Perspektiven.

Mit bewilligter Rehabilitationsmaßnahme durch die DRV erhielt Herr B. einen zeitnahen Aufnahmetermin. Deutlich wurde eine hohe emotionale Belastung durch die plötzlich eingetretenen Einschränkungen in mehreren Lebensbereichen aufgrund der Anfallsrezidive, weswegen neben den psychotherapeutischen Gruppen auch Einzeltermine stattfanden. Die neuropsychologische Diagnostik ergab unauffällige Leistungen in Kurzzeit- und Arbeitsgedächtnis, in basalen Aufmerksamkeitsfunktionen, Interferenz- und Umstellfähigkeit und der Visuo-Konstruktion sowie im episodischen Gedächtnis. Lediglich bei komplexen Aufmerksamkeitsfunktionen wurden leichte Auffälligkeiten bemerkt und Trainingsmittel eingeführt. Im Rahmen anspruchsvoller handwerklicher Tätigkeiten in der Ergotherapie sowie einer medizinischen Belastungserprobung in der Verwaltung eines Großhandels konnten keine kognitiven Störungen bemerkt werden.

Eine berufliche Neuorientierung wurde überlegt, da in den erlernten Berufsfeldern bei der Nutzung von üblichen Gerätschaften und Maschinen eine meist ein- bis zweijährige Anfallsfreiheit erforderlich ist und Tätigkeiten über drei Meter oder Tätigkeiten mit erhöhter Absturzgefahr langfristig nicht mehr möglich waren (DGUV 250-001, ▶ Kap. 3).

Im Fokus der gemeinsamen Gespräche standen Überlegungen, wie die bereits erworbene Berufserfahrung für andere berufliche Pläne genutzt werden kann, z.B. für Planungs- und Konstruktionstätigkeiten – die jedoch ebenfalls mit der Besichtigung und Begehung der Baustellen verbunden sein können. Durch die Belastungserprobung entwickelte Herr B. die Idee, seine Berufserfahrung mit einer kaufmännischen Tätigkeit zu verknüpfen, sodass als Ziel eine Umschulung zum Groß- und Außenhandelskaufmann Schwerpunkt Baustoffe erarbeitet werden konnte. Zum Abschluss der medizinischen Rehabilitation wurde ein Antrag auf Teilhabe am Arbeitsleben (LTA) eingereicht und seitens der DRV eine Bewilligung erteilt, inklusive eines dreimonatigen Lehrgangs zur Vorbereitung auf die Neuqualifizierung.

> **Gut zu wissen**
>
> Mit der Bismarck'schen Sozialgesetzgebung und Implementierung der Kranken- (1884), Unfall- (1885) und Invaliditäts- und Altersversicherung (1891) entstanden als Träger der Rentenversicherung die Landesversicherungsanstalten. Diese finanzierten von Beginn an Heilverfahren, um Erwerbsunfähigkeit und damit den Bezug einer Invalidenrente zu

Rehabilitativer Grundsatz: »Reha vor Rente«

vermeiden (Wehner 2019). Dies kann als Ursprung des heute noch gültigen Grundsatzes »Reha vor Rente« angesehen werden. Im Vordergrund der rehabilitativen Maßnahmen stand zunächst bis in die 1960er-Jahre die Tuberkulose (Wehner 2019), was den Aufbau von »Heilstätten« mit sich brachte.

Medizinische Rehabilitation wurde zur etablierten Regelleistung der Deutschen Rentenversicherung (DRV). Eine Ausweitung erfolgte im Jahr 1962, als das damalige Fürsorgerecht durch das Bundessozialhilfegesetz (BSHG) abgelöst wurde, damit erhielten Menschen mit körperlichen, geistigen und seelischen Beeinträchtigungen ohne Leistungsanspruch gegenüber der DRV ebenfalls einen Anspruch auf rehabilitative Leistungen (DVfR ohne Datum). Mit dem im Jahr 1974 in Kraft getretenen »Gesetz über die Angleichung der Leistungen zur Rehabilitation« (»Reha-Angleichungsgesetz«) wurden die gesetzlichen Krankenversicherungen (GKV) als Rehabilitationsträger eingebunden und damit bekamen Nicht-Erwerbstätige wie Hausfrauen und Kinder Zugang zu medizinischer Rehabilitation und Prävention (Wehner 2019).

Insbesondere die 1990er-Jahre werden als Reformperiode beschrieben, die zum Neunten Sozialgesetzbuch (SGB IX) »Rehabilitation und Teilhabe behinderter Menschen« führte, das im Juli des Jahres 2001 in Kraft getreten ist. Damit wurde das heutige Rehabilitationssystem etabliert (Wehner 2019).

> Grundlegend für eine medizinische Rehabilitation ist die bio-psycho-soziale Sichtweise

Grundlegend für eine medizinische Rehabilitation ist die bio-psycho-soziale Sichtweise und die multiprofessionelle Herangehensweise im rehabilitativen Prozess. Die Deutsche Vereinigung für Rehabilitation e. V. (DVfR) weist in ihrer Definition darauf hin, dass Rehabilitation:

> Medizinische Rehabilitation ist ein multiprofessioneller und interdisziplinärer Prozess

- Menschen mit bestehender oder drohender Behinderung und deren Recht auf Selbstbestimmung fördert.
- ein an individuellen Teilhabezielen orientierter und geplanter, multiprofessioneller und interdisziplinärer Prozess ist.
- medizinische, therapeutische, pflegerische, soziale, berufliche, pädagogische oder technische Angebote einschließlich der Anpassung des Umfelds umfasst.
- auf die Stärkung von körperlichen, geistigen, sozialen und beruflichen Fähigkeiten und die gleichberechtigte Teilhabe in allen Lebensbereichen abzielt (DVfR 2020).

4.1 Medizinische Rehabilitation als Teilhabeleistung

Medizinische Rehabilitation ist eine Komponente des sozialrechtlichen Leistungssystems der Rehabilitation und Teilhabe, dazu gehören nach § 5 SGB IX folgende Leistungen:

1. Leistungen zur medizinischen Rehabilitation
2. Leistungen zur Teilhabe am Arbeitsleben
3. unterhaltssichernde und andere ergänzende Leistungen
4. Leistungen zur Teilhabe an Bildung
5. Leistungen zur sozialen Teilhabe (SGB IX 2023)

Medizinische Rehabilitation ist dann notwendig, wenn ambulante und stationäre Behandlung nicht ausreicht und ein ganzheitlich angelegtes multimodales und interdisziplinäres Behandlungskonzept erforderlich wird (DRV 2009; DRV 2014).

Medizinische Rehabilitation, wenn ambulante und stationäre Behandlung nicht ausreicht

Medizinische Rehabilitation kann stationär, ambulant oder mobil stattfinden, dies ist abhängig von Indikation, Bedarf an Unterstützung und Therapien und nicht zuletzt von der Angebotsstruktur am Wohnort. Sehr spezialisierte Rehabilitationskliniken können nicht flächendeckend zur Verfügung stehen.

4.1.1 Leistungsträger

Welcher Träger für welche Leistung im Einzelfall zuständig ist, hängt von der Ursache der Rehabilitationsnotwendigkeit ab, dem Rehabilitationsziel und dem sozialversicherungsrechtlichen Verlauf der jeweiligen Person (§ 6 SGB IX) (SGB IX 2023).

Die erste Frage ist die der Zuständigkeit

An diesem gegliederten System der Zuständigkeiten verschiedener Leitungsträger wurde bei allen Veränderungen und Anpassungen der rehabilitativen Regel- und Gesetzeswerke mit dem Argument festgehalten, dass dadurch Leistungen zielgerichtet abgestimmt werden können (Wehner 2019).

Allerdings erleichtert dies nicht die erste Frage: Wo wird der Antrag auf eine medizinische Rehabilitation eingereicht? ▶ Tab. 4.1 stellt einen Überblick dar.

Tab. 4.1: Reha: Leistungsträger

Leistungsträger	Zuständig für
Gesetzliche Rentenversicherung	• sozialversicherungspflichtig Beschäftigte, vorausgesetzt wird eine bestimmte Mindestversicherungszeit (Wartezeit) (§ 11 SGB VI) • befristet erwerbsgemindert berentete Personen

Tab. 4.1:
Reha:
Leistungsträger
– Fortsetzung

Leistungsträger	Zuständig für
	• Kinder oder Jugendliche, die Waisenrente beziehen oder bei denen eine erziehungsberechtigte Person (auch Pflegeeltern, Großeltern oder volljährige Geschwister) die versicherungsrechtlichen Voraussetzungen erfüllt oder alters- oder erwerbsgemindert berentet ist (§ 15a SGB VI)
Gesetzliche Krankenversicherung	• Personen, die – altersberentet oder unbefristet voll erwerbsgemindert sind, – eine betriebliche Versorgung vor der Altersrente erhalten, – pflegebedürftig sind oder – die Wartezeit (s. o.) nicht erfüllen (§ 15 SGB VI).
Landwirtschaftliche Alterssicherung	Personen, die dort versichert sind (§ 6 (1) Ziff 4 SGB IX)
Gesetzliche Unfallversicherung, Berufsgenossenschaften	nach Arbeitsunfällen oder bei Berufskrankheiten (§ 26 SGB VII)
Soziales Entschädigungsrecht (SER)	Personen, die nach Entschädigungsrecht anerkannt sind, z. B. nach Impfschäden, Opfer von Gewalttaten, Kriegen u. ä. (§ 6 (1) Ziff 5 SGB IX)
Sozialhilfe-/Eingliederungshilfeträger	wenn kein anderer Leistungsträger in Frage kommt (§ 6 (1) Ziff 7 SGB IX)
Jugendhilfeträger	bei Kindern und Jugendlichen in der Jugendhilfe-Zuständigkeit (§ 6 (1) Ziff 5 SGB IX), wenn kein anderer Leistungsträger in Frage kommt
Beihilfe, private Krankenversicherungen	• verbeamtete Personen haben gegebenenfalls Ansprüche nach der Bundesbeihilfeverordnung (vgl. §§ 34 ff. BBhVo), dem Bundesbeamtengesetz (vgl. § 46 (4) BBG) oder den entsprechenden Landesregelungen (BAR 2022) • bei privat Krankenversicherten kommt es darauf an, ob und in welcher Form medizinische Rehabilitation Bestandteil der versicherten Leistungen sind
Sondersysteme, berufsständische Versorgungswerke	bei kammerfähigen freien Berufen wie Medizin, Architektur, Steuerberatung und -bevollmächtigung, Wirtschaftsprüfung etc. ist die Bewilligung einer medizinischen Rehabilitation im Einzelfall beim Versorgungswerk zu erfragen (ABV ohne Datum)

Wenn Unsicherheiten bei der Zuständigkeit bestehen oder diese nicht zu klären ist, kann der Antrag an die GKV oder die DRV geschickt werden, dort muss innerhalb von zwei Wochen nach Antragseingang die Zuständigkeit geprüft werden und – bei Nichtzuständigkeit – der Antrag unverzüglich an den zuständigen Träger weitergeleitet werden (§ 14 SGB IX) (SGB 2023)

4.1.2 Voraussetzungen und allgemeine Ziele

Eine medizinische Rehabilitation kommt in Betracht, wenn die bisherige Behandlung in Form und Umfang nicht ausreicht. Meist liegen dann komplexe gesundheitliche Einschränkungen vor, verbunden mit Fähigkeitsstörungen und sozialen Beeinträchtigungen – häufig verknüpft mit der Erwerbssituation beziehungsweise der Erwerbsfähigkeit.

Reha bei gesundheitlichen und daraus entstehenden sozialen und beruflichen Beeinträchtigungen

Ergänzend zu den o. g. versicherungsrechtlichen Voraussetzungen, müssen noch persönliche Voraussetzungen erfüllt werden, wie in ▶ Tabelle 4.2 dargestellt (DRV 2010; G-BA 2023).

Voraussetzung	Das bedeutet
Rehabilitationsbedürftigkeit	Wegen körperlichen, geistigen oder seelischen Erkrankungen und Schädigungen sind alltagsrelevante Aktivitäten nicht nur vorübergehend beeinträchtigt und können mit einzelnen Maßnahmen wie medizinische Behandlung, Physiotherapie, Ergotherapie usw. nicht wiederhergestellt werden. *Zusätzliches Kriterium der DRV* Die Erwerbsfähigkeit ist aus gesundheitlichen Gründen erheblich gefährdet oder gemindert.
Rehabilitationsfähigkeit	Motivation ist vorhanden und die körperliche und geistige Belastbarkeit ist so stabil, dass die notwendigen Behandlungen, Therapien und Beratungen möglich sind. Die Person ist im Alltag selbständig, kann sich versorgen und aktiv fortbewegen (gegebenenfalls mit Hilfsmitteln), ist orientiert und kooperationsfähig.
Positive Rehabilitationsprognose	Das Rehabilitationsziel kann voraussichtlich erreicht werden. Die alltagsrelevanten Beeinträchtigungen können beseitigt, vermindert oder vermieden werden, alternativ können Ersatzstrategien für den Alltag gelernt werden. *Zusätzliches Kriterium der DRV* Die (Wieder)Eingliederung in das Erwerbsleben ist möglich oder das vorzeitige Ausscheiden wird verhindert.

Tab. 4.2: Reha: Voraussetzungen (Rehabilitationsbedürftigkeit, Rehabilitationsfähigkeit und positive Rehabilitationsprognose)

Zusammenfassend soll medizinische Rehabilitation mit einer interdisziplinären Herangehensweise im Sinne des ganzheitlichen Ansatzes des bio-psycho-sozialen Modells der Weltgesundheitsorganisation (WHO) die Folgen einer Krankheit beseitigen, bessern oder eine Verschlechterung abwenden und dabei Kontextfaktoren im Blick haben. Ziel ist eine weitestgehende Teilhabe am Leben in der Gesellschaft, insbesondere in Familie, Arbeit und Beruf, und die Vermeidung von Pflegebedürftigkeit (BAR 2022; WHO 1981).

4.1.3 Anschlussrehabilitation

Eine AHB wird aus der stationären Behandlung heraus beantragt

Eine Anschlussrehabilitation (AHB) kommt bei bestimmten Indikationen direkt nach der stationären Krankenhausbehandlung in Betracht, wenn eine nahtlose oder zumindest zügige rehabilitative Behandlung und Therapie stattfinden soll. Angestrebt ist ein AHB-Beginn innerhalb von 14 Tagen nach Krankenhausentlassung (in Ausnahmefällen bis zu vier Wochen), vorausgesetzt es besteht Rehabilitationsfähigkeit.

Ein epilepsiechirurgischer Eingriff ist eine Indikation für eine AHB

Um welche Indikationen es sich handelt, ist im AHB-Indikationskatalog der DRV aufgeführt, der ebenso von der GKV zugrunde gelegt wird. Eine Indikation für eine AHB ist der »Zustand nach epilepsiechirurgischer Operation« (DRV Bund 2018; G-BA 2023).

Eine AHB kann ganztägig ambulant – soweit entsprechende Angebote wohnortnah zur Verfügung stehen – oder stationär erfolgen. Die Voraussetzungen »rehabilitationsbedürftig«, »rehabilitationsfähig« und »positive Rehabilitationsprognose« gelten hier ebenso (DRV Bund 2018).

Bei einer AHB geht es darum, beeinträchtigte oder verlorengegangene Funktionen und Fähigkeiten wiederherzustellen oder zu kompensieren und den Belastungen und Erfordernissen des Alltags und des Erwerbslebens bestmöglich standhalten zu können. Nicht immer ist direkt nach einer AHB schon eine ausreichende Belastbarkeit gegeben, je nach Erkrankung ist oft weitere Rekonvaleszenz notwendig, dies wird während der AHB geplant.

4.1.4 Übergang zur Teilhabe am Arbeitsleben

Medizinische und berufliche Rehabilitation sind zwei Säulen der Teilhabe

Medizinische Rehabilitation und Leistungen zur Teilhabe am Arbeitsleben (früher: berufliche Rehabilitation) sind zwei Säulen, die sich annähernd in der gleichen Zeit entwickelt haben, aber getrennt voneinander beantragt, geplant und durchgeführt wurden und noch werden. In den 1980er Jahren wurde diese Trennung vor allem für die Teilhabe von Menschen mit komplexen Beeinträchtigungen, mit chronischen Erkrankungen und Komorbiditäten als kontraproduktiv wahrgenommen. Unter dem Dach der Bundesarbeitsgemeinschaft der medizinisch-beruflichen Rehabilitationseinrichtungen (BAG mbReha) entstand ein Netzwerk von Rehabilitationskliniken und -einrichtungen, die medizinische Rehabilitation und berufliche Belange vereinten und das Konzept der medizinisch-beruflichen Rehabilitation (mbReha) Phase 2 entwickelten. Dabei handelt es sich um eine verlängerte berufliche Trainingsphase unter Bedingungen einer medizinischen Rehabilitation für Menschen, die ein integratives Angebot mit ineinandergreifenden Leistungen benötigen (Dorsch et al. 2016).

Berufliche Fragestellungen stehen bei einer medizinischen Reha häufig im Vordergrund

Berufliche Belange stehen in einer medizinischen Rehabilitation häufig im Vordergrund. Um dies besser in den Blick zu nehmen, wurde seitens der DRV Bund ein gestuftes Konzept der medizinisch-beruflich orientierten Rehabilitation (MBOR) entwickelt, in dem sich berufliche Fragestellungen in unterschiedlicher Intensität wie ein roter Faden durch den gesamten Rehabilitationsprozess ziehen (DRV 2019). Ziel können geringfügige Veränderungen am Arbeitsplatz oder der persönlichen Einstellungen sein, oder das Bearbeiten besonderer beruflicher Problemlagen (BBPL) mit entsprechenden therapeutischen Maßnahmen wie einer Belastungserprobung unter alltagsnahen Bedingungen. Gegebenenfalls ergeben sich daraus konkrete LTA, die entsprechend empfohlen und initiiert werden können.

4.2 Epilepsie und Medizinische Rehabilitation

Epilepsie ist eine Erkrankung, die sich in verschiedenen Lebensbereichen einschränkend auswirken und negative psychische und soziale Konsequenzen haben kann. Wenn sich daraus die Notwendigkeit einer interdisziplinär-multimodalen Behandlung und Therapie ergibt, ist eine medizinische Rehabilitation in einer Klinik mit entsprechendem Schwerpunkt indiziert (DRV 2010; Holtkamp und May et al. 2023).

Interdisziplinär bedeutet, dass neben Medizin und Pflege Berufsgruppen wie Neuropsychologie, Psychotherapie, Soziale Arbeit, Ergotherapie, Sporttherapie und Physiotherapie an Behandlung, Beratung und Therapie beteiligt sind und weitere Berufsgruppen zumindest konsiliarisch einbezogen werden können, wie Logopädie oder Ernährungsberatung.

> Interdisziplinäre Behandlung und Beratung ist Grundlage der epilepsiespezifischen Rehabilitation

Da die Variabilität in Bezug auf Ursache der Epilepsie, Schwere und Häufigkeit der Anfälle und damit verbundene Risikofaktoren sowie die Behandlungsprognose groß ist (Hagemann et al. 2023), müssen die individuellen rehabilitativen Bedarfe an den jeweiligen Stand im Krankheits- und Behandlungsverlauf einer Person und deren Lebensphase angepasst werden. Stehen epilepsiespezifische Fragestellungen im Vordergrund, sollte eine Rehabilitationsklinik mit epileptologischem Schwerpunkt gewählt werden (DRV 2010; Coban und Specht 2021). Eine für Menschen mit Epilepsie entwickelte rehabilitative Behandlung mit interdisziplinärer Behandlung, Therapie, Beratung und Schulung wirkt sich positiv auf Lebensqualität, Krankheitsselbstmanagement und krankheitsbezogenes Wissen, emotionale Befindlichkeit, berufliche Eingliederungschancen, Erwerbstätigkeit und kognitives Funktionsniveau aus (Specht und Coban 2016; Farina et al. 2015; Thorbecke et al. 2014).

4.2.1 Zielgruppen

Rehabilitationsbedürftigkeit kann bei verschiedenen Personengruppen und in verschiedenen Erkrankungs- und Behandlungsphasen angenommen werden:

- Bei Menschen mit einer Epilepsie und kompliziertem Krankheitsverlauf, mit kognitiven und psychischen Beeinträchtigungen, Schwierigkeiten im

> Reha ist bei chronischer Epilepsie und Komorbiditäten sinnvoll

Umgang mit der Erkrankung und fehlende Krankheitsakzeptanz sowie Probleme bei der beruflichen Anpassung. Erreicht werden soll bei multiplen Problemkonstellationen eine Verbesserung und Wiederherstellung von Krankheitsselbstmanagement und der psycho-physischen Belastbarkeit sowie Wege in eine verbesserte berufliche und soziale Teilhabe (DRV 2010).

- **Reha kann schon nach erstem Anfall angebracht sein** — Rehabilitationsbedarf kann schon bei einem ersten Anfall oder der neu gestellten Diagnose einer Epilepsie deutlich werden. Nicht selten bestehen Unsicherheiten, wie sich die Erkrankung im sozialen und beruflichen Leben auswirken wird und Ängste vor weiteren Anfällen, was die Akzeptanz der Diagnose und die emotionale Anpassung erschwert (Coban und Specht 2021). Negative Verläufe der Lebensqualität und des emotionalen Wohlbefindens manifestieren sich früh nach der Diagnose (Hagemann et al. 2023) und in Schule, Ausbildung und Berufsleben können bereits erste Anfälle Komplikationen verursachen, beispielsweise wenn bestimmte Tätigkeiten nicht mehr ausgeübt werden können.

  In der Rehabilitationsklinik im Epilepsie-Zentrum Bethel wurde die Wirksamkeit des spezialisierten Behandlungs- und Beratungsprogramms für Menschen mit längerem Erkrankungsverlauf (> 5 Jahre Behandlung) und nach der Diagnose (< 1 Jahr Behandlung) untersucht. Beide Gruppen profitierten von der Rehabilitation: Besonders im Hinblick auf emotionale Anpassung, Aspekte der Lebensqualität, Informations- und Wissenstand über Epilepsie. Dadurch fühlten sich die befragen Personen weniger eingeschränkt, da sie Risikofaktoren besser einschätzen konnten (Hagemann et al. 2023).

- **Bei akut-symptomatischen Anfällen können ähnliche soziale und berufliche Einschränkungen entstehen** — Menschen mit akut-symptomatischen Anfällen im Rahmen von Autoimmun-Enzephalitiden können meist erfolgreich behandelt werden, trotzdem können soziale und berufliche Folgen entstehen, die denen von ersten epileptischen Anfällen oder Epilepsien entsprechen. Dies kann der Fall sein, wenn die Anfälle nicht sistieren, kognitive (Teil)Leistungsstörungen vorhanden sind, die sich voraussichtlich erst über einen längeren Zeitraum verbessern oder die bestehen bleiben können (Bien 2021). Oder aber, wenn Epilepsien als Folge von autoimmunen Hirnerkrankungen auftreten.

- **In der AHB nach Epilepsiechirurgie geht es um postoperative Rekonvaleszenz und Stabilisierung** — Ein epilepsiechirurgischer Eingriff ist eine Indikation für eine AHB (DRV 2018), um die postoperative Rekonvaleszenz unter rehabilitativen Bedingungen zu begleiten. Dies kann im Einzelfall nach einem Krankenhausaufenthalt aufgrund eines Status epilepticus oder einer schweren Anfallsserie und vergleichbarem Bedarf der Fall sein – Bewilligung des Kostenträgers vorausgesetzt.

  Im Vordergrund stehen:
  - die individuelle psycho-physische Belastbarkeit
  - die Behandlung möglicher postoperativer Beschwerden oder Einschränkungen
  - die Einstimmung auf einen postoperativen Alltag mit hohen Erwartungen an eine geänderte gesundheitliche Situation und verbesserten Chancen und Möglichkeiten
  - die Vorbereitung sozialer und/oder beruflicher Wiedereingliederung

Letzteres kann besonders relevant sein, denn auch eine AHB ist ein Ort für die mittel- und langfristige Planung beruflicher Perspektiven und trägt dazu bei, den Erwerbsstatus zu verbessern (Thorbecke et al. 2014; Specht und Bien 2021).

Dazu kann es sinnvoll sein, zum ersten postoperativen Kontrolltermin (ungefähr sechs bis acht Monate postoperativ) die Indikation für eine erneute medizinische Rehabilitation zu prüfen. Besonders dann, wenn:

- präoperativ eine zeitlich befristete Erwerbsminderungsrente überlegt wurde.
- weiterhin Arbeitsunfähigkeit besteht und gegebenenfalls die SWE nicht erfolgreich war.
- weiterhin Arbeitslosigkeit besteht und Vermittlungshemmnisse geklärt werden sollen (Specht und Coban 2018).

4.2.2 Fragestellungen und Ziele für eine medizinische Rehabilitation

Die Gründe für eine epilepsiebezogene medizinische Rehabilitation können sehr vielfältig sein. Meist handelt es sich um eine Kombination nachfolgender Fragestellungen und Ziele, unabhängig davon, ob die Epilepsie schon lange besteht, eben erst diagnostiziert wurde, ob es sich um einen ersten unprovozierten Anfall handelt oder um Folgen einer Autoimmun-Enzephalitis. Ein Überblick über Fragestellungen und Ziele einer medizinische Rehabilitation ist im Folgenden dargestellt.

Reha: Fragen und Ziele

Information und Selbstmanagement

Nicht nur Menschen mit neu diagnostizierter Epilepsie benötigen erkrankungsspezifische Informationen, auch bei Personen mit längerer Erkrankungsdauer sind Fehlinformationen verbreitet (Henning et al. 2019). Wissen über Epilepsien, Behandlung, Risiken und Folgen der Erkrankung sind die Grundlage für einen adäquaten Umgang mit der Epilepsie und Mitwirkung an der Behandlung.

Themen sind unter anderem:

- Behandlungsmöglichkeiten und -ziele verstehen, Management der medikamentösen Behandlung, Aufbau von Adhärenz
- Provokationsfaktoren für Anfälle erkennen
- Individuelle Risiken erkennen und lernen, damit umzugehen
- Strategien erarbeiten, um Einschränkungen zu vermeiden oder zu kompensieren

Rehabilitative Fragestellungen und Ziele für eine verbesserte Lebensqualität

- Informationsmanagement: Wann und wie sollen welche Personen im privaten und beruflichen Umfeld über die Erkrankung informiert werden.

Psychische Belastungen und psychiatrische Komorbidität

Anfallsbezogene Ängste durch die Unvorhersagbarkeit von Anfällen, dem damit verbundenen Kontrollverlust und die Möglichkeit körperlicher Verletzungen unterscheiden Epilepsien von anderen chronischen Krankheiten (Fisher et al. 2000). Angststörungen finden sich bei etwa 20 % der Menschen mit einer Epilepsie, die häufigste Komorbidität bei Epilepsie sind jedoch depressive Episoden mit einer Prävalenz von etwa 23 % (Mula et al. 2021). Ein weiterer Faktor für emotionale Belastung ist das Stigmatisierungserleben, wobei es häufig um eine vorweggenommene Stigmatisierung (»Felt Stigma« oder »Perceived Stigma«) geht und nicht um konkret erlebte Diskriminierung. Ein hoher Grad an subjektiver Stigmatisierung wiederum ist mit weniger sozialen Kontakten assoziiert (Thorbecke und Pfäfflin 2012). Stigmatisierungserleben zu reduzieren gelingt besonders durch Information und Kontakt zu gleichermaßen betroffenen Menschen (Chakraborty et al. 2021; Herrmann et al. 2016).

Edukative und therapeutische Themen sind beispielsweise:

- Angst vor Anfällen thematisieren
- Strategien für den Umgang mit der Erkrankung in allen Lebensbezügen entwickeln
- Stigma-Erleben reflektieren und Selbstvertrauen aufbauen
- Attributionsstile und pessimistische Voreinstellungen verändern
- Geeignete Coping-Strategien entwickeln

Vorhandene oder wahrgenommene kognitive Störungen

Subjektiv empfundene Gedächtnisstörungen werden in der Beratungssituation häufig beschrieben, oft verbunden mit der Angst vor einem fortschreitenden Abbau der kognitiven Leistungen. Die Unterscheidung zwischen subjektiv wahrgenommenen und objektivierbaren Einschränkungen ist nicht immer leicht. Nicht alles sind »Gedächtnisstörungen«, eine beeinträchtigte Aufmerksamkeit oder emotionale Beeinträchtigungen können das Lernen und Behalten ebenfalls stören (Grewe et al. 2016). Andererseits gibt es bei bestimmten Epilepsiesyndromen typische kognitive Störungsprofile, z. B. bei Temporallappenepilepsien (Grewe 2019).

Kognitive Störungen müssen sorgfältig erfasst und objektiviert werden, dies ist grundlegend für die Planung einer beruflichen Perspektive und Alltagsgestaltung.

- Einflussfaktoren, wie Art und Lokalisation einer gegebenenfalls vorhandenen Hirnläsion, Auswirkung von Anfällen, mögliche subklinische

epileptische Entladungen sowie unerwünschte Wirkungen der Medikation klären
- Abgleichen der interdisziplinären Ergebnisse mit dem Handeln der betroffenen Person und den Auswirkungen im Stationsalltag sowie bei den rehabilitativen Angeboten
- Auswirkungen auf sozialen und beruflichen Alltag abschätzen und Trainingsmaßnahmen etablieren (Lahr und Specht 2010)

Schwierigkeiten in Ausbildung und Arbeit und Strategien für die berufliche Perspektiven

Berufliche Perspektiven, Fragestellungen rund um den Ausbildungs- oder Arbeitsplatz und die Objektivierung der psychisch-physischen Belastbarkeit für den allgemeinen Arbeitsmarkt sind ein Schwerpunkt einer medizinischen Rehabilitation.

Menschen mit Epilepsie werden im Vergleich mit anderen Erkrankungen früher erwerbsgemindert berentet. Risikofaktoren sind psychiatrische Komorbidität, kognitive Einschränkungen, lange Arbeitsunfähigkeit und ein Rentenantrag ohne vorherige rehabilitative Abklärung (Thorbecke 2014; Specht et al. 2015; Specht und Coban 2016).

Aufgabe in der medizinischen Rehabilitation ist es, berufliche Entwicklung, erworbene Qualifikationen und (noch) vorhandenen Kenntnisse, persönlichen Ziele und Selbsteinschätzung und – die tatsächliche oder vermeintliche – Rolle der Anfallserkrankung für die Situation am Arbeitsplatz, für die Arbeitsunfähigkeit oder (Langzeit)Arbeitslosigkeit zu erheben.

Zu klären und zu planen sind im Einzelnen:

- Kontextfaktoren am Arbeitsplatz und tätigkeits- und personenbezogene Erwartungen
- Individuelle arbeitsmedizinisch relevante Einschränkungen
- Fähigkeitsstörungen und Barrieren und Fähigkeiten und Ressourcen, z. B. in Bezug auf
  - planerisches und Problemlöseverhalten,
  - Konzentrationsfähigkeit und Ablenkbarkeit,
  - Umstellungsfähigkeit und Neulernen,
  - motivationale Aspekte und
  - soziale Kompetenzen.
- Perspektiven durch Anpassungen am Arbeitsplatz, der Tätigkeiten oder der beruflichen Anforderungen
- Sind überhaupt Veränderungen möglich?
- Initiieren einer Stufenweisen Wiedereingliederung (SWE), wenn erforderlich und möglich
- Konkrete berufliche Perspektiven und Leistungen der Teilhabe
- Strategien für Ausbildungs- und Arbeitsplatzsuche und Verhalten in Bewerbungen, beispielsweise:

- Wie kann die Erkrankung so mitgeteilt werden, dass Befürchtungen beim Gegenüber gar nicht erst entstehen?
- Wie werden die persönlichen Kompetenzen und Stärken in den Vordergrund gestellt und nicht die Epilepsie?

Belastungserprobung

Mit einer Belastungserprobung kann im Verlauf einer medizinischen Rehabilitation die psychische und physische Belastbarkeit objektiviert werden, als mbReha Phase 2 oder im Rahmen einer spezifischen MBOR (Dorsch et al. 2016; DRV 2018).

Ob die Belastungserprobung als interne oder externe Erprobung erfolgt, hängt von verschiedenen Faktoren ab – wie weitere therapeutische Schwerpunkte, Anfallssituation, Wegefähigkeit etc. Realitätsnahe Bedingungen lassen sich meist nur mit externen Belastungserprobungen in Kooperation mit Firmen, Dienstleistungsbetrieben, Einrichtungen der beruflichen Teilhabe o. ä. herstellen (Coban und Specht 2021).

An eine Belastungserprobung ist vor allem bei Arbeitslosigkeit, langer Arbeitsunfähigkeit oder sonstiger unklarer qualitativer und quantitativer Leistungsfähigkeit zu denken:

- um Fähigkeiten und Motivation zu erkennen und zu aktivieren,
- um berufliche Rahmenbedingungen zu erproben – wie Auswirkung von Anfällen am Arbeitsplatz, individualisierte Pausenregelung und das Gestalten von Sicherheitsvorkehrungen,
- um Strategien in der beruflichen Interaktion und zur Vermeidung subjektiv belastender Situationen einzuüben sowie
- als Wegetraining bei anfallsbezogenen Ängsten.

Verbesserung der körperlichen Fitness und Belastbarkeit inklusive Sportberatung

Sport- und Bewegungstherapie hat in der medizinischen Rehabilitation einen hohen Stellenwert, nicht nur zur allgemeinen Gesundheitsförderung und Motivation zur langfristigen regelmäßigen Sportausübung, sondern ebenso für Erhalt und Verbesserung der Leistungsfähigkeit und Erprobung der körperlichen Belastbarkeit im Hinblick auf das Erwerbsleben (DRV 2009).

Für Menschen mit einer Epilepsie kommen noch andere Komponenten hinzu, wie in ▸ Kap. 8.2 beschrieben wird.

Praxistipps

- Der Zuständigkeitsnavigator der BAR ermöglicht einen guten Überblick über mögliche Leistungsträger: www.reha-zustaendigkeitsnavigator.de
- Antragsformulare der DRV können auf deren Webseite heruntergeladen werden.
- Antragsformulare der GKV müssen in der Regel persönlich angefordert werden.
- Privat krankenversicherte Personen sollten Möglichkeiten und Bedingungen mit ihrer PKV klären.
- Ärztliche Stellungnahme und Reha-Begründung sollte dem Antrag gleich beigelegt werden.
- Der Wunsch nach einer bestimmten Rehabilitationsklinik wird bereits mit dem Antrag abgefragt (§ 8 SGB IX Wunsch- und Wahlrecht).
- Bei Antrags-Ablehnung kann innerhalb von vier Wochen Widerspruch eingelegt werden.
- Wenn die ausgewählte Klinik nicht den Erfordernissen oder der Spezialisierung entspricht, kann (mit entsprechender Begründung) eine Änderung gefordert werden.

Literatur

ABV: Arbeitsgemeinschaft berufsständischer Versorgungseinrichtungen e. V. (ABV) (ohne Datum) Berufsständische Versorgungswerke (https://www.abv.de/berufsstaendische-versorgungswerke.html, Zugriff am 02.05.2024).

BAR: Bundesarbeitsgemeinschaft für Rehabilitation e. V. (BAR) (2022) Rehabilitation und Teilhabe – Ein Wegweiser (https://www.bar-frankfurt.de/fileadmin/dateiliste/_publikationen/reha_grundlagen/pdfs/WegweiserHandbuch2020.RZweb.pdf, Zugriff am 02.05.2024).

Bien CG (2021) Anfälle im Rahmen von Autoimmun-Enzephalitiden und Autoimmun-Epilepsien. In: Bien CG (Hrsg.) Allgemeine Epileptologie. Das Bethel-Praxisbuch. Stuttgart: W. Kohlhammer. S. 48–53.

Chakraborty P, Sanchez NA, Kaddumukasa M, Kajumba M, Kakooza-Mwesige A, Van Noord M, Kaddumukasa MN, Nakasujja N, Haglund MM, Koltai DC (2021) Stigma reduction interventions for epilepsy: A systematized literature review. Epilepsy Behav 114 (Pt B): 107381.

Coban I, Specht U (2021) Fahreignung, berufliche Eignung, Rehabilitation. In: Bien CG (Hrsg.) Allgemeine Epileptologie. Das Bethel-Praxisbuch. Stuttgart: W. Kohlhammer. S. 93–116.

Coban I (2022) Medizinische, medizinisch-berufliche und berufliche Rehabilitation bei Epilepsien. In: Brodisch P (2022) Arbeitssicherheit bei Epilepsie. Ein Praxishandbuch. Berlin: Erich Schmidt Verlag.

Dorsch U, Keck T, Kulke H, Lecheler J, Liebich E, Mehrhoff F, Nordmann A, Rixecker D, Sailer M, Schupp W (2016) Positionspapier der Bundesarbeitsgemeinschaft der medizinisch-beruflichen Rehabilitationseinrichtungen e. V. (Phase II). Medizinisch-

Berufliche Rehabilitation gibt Menschen mit komplexen Beeinträchtigungen eine Chance auf dem Arbeitsmarkt (https://www.mbreha.de/fileadmin/downloads/Positionspapier-MuB.pdf, Zugriff am 02.05.2024).

DRV: Deutsche Rentenversicherung (2009) Rahmenkonzept zur medizinischen Rehabilitation (https://www.deutsche-rentenversicherung.de/SharedDocs/Downloads/DE/Experten/infos_reha_einrichtungen/konzepte_systemfragen/konzepte/rahmenkonzept_medizinische_reha.pdf?__blob=publicationFile&v=1, Zugriff am 02.05.2024).

DRV: Deutsche Rentenversicherung (2010) Leitlinie zur sozialmedizinischen Beurteilung bei Neurologischen Krankheiten (https://www.deutsche-rentenversicherung.de/SharedDocs/Downloads/DE/Experten/infos_fuer_aerzte/begutachtung/leitlinie_sozialmed_beurteilung_neurologie.html, Zugriff am 02.05.2024).

DRV Bund: Deutsche Rentenversicherung Bund (2018) Indikationskatalog für die Anschlussrehabilitation (AHB) (https://www.deutsche-rentenversicherung.de/SharedDocs/Downloads/DE/Experten/infos_fuer_aerzte/ahb_indikationskatalog.html, Zugriff am 02.05.2024).

DRV: Deutsche Rentenversicherung Bund (2019) Medizinisch-beruflich orientierte Rehabilitation. Anforderungsprofil zur Durchführung der Medizinisch-beruflich orientierten Rehabilitation (MBOR) im Auftrag der Deutschen Rentenversicherung (https://www.deutsche-rentenversicherung.de/DRV/DE/Experten/Infos-fuer-Reha-Einrichtungen/Grundlagen-und-Anforderungen/Konzepte-und-Positionspapiere/konzepte_positionspapiere.html, Zugriff am 03.05.2024).

DVfR: Deutsche Vereinigung für Rehabilitation e. V. (2020) Rehabilitation in Deutschland. Reha-Definition (https://www.dvfr.de/rehabilitation-und-teilhabe/reha-definition-der-dvfr/, Zugriff am 02.05.2024).

Farina E, Raglio A, Giovagnoli AR (2015) Cognitive rehabilitation in epilepsy: An evidence-based review. Epilepsy Res 109: 210–218.

Fisher RS, Vickrey BG, Gibson P, Hermann B, Penovich P, Scherer A, Walker S (2000) The impact of epilepsy from the patient's perspective I. Descriptions and subjective perceptions. Epilepsy Res 41: 39–51.

G-BA: Richtlinie des Gemeinsamen Bundesausschusses Richtlinie über Leistungen zur medizinischen Rehabilitation (Rehabilitations-Richtlinie/Reha-RL) in der Fassung vom 16. März 2004 veröffentlicht im Bundesanzeiger Nr. 63 (S. 6 769) vom 31. März 2004, in Kraft getreten am 1. April 2004, zuletzt geändert am 19. Januar 2023, veröffentlicht im Bundesanzeiger (BAnz AT 21.03.2023 B5), in Kraft getreten am 22. März 2023 (https://www.g-ba.de/downloads/62-492-3095/Reha-RL_2023-01-19_iK-2023-03-22.pdf, Zugriff am 02.05.2024).

Grewe P, Nikstat A, Koch O, Koch-Stoecker S, Bien CG (2016) Subjective memory complaints in patients with epilepsy: The role of depression, psychological distress, and attentional functions. Epilepsy Res 127: 78–86.

Grewe P, Schulz R, Woermann FG, Brandt C, Doll A, Hoppe M, Tomka-Hoffmeister M et al. (2019) Very long-term outcome in resected and non-resected patients with temporal lobe epilepsy with medial temporal lobe sclerosis: A multiple case-study. Seizure 67: 30–37.

Hagemann A, Lahr D, May TW, Speicher P, Hausfeld H, Coban I, Müffelmann B, Bien CG, Specht U (2023) Efficacy of a specialized inpatient rehabilitation program in patients with early versus chronic epilepsy. Epilepsy Behav. 142: 108999.

Henning O, Alfstad KA, Nakken KO, Lossius MI (2019) A call for better information about epilepsy: The patients' perspective – An online survey. Seizure 69: 173–179.

Herrmann LK, Welter E, Berg AT, Perzynski AT, Van Doren JR, Sajatovic M (2016) Epilepsy misconceptions and stigma reduction: Current status in Western countries. Epilepsy Behav 60: 165–173.

Holtkamp M*, May TW* (*geteilte Erstautorenschaft), Berkenfeld R, Bien CG, Coban I, Knake S, Michaelis R, Rémi J, Seeck M, Surges R, Weber Y et al. (2023) Erster epileptischer Anfall und Epilepsien im Erwachsenenalter, S2k-Leitlinie. In: Deutsche Gesellschaft für Neurologie (Hrsg.) Leitlinien für Diagnostik und Therapie in der Neurologie (https://dgn.org/leitlinie/erster-epileptischer-anfall-und-epilepsien-im-erwachsenenalter, Zugriff am 12.09.2023).

Kemp S, Garlovsky J, Reynders H, Caswell H, Baker G, Shah E (2016) Predicting the psychosocial outcome of epilepsy surgery: A longitudinal perspective on the »burden of normality«. Epilepsy Behav 60: 149–152.

Lahr D, Specht U (2010) Relevanz der Neuropsychologie für die Rehabilitation von Epilepsiepatienten. Akt Neurol 37: 25–34.

Mula M, Kanner AM, Jetté N, Sander JW (2021) Psychiatric Comorbidities in People With Epilepsy. Neurol Clin Pract 11 (2): e112–e120.

SGB VI: Das Sechste Buch Sozialgesetzbuch – Gesetzliche Rentenversicherung – in der Fassung der Bekanntmachung vom 19. Februar 2002 (BGBl. I S. 754, 1404, 3384), das zuletzt durch Artikel 6 des Gesetzes vom 27. März 2024 (BGBl. 2024 I Nr. 107) geändert worden ist.

SGB VII: Das Siebte Buch Sozialgesetzbuch – Gesetzliche Unfallversicherung – (Artikel 1 des Gesetzes vom 7. August 1996, BGBl. I S. 1254), das zuletzt durch Artikel 3 des Gesetzes vom 22. März 2024 (BGBl. 2024 I Nr. 101) geändert worden ist.

SGB IX: Neuntes Buch Sozialgesetzbuch vom 23. Dezember 2016 (BGBl. I S. 3234), das zuletzt durch Artikel 6 des Gesetzes vom 22. Dezember 2023 (BGBl. 2023 I Nr. 412) geändert worden ist.

Specht U, Coban I, Bien CG, May TW (2015) Risk factors for early disability pension in patients with epilepsy and vocational difficulties – Data from a specialized rehabilitation unit. Epilepsy Behav 51: 243–248.

Specht U, Coban I (2016) Begutachtung bei Epilepsie – berufliche Ersteingliederung und Erhalt der Erwerbsfähigkeit. Der medizinische Sachverständige 112: 248–254.

Specht U, Coban I (2018) Rehabilitation nach Epilepsiechirurgie. Neurol Rehabil 24: 237–240.

Specht U, Bien CG (2021) Postoperatives Management. In: Bien CG (Hrsg.) Prächirurgische Diagnostik und chirurgische Epilepsietherapie. Stuttgart: W. Kohlhammer.

Thorbecke R, May T, Koch-Stoecker S, Ebner A, Bien CG, Specht U (2014) Effects of an Inpatient Rehabilitation Program after Temporal Lobe Epilepsy Surgery and other Factors on Employment two Years after Epilepsy Surgery. Epilepsia; 55: 725–733.

Thorbecke R, Pfäfflin M (2012) Social aspects of epilepsy and rehabilitation. In: Stefan H, Theodore WH (Hrsg.) Handbook of Clinical Neurology. Epilepsy, Part II. Handb Clin Neurol 108: 983–999.

Wehner C (2019) Die Rehabilitation der gesetzlichen Rentenversicherung in Geschichte und Gegenwart: Eine Einführung. In: Christoph Wehner (Hrsg.) Aufbrüche in der Rehabilitation Geschichte und Gegenwart der Rehabilitation in der gesetzlichen Rentenversicherung. sv:dok, Dokumentations- und Forschungsstelle der Sozialversicherungsträger.

WHO: World Health Organization Technical Report Series 668 (1981) Report of the WHO Expert Committee on Disability Prevention and Rehabilitation. World Health organization, Geneva (https://apps.who.int/iris/bitstream/handle/10665/40896/WHO_TRS_668.pdf?sequence=1&isAllowed=y, Zugriff am 02.05.2024).

5 Fahreignung und berufliche Mobilität

Ingrid Coban

Die fehlende Fahreignung ist für Menschen mit einer Epilepsie im Erwachsenenalter häufig die erste direkt erlebte Auswirkung der Epilepsie oder eines ersten epileptischen Anfalles. Je nachdem, wie die Person ihre Mobilität auf die Nutzung von Kraftfahrzeugen ausgerichtet hat, kann sich dies beruflich ganz erheblich einschränkend auswirken – auch für Jugendliche und junge Erwachsene in der Planung ihrer Ausbildungsmöglichkeiten und beruflichen Perspektiven.

Im Folgenden werden zunächst zusammenfassend die Regelungen zur Fahreignung erläutert (Stand: September des Jahres 2022) und danach die beruflichen Möglichkeiten hinsichtlich Arbeitsweg und Fahrten während der Arbeitszeit bei fehlender Fahreignung vorgestellt.

5.1 Kraftfahreignung

> **Gut zu wissen**
>
> *Erkrankungen und deren Symptome können die Fahreignung einschränken oder aufheben*
>
> Um den Führerschein zu erhalten, müssen bestimmte körperliche und geistige Fähigkeiten vorhanden sein (§ 11 (1) FeV) (FeV 2024), die mit der Abfrage der gesundheitlichen Situation im Antrag auf einen Führerschein, dem Sehtest und der theoretischen und praktischen Führerscheinprüfung sowie sonstiger Nachweise (Personalausweis, Erste-Hilfe-Kurs) überprüft werden. Allerdings können im Verlauf des Lebens Erkrankungen oder andere »Mängel« auftreten, die die Fahreignung einschränken oder aufheben, was in der Anlage 4 zu den §§ 11, 13 und 14 FeV präzisiert wird: Dies ist eine Aufstellung häufiger Erkrankungen, deren Symptome beim Führen von Kraftfahrzeugen mit erheblichen Verkehrsgefährdungen verbunden sein können (FeV 2024). Diese Regelungen und Leitlinien sind verbindlich und haben normativen Charakter, insofern kann ein Verkehrsunfall bei fehlender Fahreignung erhebliche zivil- und strafrechtliche Folgen haben (Holtkamp und May et al. 2023).
>
> Die Begutachtungsleitlinien zur Kraftfahreignung wiederum entstanden im Jahr 2000 aus der Zusammenführung der damals geltenden Schriften »Krankheit und Kraftverkehr« und »Psychologisches Gutachten Kraftfahr-

eignung« und enthalten Beurteilungsgrundsätze als Entscheidungshilfe einer gutachterlichen Stellungnahme im Einzelfall (BASt 2022). Es geht um die Auswirkung unterschiedlicher Erkrankungen, die die Fahreignung für eine längere Zeit einschränken oder aufheben können. Bei kurz andauernden und akuten Erkrankungen wird explizit auf das Verantwortungsbewusstsein der Verkehrsteilnehmenden verwiesen (BASt 2022; FeV 2024).

Die Bundesanstalt für Straßenwesen (BASt) übernimmt im Auftrag des Bundesministeriums für Verkehr, Bau und Stadtentwicklung (BMVBS) die Ausarbeitung und Überarbeitung der Leitlinien und bezieht medizinische Fachgesellschaften ein, damit der jeweils aktuelle Wissensstand zu Diagnostik, Behandlung und Prognose berücksichtigt wird (BASt 2022). Letzteres ist besonders wichtig, um z. B. bei Epilepsien die Rezidivrisiken in verschiedenen Phasen der Erkrankung und Behandlung berücksichtigen zu können (Coban und Specht 2021).

5.1.1 Regelungen bei Epilepsien

Die folgende ▶ Tab. 5.1 stellt die Begutachtungsleitlinien bei Epilepsien und epileptischen Anfällen mit den notwendigen Mindestfristen im Überblick dar. Die Begutachtungsleitlinie wird derzeit überarbeitet und erweitert und steht voraussichtlich im Jahr 2025 zur Verfügung.[3]

Die Leitlinie wird derzeit aktualisiert

Tab. 5.1: Kraftfahreignung (Tabelle nach Coban und Specht 2021)

Anfallssituation	Anfallsfreie Mindestfristen	
	Gruppe 1 (§§ 6, 6a FeV) Fahrzeuge der Klassen A, A1, A2, B, BE, AM, L, T	Gruppe 2 (§§ 6, 6a FeV) Fahrzeuge der Klassen C, C1, CE, C1E, D, D1, DE, D1E, Fahrerlaubnis zur Fahrgastbeförderung (FzF)
Erstmaliger, unprovozierter Anfall	6 Monate	2 Jahre
Erstmaliger, provozierter Anfall (mit plausiblem, vermeidbarem Auslösefaktor)	3 Monate (nach ausführlicher Diagnostik und ohne Hinweis auf eine beginnende Epilepsie)	6 Monate
Epilepsie	1 Jahr	keine Kraftfahreignung; Ausnahme: Mindestens 5-jährige Anfallsfreiheit ohne medikamentöse Therapie

---

3 Sie ist dann auf der Website des Bundesamtes für Straßenverkehrswesen einzusehen (https://www.bast.de), Stichwort »Begutachtung Leitlinien zur Kraftfahreignung«.

Tab. 5.1: Kraftfahreignung (Tabelle nach Coban und Specht 2021) – Fortsetzung

Anfallssituation	Anfallsfreie Mindestfristen	
	Gruppe 1 (§§ 6, 6a FeV) Fahrzeuge der Klassen A, A1, A2, B, BE, AM, L, T	Gruppe 2 (§§ 6, 6a FeV) Fahrzeuge der Klassen C, C1, CE, C1E, D, D1, DE, D1E, Fahrerlaubnis zur Fahrgastbeförderung (FzF)
		(auch bei erstem Anfall und Hinweise auf erhöhtes Rezidivrisiko)
Ausschließlich an den Schlaf gebundene Anfälle	3 Jahre Beobachtungszeit	keine Kraftfahreignung
Ausschließlich einfach-fokale Anfälle ohne motorische, sensorische oder kognitive Beeinträchtigung der Fahreignung	1 Jahr Beobachtungszeit (wenn durch Fremdbeobachtung gesichert ist, dass keine Störung des Bewusstseins auftritt)	keine Kraftfahreignung
Anfallsrezidiv bei bestehender Fahreignung nach langjähriger Anfallsfreiheit	6 Monate 3 Monate (bei vermeidbarem Provokationsfaktor)	keine Kraftfahreignung
Beendigung einer antiepileptischen Therapie bei Anfallsfreiheit	keine Eignung während der Reduktion des letzten Medikamentes sowie die ersten 3 Monate ohne Medikation (Abweichung in Einzelfällen möglich)	keine Kraftfahreignung

> Für die Beurteilung der Fahreignung ist eine ausführliche fachärztliche Diagnostik erforderlich

Für die Beurteilung der Fahreignung ist eine ausführliche fachärztliche Diagnostik erforderlich, insbesondere die Regelungen nach einem erstmaligen epileptischen Anfall, ebenso die Ausnahmen bei ausschließlich an den Schlaf gebundenen Anfällen und ausschließlich bewusst-erlebten (einfach-fokalen) Anfällen erfordern eine differenzierte Beurteilung (Specht et al. 2018).

5.2 Kraftfahrzeug und Arbeitsweg

> Fehlende Fahreignung kann in beruflicher Hinsicht zum Problem werden

Gerade in beruflicher Hinsicht stellt die fehlende Fahreignung für Menschen mit einer Epilepsie ein Problem dar: Wenn die anfallsfreie Mindestfrist noch nicht erfüllt ist und noch keine Fahreignung besteht, aber die berufliche Tätigkeit oder die Ausbildung fortgesetzt werden könnte – und mit Alternativen zum PKW der Arbeitsplatz nicht erreicht werden kann.

Fallbeispiel

Frau L. ist 45 Jahre alt und langjährig in einem Familienbetrieb als Konditorin tätig. Sie berichtete Folgendes von ihrem Werdegang: Die Ausbildung habe sie in der väterlichen Bäckerei und Konditorei absolviert und sei danach mit ihrem damaligen Partner in ein anderes Bundesland gezogen. Sie hätten sich getrennt, aber in der Betreuung der gemeinsamen Töchter abgewechselt. Auch im Freundeskreis habe sie Unterstützung erhalten und so habe sie wieder berufstätig sein können und ihre jetzige Arbeitsstelle gefunden. Inzwischen seien ihre Töchter 17 und 20 Jahre alt und selbständig im Alltag.

Sie arbeite 30 Stunden in der Woche, allerdings sei Mehrarbeit die Regel, da nicht alle Stellen besetzt seien. Arbeitsbeginn sei für sie als Konditorin um 4:00 Uhr morgens. Neben ihren Aufgaben unterstütze sie die Bäcker und helfe am Vormittag gelegentlich im Laden aus. Inzwischen arbeite sie zweimal im Monat am Wochenende, das störe sie nicht, da sie so während der Woche einen Tag frei habe. Den Arbeitsweg von 20 Kilometer habe sie mit dem PKW zurückgelegt. Ihren Beruf übe sie sehr gerne aus und sie fühle sich am Arbeitsplatz sehr wohl, es sei wie eine zweite Familie.

Bei Frau L. trat nach einer Infektion mit sehr hohem Fieber ein Anfallsereignis auf. Bei einer ausführlichen stationären Diagnostik wurden keine Hinweise auf eine Epilepsie gefunden. Diagnostiziert wurde ein erstmaliger unprovozierter bilateral tonisch-klonischer Anfall, ein konkreter Zusammenhang mit der Infektion konnte nicht festgestellt werden.

Frau L. wurde die fehlende Fahreignung für sechs Monate mitgeteilt. Dies belastete sie sehr, da sie zu diesem Zeitpunkt fast sechs Wochen arbeitsunfähig war, sich wieder gut fühlte und mit dem Arbeitgeber bereits die Rückkehr an den Arbeitsplatz besprochen hatte: Sie wolle erst um 5:00 Uhr morgens beginnen und sich auf ihre Aufgaben konzentrieren. Insbesondere werde sie nicht an den großen Rühr- und Knetmaschinen und den Brotöfen arbeiten, zudem würden die Bäcker das Backen ihrer Teige für Gebäck und Torten übernehmen, sodass sie keinen Kontakt mit Hitze habe. Aber sie müsse unbedingt mit dem PKW zur Arbeit fahren.

Gemeinsam wurde der Arbeitsweg recherchiert: Die früheste Verbindung mit dem öffentlichen Personennahverkehr (ÖPNV) an den Arbeitsort während der Wochentage wäre um 07:00 Uhr möglich, mit einmaligem Umsteigen und Wartezeit wäre Frau L. gegen 8:00 Uhr am Arbeitsplatz. Für ihre Tätigkeit zu spät, da die vorbereitenden und Hauptarbeiten für Konditoreiwaren zu diesem Zeitpunkt bereits erledigt sein müssen. Eine Mitfahrgelegenheit konnte nicht herausgearbeitet werden, ein Bäcker wohne zwar auf der Strecke zu ihrem Wohnort, er müsse aber bereits um 2:00 Uhr am Arbeitsplatz sein. Der Weg nach Hause war mit dem ÖPNV möglich, allerdings mit einem Umweg aufgrund der Streckenführung der Busse und dadurch einem Arbeitsweg von 1 Stunde und 15 Minuten.

Beantragt wurde bei der Deutschen Rentenversicherung (DRV) ein Beförderungskostenzuschuss nach der Kraftfahrzeughilfeverordnung (KfzHV) für den Weg zur Arbeit mit einem Taxi als Leistung zur Teilhabe am Arbeitsleben (LTA). Frau L. legte Kostenvoranschläge regionaler Taxiunternehmen bei, sowie ein Schreiben ihres Arbeitgebers über die Notwendigkeit ihrer Arbeitskraft im Betrieb und einer Darstellung, wie ihre Tätigkeiten bereits angepasst wurden. Frau L. nahm außerdem im Antragsverlauf telefonisch Kontakt zur DRV auf, um ihr Anliegen persönlich zu unterstreichen. Der Antrag wurde bewilligt, befristet auf die Zeit der fehlenden Fahreignung.

> **Gut zu wissen**
>
> Der Weg zur Arbeit ist die direkte und unmittelbare (aber nicht unbedingt kürzeste) Wegstrecke zum Ort der beruflichen Tätigkeit und gilt noch nicht als Arbeitszeit, ist aber keine frei verfügbare Zeit, sondern wird als Obligationszeit bezeichnet, ein Bereich zwischen Privatsphäre und Erscheinen am Arbeitsplatz (Rau 2011).
>
> Die Beschäftigten können ihren Wohnort – und damit die Entfernung zum Arbeitsort – frei wählen, ebenso das Verkehrsmittel, mit dem der Arbeitsweg zurückgelegt wird: zu Fuß, mit dem Fahrrad, dem ÖPNV, einer Mitfahrgelegenheit oder einer Fahrgemeinschaft, allein mit dem eigenen PKW oder in einer Kombination verschiedener Möglichkeiten. Allerdings tragen die Beschäftigten das Wegerisiko, das heißt sie sind dafür verantwortlich, pünktlich am Arbeitsplatz zu erscheinen und ihre Arbeitsleistung zu erbringen. Ist das nicht der Fall, besteht kein Anspruch auf Arbeitsentgelt, auch dann nicht, wenn Straßen unpassierbar sind, der ÖPNV verspätet ist, ein Fahrraddefekt auftritt o. ä.: Die versäumte Arbeitszeit muss nachgeholt werden (Bundesarbeitsgericht 1982).
>
> Ein Unfall auf dem Arbeitsweg gilt versicherungsrechtlich als Wegeunfall und wurde dem Arbeitsunfall gleichgestellt (§ 8 (2) Nr. 1 SGB VII) (SGB VII 2024), sodass die Gesetzliche Unfallversicherung als Versicherungsträger greift (GUV 2022).

Beruflich Tätige müssen ihren Arbeitsweg selbst planen, sie tragen das Wegerisiko

5.2.1 Zumutbarkeit des Arbeitswegs

Kann der Arbeitsweg aufgrund der noch fehlenden Fahreignung nicht wie gewohnt mit dem PKW zurückgelegt werden, müssen zunächst Alternativen geprüft und genutzt werden – selbst wenn der Arbeitsweg dadurch mit einem höheren Zeitaufwand verbunden ist.

Was – unabhängig von den Verkehrsmitteln – ein unzumutbar langer Arbeitsweg ist, dazu gibt es keine expliziten gesetzlichen Angaben. Als Richtlinie kann § 140 (4) SGB III (SGB III 2023) angesehen werden, darin werden Rahmenbedingungen zur Arbeitsaufnahme für arbeitslose Personen benannt, inklusive zumutbare Pendelzeiten.

Als zumutbar werden angesehen:

- Zweieinhalb Stunden Arbeitsweg/Tag bei einer Arbeitszeit von mehr als sechs Stunden täglich
- Zwei Stunden Arbeitsweg/Tag bei einer täglichen Arbeitszeit von bis zu sechs Stunden

Allerdings können längere Wegezeiten zumutbar sein, wenn dies in der Region für alle Beschäftigten üblich ist (§ 140 (4) SGB III (SGB III 2023)).

Die Beurteilung der Zumutbarkeit hängt von verschiedenen Faktoren und den individuellen Umständen des Einzelfalls ab, besonders die Vereinbarkeit von Familie und Beruf, Betreuung der Kinder, Pflege der Eltern o. ä. (BA 2021).

> Was ein zumutbarer Arbeitsweg ist, hängt von verschiedenen Faktoren ab

5.2.2 Kraftfahrzeughilfe-Verordnung

Eine sozialrechtliche Kompensationsmöglichkeit, um einen Arbeitsplatz zu erreichen, kann ein Beförderungskostenzuschuss nach der KfzHV sein (§ 49 SGB IX (8) Ziff. 1, (3) Ziff. 1 und 7, § 9 KfzHV) (KfzHV 2021; SGB IX 2023).

Die KfzHV entstand als Leistung der beruflichen Rehabilitation für Menschen mit einer körperlichen Behinderung, um die Anschaffung und/oder Umrüstung eines Kraftfahrzeugs inklusive der notwendigen Fahrerlaubnis zu unterstützen, damit der jeweilige Arbeits- oder Ausbildungsort eigenständig erreicht werden kann. Eine Anerkennung als schwerbehinderter Mensch ist nicht notwendig.

> Kfz-Hilfe ist berufliche Teilhabe, eine Schwerbehinderung ist nicht erforderlich

Wenn die Person mit der Behinderung das Fahrzeug nicht selbst fahren kann und keine andere Person zur Verfügung steht, ist ein sogenannter Beförderungskostenzuschuss als Leistung in besonderen Härtefällen vorgesehen (§ 9 KfzHV) (KfzHV 2021). Allerdings unter der Voraussetzung, dass dies beruflich erforderlich ist, ansonsten der Arbeitsplatz gefährdet wäre und keine anderen Möglichkeiten zur Verfügung stehen.

Bei sozialversicherungspflichtig beschäftigten Personen liegt die Zuständigkeit in der Regel bei der DRV, dort können die entsprechenden Formulare eingeholt werden. In anderen Fällen kann die Agentur für Arbeit (AfA) zuständig sein, z. B. im Rahmen einer Vermittlung an einen Arbeitsplatz oder bei Ausbildungsplätzen. Für selbständig Tätige oder verbeamtete Personen kann direkt das Inklusionsamt oder Integrationsamt angesprochen werden. Die Höhe des Beförderungskostenzuschusses ist abhängig vom Einkommen der antragstellenden Person und von der Höhe der Beförderungskosten.

> Zuständig für einen Beförderungskostenzuschuss ist meist die DRV

5.2.3 Besonderheiten für Menschen mit einer Epilepsie

Das Problem des Arbeitswegs bei fehlender Fahreignung aber bestehender Arbeitsfähigkeit wird in den Leitlinien zur sozialmedizinischen Beurteilung bei neurologischen Krankheiten der DRV-Bund benannt:

> »Bereits nach einem erstmalig aufgetretenen Anfall oder einem situativen (Gelegenheits-)Anfall sind die Anforderungen zum Führen von Kraftfahrzeugen für eine bestimmte Beobachtungszeit, in der Anfallsfreiheit vorliegen muss, nicht erfüllt. Über die Einschätzung der Fahrtauglichkeit (...) informieren die ›Begutachtungs-Leitlinien zur Kraftfahreignung‹. Ist die Nutzung eines Kraftfahrzeugs zum Erreichen des Arbeitsplatzes erforderlich, ist im Einzelfall zu überprüfen, ob durch einen Beförderungskostenzuschuss im Rahmen der Kraftfahrzeughilfe zumindest während der vorgeschriebenen Beobachtungszeit die Fahrten zur und von der Arbeit ermöglicht werden können.« (DRV 2010, S. 77)

In einem Urteil des Sozialgerichts Ulm wurde betont, dass – auch bei einer beginnenden Epilepsie – ein Beförderungskostenzuschuss die geeignete Maßnahme ist, denn Voraussetzung für eine berufliche Tätigkeit ist die Erreichbarkeit des Arbeitsplatzes (Thorbecke und Coban 2014).

Ungünstige oder fehlende Verkehrsverbindungen allein sind keine Begründung für einen Zuschuss

Allerdings weist die DRV im Rahmenkonzept zu Leistungen zur Teilhabe am Arbeitsleben (LTA) darauf hin, dass ungünstige oder fehlende Verkehrsverbindungen allein keine Begründung sind (DRV 2018) und schmälert damit die Hoffnung auf ein unkompliziertes Antragsverfahren. Nicht immer gestaltet sich dieses so unkompliziert wie im beschriebenen Fallbeispiel, häufig sind Widerspruchsverfahren notwendig. Nichtsdestotrotz kann in bestimmten Fällen die berufliche Tätigkeit nur durch einen Beförderungskostenzuschuss aufrechterhalten werden.

Die Begründung sollte sorgfältig vorbereitet und zunächst alle Optionen des Arbeitsweges evaluiert werden, z. B.:

- Bestehen bereits Fahrgemeinschaften und Mitfahrgelegenheiten oder können welche initiiert werden?
- Wer hat im Freundes-, Bekanntenkreis einen ähnlichen Arbeitsweg?
- Kann der Arbeitsplatz mit dem ÖPNV in einer zumutbaren Zeit erreicht werden? Wann sind Verbindungen möglich? Sind nur Teilstrecken mit dem ÖPNV realisierbar?
- Können die Arbeitszeiten angepasst werden, wenn mit dem ÖPNV der Arbeitsbeginn um 07:00 nicht gewährleistet werden kann, wohl aber um 08:00 Uhr?
- Ist ein Homeoffice-Arbeitsplatz möglich?

Praxistipps

Die Notwendigkeit eines Zuschusses im Detail darlegen und ausführlich begründen

- Im Antrag auf Beförderungskostenzuschuss darstellen, welche Möglichkeiten bereits überlegt wurden und warum diese nicht möglich sind
- Eine ärztliche Stellungnahme aus epileptologischer Behandlung mit Angabe der fehlenden Fahreignung, ab wann diese voraussichtlich wieder gegeben sein wird und (falls möglich) der Behandlungsprognose beilegen
- Genaue Angaben machen, welche Hilfen konkret benötigt werden, z. B.:

- Eine Mitfahrgelegenheit ist möglich, jedoch nicht bei Urlaub oder Erkrankung der Fahrerin, ein Beförderungskostenzuschuss ist nur für bestimmte Gelegenheiten notwendig.
- Arbeitszeiten können aus betrieblichen Gründen nicht angepasst werden und der Heimweg nach der Spätschicht ist nicht mit dem ÖPNV möglich, sodass der Zuschuss nur bei bestimmten Schichtzeiten notwendig ist.
- An drei Arbeitstagen in der Woche wurde ein Homeoffice Arbeitsplatz ermöglicht, an zwei Tagen ist Präsenz am Arbeitsort notwendig und dieser kann nicht mit Mobilitätsalternativen erreicht werden.
- Die nächste Bus- oder Bahnhaltestelle ist drei Kilometer entfernt und kann zu Fuß oder mit dem Fahrrad erreicht werden, aber nicht bei bestimmten Witterungsverhältnissen. Mit einem Zuschuss als Budget kann flexibel reagiert werden.
- Der Arbeitsplatz wird mit dem ÖPNV erreicht. Allerdings sind die Umsteigezeiten so kurz, dass bei Verspätungen der Anschluss nicht erreicht wird und die nächste Verbindung erst eine Stunde später möglich ist. Ein Zuschuss in Budgetform ist notwendig.

- Für die Beantragung betriebsinterne Dienste (Schwerbehindertenvertretung, Betriebsrat/Personalrat) oder betriebsexterne Dienste (Integrationsamt, Inklusionsamt oder Integrationsfachdienst) hinzuziehen

5.3 Kraftfahrzeug und Fahrten während der Arbeitszeit

Anders als der Arbeitsweg von zu Hause zum Arbeitsort, handelt es sich bei beruflich notwendigen Fahrten wie Betriebsfahrten oder Betriebswege um Arbeitszeit.

Beruflich notwendige Fahrten sind Arbeitszeit

Fallbeispiel

Herr Z. war als Mitarbeiter im Außendienst bei einem internationalen Hersteller für Kraftfahrzeugzubehör bundesweit in Beratung und Vertrieb tätig. Er berichtete, dass er seine Arbeit sehr gerne ausübe, er sei überzeugt von den Produkten, die er vertreibe und sehr erfolgreich. Aber die Arbeitsbelastung sei sehr hoch. Im Jahr fahre er ungefähr 70.000 km, sein Dienstwagen sei Transportmittel, Büro und »Zweitwohnung« in einem, regelmäßige Arbeitszeiten gebe es eigentlich nicht.

Die Diagnose einer fokalen Epilepsie mit nicht-bewusst erlebten Anfällen wurde im Rahmen des stationären Aufenthalts im Epilepsie-

Zentrum bestätigt und eine medikamentöse Anpassung vorgenommen. Anfälle traten zu Beginn der Behandlung noch mehrmals die Woche auf und die Prognose auf Anfallsfreiheit war unsicher.

Zunächst arbeitsunfähig und im Bezug von Krankengeld, wurde im Verlauf der stationären und rehabilitativen Aufenthalte Ideen für eine berufliche Wiedereingliederung entwickelt und die Anerkennung als schwerbehinderter Mensch beantragt. Die Rückkehr in die Außendiensttätigkeit kam allein aufgrund der fehlenden Fahreignung nicht in Betracht.

Deutlich wurde, dass der Arbeitgeber die berufliche und persönliche Kompetenz von Herrn Z. hoch schätzte und im Hinblick auf alternative Einsatzmöglichkeiten offen war. Herr Z. wurde für den Aufbau einer neuen Niederlassung mit Akquise und Pflege des Kundenstamms eingesetzt. Die Niederlassung befand sich etwa 150 km vom Wohnort entfernt; mit Unterstützung des Arbeitgebers wurde zunächst ein Apartment angemietet, um die täglichen Pendelzeiten mit Zügen im Nah- und Fernverkehr zu vermeiden, ergänzend wurde ein Homeoffice-Arbeitsplatz eingerichtet. Allerdings war für die Kundenbetreuung im regionalen Umfeld weiterhin Fahrtätigkeit notwendig. Mit Bewilligung eines Grades der Behinderung (GdB) von 60 wurde Kontakt zum zuständigen Integrationsamt aufgenommen und ein Budget für eine Arbeitsassistenz als Fahrassistenz beantragt. In der ersten Phase der Antragsbearbeitung stieß das Anliegen eher auf Unverständnis, da diese Form der Assistenz bisher nicht im Blickfeld war. Schließlich fügte es sich wunschgemäß und nach einer Stufenweisen Wiedereingliederung im Homeoffice wurde Herrn Z. ein monatliches Budget bewilligt, mit dem er zunächst eine Person geringfügig beschäftigt einstellen konnte. Diese Kombination wurde für zweieinhalb Jahre aufrechterhalten, bis Herr Z. anfallsfrei und wieder selbst fahrgeeignet war.

Gut zu wissen

Unterschiede und Besonderheiten bei beruflich notwendigen Fahrten ergeben sich in Abhängigkeit von Tätigkeit, dienstlichem Auftrag und Umfang der Fahrtätigkeit, jeweils in Kombination mit den individuellen arbeits- und betriebsrechtlichen Hintergründen.

Berufe, bei denen die Fahrtätigkeit die eigentliche vertraglich geschuldete Hauptleistungspflicht ist, wie bei LKW-, Kurier- oder Taxifahrenden, sind bei fehlender Fahreignung nicht möglich. Dies betrifft meist ebenso Arbeiten mit ausschließlichem Außendienst und einem hohen Kilometer-Jahresvolumen. Andere Tätigkeiten wiederum sind gelegentlich mit verschiedenen Arbeitsorten im Tagespendelbereich verbunden, z. B. mit Dienstfahrten zur Beratung, Betreuung, Information. Hier ist die Fahrtätigkeit, um zu einem der Arbeitsorte zu gelangen, nicht die eigentliche berufliche Aufgabe und kann von einer anderen Person übernommen werden, beispielsweise von anderen Mitarbeitenden oder Auszubildenden oder von einer Assistenz, in diesem Fall einer »Fahrassistenz«.

5.3.1 Arbeitsassistenz

Eine Arbeitsassistenz ist eine »begleitende Hilfe« im Arbeitsleben für Menschen mit einer anerkannten Schwerbehinderung (GdB ≥ 50) oder einer Gleichstellung (§ 49 (8) SGB IX i. V. m. § 185 (5)) (SGB IX 2023). Typischerweise wird diese von Menschen mit einer Sinnesbehinderung oder Menschen mit einer körperlichen Beeinträchtigung genutzt, die für bestimmte Tätigkeiten eine Hilfe benötigen.

Arbeitsassistenz ist eine Hilfe für Menschen mit anerkannter Schwerbehinderung

Die eigentliche Arbeitsleistung muss selbst erbracht werden können, die Assistenz übernimmt lediglich eine nicht fachliche Unterstützung: Handreichungen wie Schriftstücke einscannen, kopieren, faxen oder vorlesen, Unterstützung durch Mitschreiben, Wegehindernisse überwinden oder Ähnliches (BHI 2019).

Voraussetzung ist die Anerkennung als schwerbehinderter Mensch mit einem Grad der Behinderung (GdB) von mindestens 50 oder ein GdB ab 30 mit bewilligter Gleichstellung.

Die betreffende Person kann eine Assistenz selbst anstellen, z. B. im Rahmen einer geringfügigen Beschäftigung, oder beauftragt ein Dienstleistungsunternehmen. Vorstellbar ist in bestimmten Fällen eine finanzielle Leistung an den Arbeitgeber zur Abdeckung außergewöhnlicher Belastungen, wenn Mitarbeitende als Assistenz eingesetzt werden, die dann die eigene Tätigkeit nicht in vollem Umfang verrichten können (BIH 2019, BIH 2022).

Die auf max. drei Jahre befristete Leistung kann über den zuständigen Träger der beruflichen Teilhabe (DRV, Agentur für Arbeit, bei verbeamteten Personen oder selbständig Tätigen meist direkt das Inklusionsamt) verlängert werden, solange die Notwendigkeit besteht. In der Regel wird nach drei Jahren das zuständige Integrationsamt/Inklusionsamt bis auf Weiteres der Leistungsträger (vgl. § 49 (8) Nr 3 SGB IX i. V. m. § 185 (5) SGB IX) (SGB IX 2023).

Arbeitsassistenz gibt es, solange die Notwendigkeit besteht, gegebenenfalls ändert sich der Leistungsträger

5.3.2 Besonderheiten für Menschen mit einer Epilepsie

Die oben beispielhaft aufgeführten Handreichungen und Dienste einer Assistenz sind für Menschen mit einer Epilepsie in der Regel nicht erforderlich. Wohl aber eine Unterstützung, wenn der Arbeitsort gewechselt werden muss, aber keine Fahreignung besteht und die notwendigen betrieblichen Fahrten nicht mit dem PKW oder Alternativen (z. B. ÖPNV, Mitfahrgelegenheiten) vorgenommen werden können. Die Arbeitsassistenz müsste entsprechend eine »Fahrassistenz« sein, um verschiedene Arbeitsorte erreichen zu können.

Die erste Hürde ist die Anerkennung als schwerbehinderter Mensch. Insbesondere bei erstem Anfall oder beginnender Epilepsie wird diese meist (noch) nicht erteilt (▶ Kap. 6), abgesehen davon kann die Bearbeitung des Antragsverfahrens mehrere Wochen andauern. Ist dann noch die Beantragung einer Gleichstellung (§§ 2 (3) und 151 (2), (3) und (4) SGB IX) bei der zuständigen Arbeitsagentur vorzunehmen (SGB IX 2023), zögert sich die

Klärung der beruflichen Situation weiter hinaus. Dies ist eine Regelungslücke für Menschen mit einer Epilepsie oder nach erstem epileptischem Anfall.

Praxistipps

- Für als schwerbehindert anerkannte Menschen steht ein etabliertes Beratungs- und Unterstützungssystem zur Verfügung, das genutzt werden sollte, um das Verfahren zu initiieren und zu begleiten:
  - die betriebliche Schwerbehindertenvertretung (SBV) und
  - das zuständige Integrationsamt/Inklusionsamt und der Integrationsfachdienst (IFD).
- Eine sorgfältige Begründung im Einzelfall ist notwendig.
- Hilfreich ist eine genaue Darstellung, welche innerbetrieblichen Unterstützungsleistungen bereits überlegt wurden und warum diese nicht realisiert werden können.
- Eine ärztliche Stellungnahme aus epileptologischer Behandlung mit Angabe der fehlenden Fahreignung, ab wann diese voraussichtlich wieder gegeben sein wird, sowie (falls möglich) einer Behandlungsprognose sollte dem Antrag beigelegt werden.

Literatur

BA: Bundesanstalt für Arbeit (2021): Weisung 202107006 vom 03.07.2021 – Änderung der Fachlichen Weisungen zu § 10 SGB II, Laufende Nummer: 202107006, Geschäftszeichen: GR 1 – II – 1104, gültig ab: 03.07.2021 (https://www.arbeitsagentur.de/datei/weisung-202107006-_ba032570.pdf, Zugriff am 05.05.2024).

Bundesarbeitsgericht: Urteil vom 08.12.1982 – 4 AZR 134/80 (https://www.tk-lex.tk.de/web/guest/externalcontent?_leongshared_serviceId=2006&_leongshared_externalcontentid=HI438966, Zugriff am 05.05.2024).

BASt: Bundesanstalt für Straßenwesen (BASt) (2022). Begutachtungsleitlinien zur Kraftfahreignung vom 27. Januar 2014 (Verkehrsblatt S. 110) Fassung vom 17.02.2021 (Verkehrsblatt S. 198), in Kraft getreten am 01.06.2022 mit der fünfzehnten Verordnung zur Änderung der Fahrerlaubnis-Verordnung und anderer straßenverkehrsrechtlicher Vorschriften (Bundesgesetzblatt Teil I Nr. 11 vom 25. März 2022) (https://bast.opus.hbz-nrw.de/opus45-bast/frontdoor/deliver/index/docId/2664/file/Begutachtungsleitlinien+2022.pdf, Zugriff 05.05.2024).

BIH: Bundesarbeitsgemeinschaft der Integrationsämter und Hauptfürsorgestellen (BIH) (2019). Empfehlungen für die Erbringung finanzieller Leistungen zur Arbeitsassistenz schwerbehinderter Menschen gemäß § 185 Abs. 5 SGB IX: Arbeitsassistenz – ein wichtiger Baustein zur Teilhabe am Arbeitsleben (https://www.bih.de/integrationsaemter/aufgaben-und-leistungen/empfehlungen, Zugriff am 05.05.2024).

BIH: Bundesarbeitsgemeinschaft der Integrationsämter und Hauptfürsorgestellen (BIH) (2022). Arbeitsassistenz (https://www.bih.de/integrationsaemter/medien-und-publikationen/fachlexikon-a-z/arbeitsassistenz/, Zugriff am 05.05.2024).

Coban I, Thorbecke R. (2012) Mobilitätshilfen bei Epilepsie. Bonn: Stiftung Michael (https://www.stiftung-michael.de/schriften/mobilitaetshilfen/index.php?l=1, Zugriff: 13.01.2019).

Coban I, Specht U (2021) Fahreignung, berufliche Eignung, Rehabilitation. In: Bien CG (Hrsg.) Allgemeine Epileptologie. Das Bethel-Praxisbuch. Stuttgart: W. Kohlhammer. S. 93–116.

DRV: Deutsche Rentenversicherung (2010) Leitlinie zur sozialmedizinischen Beurteilung bei Neurologischen Krankheiten. Berlin (https://www.deutsche-rentenversicherung.de/DRV/DE/Experten/Infos-fuer-Aerzte/Begutachtung/begutachtung.html, Zugriff, 05.05.2024).

DRV: Deutsche Rentenversicherung Bund (2018) Leistungen zur Teilhabe am Arbeitsleben (LTA) Rahmenkonzept der Deutschen Rentenversicherung. Berlin (https://www.deutsche-rentenversicherung.de/SharedDocs/Downloads/DE/Experten/infos_reha_einrichtungen/konzepte_systemfragen/konzepte/rahmenkonzept_lta_datei.html, Zugriff, 05.05.2024).

FeV: Fahrerlaubnis-Verordnung vom 13. Dezember 2010 (BGBl. I S. 1980), die zuletzt durch Artikel 14 des Gesetzes vom 27. März 2024 (BGBl. 2024 I Nr. 109) geändert worden ist, mit Anlage 4 zu den §§ 11, 13 und 14 FeV, BGBl. I 2010, 2023 – 2029 (https://www.gesetze-im-internet.de/fev_2010/FeV.pdf, Zugriff am 05.05.2024).

Holtkamp M*, May TW* (*geteilte Erstautorenschaft), Berkenfeld R, Bien CG, Coban I, Knake S, Michaelis R, Rémi J, Seeck M, Surges R, Weber Y et al. (2023) Erster epileptischer Anfall und Epilepsien im Erwachsenenalter, S2k-Leitlinie. In: Deutsche Gesellschaft für Neurologie (Hrsg.) Leitlinien für Diagnostik und Therapie in der Neurologie (https://dgn.org/leitlinie/erster-epileptischer-anfall-und-epilepsien-im-erwachsenenalter, Zugriff am 05.05.2024).

KfzHV: Kraftfahrzeughilfe-Verordnung vom 28. September 1987 (BGBl. I S. 2251), die zuletzt durch Artikel 51 des Gesetzes vom 20. August 2021 (BGBl. I S. 3932) geändert worden ist.

Rau R (2011) Zur Wechselwirkung von Arbeit, Beanspruchung und Erholung. In: Bamberg E, Ducki A, Metz AM (Hrsg.) Gesundheitsförderung und Gesundheitsmanagement in der Arbeitswelt. Ein Handbuch. Göttingen: Hogrefe. S. 83–106.

SGB III: Das Dritte Buch Sozialgesetzbuch – Arbeitsförderung – (Artikel 1 des Gesetzes vom 24. März 1997, BGBl. I S. 594, 595), das zuletzt durch Artikel 3 des Gesetzes vom 17. Juli 2023 (BGBl. 2023 I Nr. 191) geändert worden ist.

SGB VII: Das Siebte Buch Sozialgesetzbuch – Gesetzliche Unfallversicherung – (Artikel 1 des Gesetzes vom 7. August 1996, BGBl. I S. 1254), das zuletzt durch Artikel 3 des Gesetzes vom 22. März 2024 (BGBl. 2024 I Nr. 101) geändert worden ist.

SGB IX: Neuntes Buch Sozialgesetzbuch vom 23. Dezember 2016 (BGBl. I S. 3234), das zuletzt durch Artikel 6 des Gesetzes vom 22. Dezember 2023 (BGBl. 2023 I Nr. 412) geändert worden ist.

Specht U, Hübner J, Bien CG (2018) Fahreignung der Gruppe 1 nach erstem epileptischen Anfall. Neurol Rehabil 24 (3): 241–247.

Thorbecke R, Coban I (2014) Beförderungskostenzuschuss bei beginnender Epilepsie. Z Epileptol 27: 283–287.

Thorbecke R, Coban I (2011) Mobilitätshilfen bei Epilepsie I. Der Weg zur Arbeit – Fahrten im Zusammenhang mit der Arbeitstätigkeit. Z Epileptol 24: 58–60.

6 Behinderung, Schwerbehinderung und Nachteilsausgleiche

Ingrid Coban

Fallbeispiel

Herr M. ist zum Zeitpunkt des Erstkontakts 62 Jahre alt. Im Alter von 61 Jahren beobachtete seine Ehefrau plötzliche Zuckungen der Arme und bemerkte kognitive Störungen. Sie schilderte, ihr Mann habe zeitweise nicht oder nicht adäquat auf Fragen geantwortet, habe »wirres Zeug« geredet und sei nicht mehr mit dem Handy zurechtgekommen.

Diese Ereignisse führten zur Aufnahme im Epilepsie-Zentrum. Es wurde eine LGI1-Enzephaltis diagnostiziert mit faziobrachial-dystonen Anfällen, dabei kippte Herr M. manchmal im Sitzen oder im Stehen nach hinten, zum Sturz kam es in der Regel nicht. Die neuropsychologische Diagnostik ergab erheblich beeinträchtigte Aufmerksamkeitsleistungen und Exekutivfunktionen, Störungen im Kurzzeit- und Arbeitsgedächtnis, in der verbalen Lern- und Merkfähigkeit und der figuralen Lernleistung. Eine geeignete Immuntherapie wurde eingeleitet und später anfallssuppressive Medikamente (ASM) eindosiert.

Leider war der Behandlungsverlauf nicht unkompliziert. Herr M. beklagte im Verlauf starke Schlafstörungen und Frau M. berichtete in folgenden Behandlungsphasen von einer emotionalen Labilität, zudem sei er immer müde und könne die Anforderungen im Alltag nicht bewältigen. In stationärer Behandlung konnte dies ebenfalls beobachtet werden.

Herr M. lebte mit seiner berufstätigen Ehefrau zusammen, die gemeinsamen zwei Kinder waren bereits ausgezogen und lebten mit eigenen Familien. Seinen beruflichen Verlauf stellte Herr M. wie folgt dar: Mit seiner handwerklichen Ausbildung sei er seit 20 Jahren als Hausmeister bei einem Träger für Pflegeheime tätig und für mehrere Einrichtungen zuständig, deshalb nutze er einen Dienstwagen. Sein Tätigkeitsprofil sei vielfältig: Garten- und Anlagenpflege inkl. Schneebeseitigung im Winter, Instandhaltung der Wohngebäude und Zimmer, Wartungen der haustechnischen Anlagen, kleinere Reparaturen, Beaufsichtigung von Fremdfirmen und alles, was anliege. Er arbeite in der Regel allein – die Vertretung in Urlaub oder Krankheitsfall erfolgte über einen Hausmeisterservice. Dieser sei seit seiner Arbeitsunfähigkeit mit der Vertretung beauftragt. Herr M. beschrieb eine hohe Zufriedenheit mit seiner beruflichen Tätigkeit und hatte sehr große Sorge, nicht wieder ausreichend belastbar zu werden und den Arbeitsplatz zu verlieren.

Beratungsinhalte im Verlauf der stationären und rehabilitativen Aufenthalte im Epilepsie-Zentrum bezogen Möglichkeiten einer beruflichen Eingliederung mit ein. Eine schnelle Verbesserung seiner Belastbarkeit stellte sich zunächst nicht ein. Neben unterschiedlichen Behandlungen und Therapien nahm er an der handwerklich orientierten Ergotherapie teil und konnte praxisbezogen Merk- und Konzentrationsfähigkeit, Handlungsplanung und Arbeitstempo üben. Sein gutes Aufgabenverständnis – und nicht zuletzt seine handwerkliche Kompetenz – war eine große Ressource und seine Erfolge in dem therapeutischen Setting gaben ihm wieder Selbstvertrauen in seine Handlungsfähigkeit. Sein Ziel war nach wie vor die Wiederaufnahme seiner beruflichen Tätigkeit.

Zunächst wurde die Anerkennung als schwerbehinderter Mensch beantragt und mit einem Grad der Behinderung (GdB) von 70 bewilligt. Überlegt wurden verschiedene Möglichkeiten zur beruflichen Wiedereingliederung unter Einbeziehung von Hilfen und Fördermitteln für Menschen mit anerkannter Schwerbehinderung wie Leistungen für den Arbeitgeber in Form eines Lohnkostenzuschusses, eine Arbeitsassistenz für Herrn M., eine längere Belastungserprobung am Arbeitsplatz zur Stabilisierung des Leistungsprofils, gegebenenfalls auf dem Niveau einer teilschichtigen Belastbarkeit mit ergänzender Teilerwerbsminderungsrente. Notwendig erschien in jedem Falle die Zusammenarbeit mit einer zweiten Fachkraft, damit Herr M. nicht mehr alleinverantwortlich ist.

Beim letzten stationären Aufenthalt zeigten sich deutlich weniger und mildere Anfälle, die Gedächtnisleistungen hatten sich verbessert, die Stimmung stabilisiert. Die Prognose auf Anfallsfreiheit wurde jedoch sehr zurückhaltend beurteilt und insgesamt war eine weiterhin reduzierte psychisch-physische und kognitive Belastbarkeit zu erkennen. Nach inzwischen eineinhalb Jahren Arbeitsunfähigkeit, Auslaufen des Krankengeldes, Bezug von Arbeitslosengeld 1 bei weiterer Arbeitsunfähigkeit und einer medizinischen Rehabilitation musste erkannt werden, dass sich die berufliche Belastbarkeit in absehbarer Zeit nicht mehr so weit stabilisieren ließ, dass eine tragfähige Perspektive für die restlichen Erwerbsjahre geschaffen werden konnte.

Vorgeschlagen wurde eine vorgezogene Altersrente ohne Abzüge als schwerbehinderter Mensch. Herr M. entschied sich, diese Möglichkeit wahrzunehmen und sich von seiner »Erwerbstätigen-Zeit« zu verabschieden. Er entwickelte Ideen für eine ehrenamtliche Tätigkeit als Unterstützung der alltags- und freizeitbegleitenden Fachkräfte im nahegelegenen Pflegeheim und konnte diese Perspektive wertschätzen.

Gut zu wissen

Die Auswirkungen von Erkrankung und Behinderung auf den Lebensalltag waren und sind eine gesellschaftliche Frage. Die veränderten Arbeitsbedingungen im 18. und 19. Jahrhundert führten zu prekären Lebensbedingungen mit weitreichenden negativen Folgen auf die Gesundheit und damit die Erwerbsfähigkeit. Vor diesem Hintergrund entstanden zum Ende des 19. Jahrhunderts die Sozialversicherungen

(Stolleis 2003) und auf diesem Fundament wiederum die Regelungen für Menschen mit Behinderung (DGB 2020; Thomann 2021).

- 1920: Gesetz zur Beschäftigung Schwerbeschädigter mit Beschäftigungspflicht für Arbeitgeber und besonderem Kündigungsschutz
- 1949: Benachteiligungsverbot von Menschen mit einer Behinderung in Artikel 3 des Grundgesetzes (GG) für die Bundesrepublik Deutschland
- 1953: Schwerbeschädigtengesetz in der BRD
- 1970: Selbsthilfeorganisationen erreichen gesellschaftlichen und politischen Einfluss.
- 1974: Begriff der Schwerbehinderung wird eingeführt (BRD)
- 1990: Einigungsvertrag BRD und DDR und gemeinsames Schwerbehindertenrecht
- 2001: Schwerbehindertenrecht wird ein Teil des Neunten Sozialgesetzbuch (SGB IX)
- 2002: Behindertengleichstellungsgesetz
- 2009: Ratifizierung der UN-Behindertenrechtskonvention zur Umsetzung der gleichberechtigten Teilhabe von Menschen mit Behinderungen in allen Lebensbereichen
- 2016: Bundesteilhabegesetz (BTHG) mit verschiedenen Reformstufen bis zum Jahr 2023
- 2024: Neuregelung des Soziale Entschädigungsrechtes (SER) als neues SGB XIV

Die Entwicklung ist nicht abgeschlossen und wird in den nächsten Jahren fortgeführt, z. B. im Bereich Kinder mit chronischen Erkrankungen und Behinderungen und der beruflichen Teilhabe.

Forschungsprojekt über Menschen mit Behinderungen in der DDR: https://behinderung-ddr.de/das-projekt

6.1 Behinderung und Schwerbehinderung

Was eine Behinderung ist, hängt von verschiedenen Faktoren ab, beispielsweise von Erkrankung und daraus resultierenden Beeinträchtigungen sowie deren Kompensationsmöglichkeiten, von gesellschaftlicher Sichtweise auf Behinderung und gesetzlichen Regelungen und nicht zuletzt von der Sichtbarkeit von Behinderung.

- Das medizinische Modell verortet die Ursachen von Behinderung in der Person selbst, als Defizit oder Defekt im Hinblick auf Erwerbsfähigkeit und Produktivität.
- Im sozialen Modell werden die Ursachen in gesellschaftlichen Bedingungen und Strukturen gesehen, die einschränken, benachteiligen und ausschließen (Bösl 2010).

- Das kulturelle Modell wiederum sieht Stereotype, Kategorisierungen und gesellschaftliche Erwartungen als ursächlich, als »behindernd« an (Lingelbach 2018).
- Das Menschenrechtsmodell betrachtet »Behinderung« als Folge von sozialer Ungleichheit und als soziale Konstruktion und wird – auch unter historischen Aspekten – durch die Disability Studies, ein multidisziplinäres Lehr- und Forschungsgebiet, untersucht (Lingelbach 2014 und 2018; Hirschberg 2022).

Für die Sozialgesetzgebung in der Bundesrepublik Deutschland ist die Definition der UN-Behindertenrechtskonvention in Artikel 1 maßgebend:

> »(…) Zu den Menschen mit Behinderungen zählen Menschen, die langfristige körperliche, seelische, geistige oder Sinnesbeeinträchtigungen haben, welche sie in Wechselwirkung mit verschiedenen Barrieren an der vollen, wirksamen und gleichberechtigten Teilhabe an der Gesellschaft hindern können.« (BMAS 2020, S. 4)

Die Definition von Behinderung bezieht sich auf die UN-Behindertenrechtskonvention

Entsprechend wurde die Definition von Behinderung durch das BTHG geändert:

> »Menschen mit Behinderungen sind Menschen, die körperliche, seelische, geistige oder Sinnesbeeinträchtigungen haben, die sie in Wechselwirkung mit einstellungs- und umweltbedingten Barrieren an der gleichberechtigten Teilhabe an der Gesellschaft mit hoher Wahrscheinlichkeit länger als sechs Monate hindern können (…).« (§ 2 (1) Satz 1 SGB IX)

Eine Schwerbehinderung wiederum liegt dann vor, wenn nach ärztlicher Begutachtung ein Grad der Behinderung (GdB) von wenigstens 50 angenommen wird und der Wohnsitz, der gewöhnliche Aufenthalt oder die Beschäftigung im Geltungsbereich des SGB liegt (§ 2 (2) Satz 1 SGB IX) (SGB IX 2023).

Eine Schwerbehinderung liegt bei einem GdB ab 50 vor

6.1.1 Anerkennung als schwerbehinderter Mensch

Für die Anerkennung als schwerbehinderter Mensch ist ein schriftlicher Antrag »(…) bei der nach Landesrecht zuständigen Behörde« (§ 152 (1) SGB IX) (SGB IX 2023) notwendig.

Wo diese Behörde angesiedelt ist, unterscheidet sich je nach Bundesland: Dies kann kommunal organisiert sein wie in Nordrhein-Westfalen mit Zuständigkeiten in jedem Landkreis oder kreisfreien Stadt, oder durch Versorgungs- und Landesämter, die für größere Einzugsbereiche zuständig sind.

Die Antragsformulare sind je nach Bundesland unterschiedlich gestaltet. Inhaltlich gemeinsam sind Angaben zu persönlichen Daten und zu den Erkrankungen, Beeinträchtigungen und der Behandlungssituation, nachgewiesen durch medizinische Befunde, ärztliche Berichte oder Begutachtungen.

Mit den eingereichten und/oder von der Behörde angeforderten Unterlagen erfolgt eine ärztliche Begutachtung nach Aktenlage. Ein persönlicher Kontakt findet in der Regel nicht statt. Je ausführlicher und aussagekräftiger

Aussagekräftige ärztliche Unterlagen sind für eine differenzierte Beurteilung sehr wichtig

die Unterlagen sind, desto besser kann die gutachterliche Einschätzung zu GdB und Merkzeichen erfolgen.

Grundlage der gutachterlichen Beurteilung sind die bundesweit geltenden Versorgungsmedizinischen Grundsätze und die Anlage zu § 2 der Versorgungsmedizin-Verordnung (VersMedV 2023). Seit einigen Jahren werden diese teilhabeorientiert überarbeitet, die Bearbeitung wurde jedoch nach Protesten zahlreicher Verbände zunächst ausgesetzt (DBR 2019). Zum jetzigen Zeitpunkt (Stand: 06/2024) gibt es noch keine Information, wann die Überarbeitung vorgelegt werden soll. Allerdings wird mit dem Gesetz zur Förderung eines inklusiven Arbeitsmarktes auch eine Neuausrichtung des Sachverständigenbeirats Versorgungsmedizin neu geregelt, die einem teilhabeorientierten Ansatz folgen soll. Zukünftig sollen Verbände für Menschen mit Behinderungen sieben Mitglieder für den Beirat benennen, davon müssen vier aus der ärztlichen Berufsgruppe kommen. Der Sachverständigenbeirat Versorgungsmedizinische Begutachtung ist ein unabhängiges Gremium, das das BMAS berät und die Aufgabe hat, die Versorgungsmedizinischen Grundsätze weiterzuentwickeln (BMJ 2023).

Der Feststellungsbescheid durch die zuständige Behörde beendet das Antragsverfahren. Darin wird der Gesamt-GdB und mögliche Merkzeichen aufgeführt, inklusive einer Begründung für die Entscheidung und gegebenenfalls für die Ablehnung beantragter Merkmale. Gegen diesen Bescheid kann innerhalb von vier Wochen Widerspruch eingelegt werden, dadurch wird die Entscheidung überprüft.

> Ein Schwerbehindertenausweis wird ab einem GdB von 50 ausgestellt

Ein Schwerbehindertenausweis wird ab einem GdB 50 ausgestellt und ist meist befristet. Bei einer Verlängerung wird erneut überprüft, ob die gesundheitlichen Voraussetzungen weiter vorliegen. Hat sich die gesundheitliche Situation verbessert, können bewilligte Merkzeichen aberkannt und der GdB reduziert oder sogar aufgehoben werden.

6.1.2 Grad der Behinderung

Die Feststellung des Gesamtgrades der Behinderung wird in § 152 SGB IX (SGB IX 2023) beschrieben. Der GdB soll die Auswirkungen der körperlichen, geistigen oder seelischen Erkrankung oder Behinderung im alltäglichen Leben und die Teilhabebeeinträchtigungen darstellen und wird in Zehnergraden zwischen 20 und 100 angegeben. Ab einem GdB von 20 gilt man als behinderter Mensch, ab einem GdB von 50 als schwerbehinderter Mensch (SGB IX 2023).

Nicht alles, was subjektiv einschränkend ist, wird bei der Beurteilung des GdB berücksichtigt:

> Einschränkungen, die typisch für die Altersgruppe sind, werden nicht berücksichtigt

- Betrachtet wird das Lebensalter und was dafür typisch ist. So werden altersbedingte Veränderungen im höheren Lebensalter nicht oder gering berücksichtigt. Bei Kindern können z. B. Fähigkeiten erkrankungsbe-

dingt fehlen, die aber andere Kinder in diesem Alter ebenfalls noch nicht erworben haben.
- Die Gesundheitsstörung darf nicht nur vorübergehend sein und muss voraussichtlich über mindestens sechs Monate vorhanden sein.
- Schwankungen im Erkrankungsverlauf, wie sich wiederholende Besserungen und Verschlechterungen werden nach einem durchschnittlichen Ausmaß von Beeinträchtigung beurteilt. Bei einer Epilepsie also ein angenommener Durchschnitt der Anfallshäufigkeit.
- Bei mehreren Erkrankungen oder Beeinträchtigungen wird ein Gesamt-GdB ermittelt. Dafür werden die Auswirkungen der einzelnen Beeinträchtigungen und ihre wechselseitigen Beziehungen zueinander berücksichtigt. Ausgangspunkt ist der höchste Einzel-GdB, dann wird geprüft, ob die weiteren Beeinträchtigungen die Einschränkungen erhöhen – oder nicht. Ein GdB von 10 erhöht den Gesamt-GdB in der Regel nicht, häufig wird ein GdB von 20 nicht berücksichtigt (VersMedV 2023).

6.1.3 Merkzeichen

Merkzeichen weisen ergänzend zum GdB auf spezifische Behinderungen hin, auf besondere gesundheitliche Einschränkungen oder einen besonderen Schweregrad. Deshalb müssen weitere gesundheitliche Voraussetzungen vorliegen, die mit spezifischen Nachteilsausgleichen unterschiedlicher Regelungsformen verbunden sind, siehe ▶ Tab. 6.1.

Merkzeichen weisen auf spezifische Behinderungen hin

Tab. 6.1: Merkzeichen

Merkzeichen	Bedeutung	Quelle
G	erheblich beeinträchtigt in der Bewegungsfähigkeit	VersMedV Teil D, Punkt 1
aG	außergewöhnliche Gehbehinderung	§ 229 SGB IX
H	Hilflosigkeit	§ 33b (6) Einkommensteuergesetz VersMedV Teil A, Punkt 4
Bl	Blindheit	§ 72 (5) SGB XII VersMedV Teil A, Punkt 6
Gl	Gehörlosigkeit	VersMedV Teil D, Punkt 4
TBl	Taubblindheit	§ 3 Schwerbehindertenausweis-Verordnung
B	Berechtigung für eine ständige Begleitung	VersMedV Teil D
RF	Rundfunkbeitragsermäßigung möglich	landesrechtliche Voraussetzungen
weitere Merkzeichen nach dem Bundesversorgungsgesetz oder Bundesentschädigungsgesetz		

6.1.4 Gleichstellung

Eine Gleichstellung ist ab einem GdB von 30 möglich

Personen mit einem GdB < 50 gelten nicht als schwerbehindert und haben nur einen geringen Zugang zu Nachteilsausgleichen. Besonders im Berufsleben kann dies ein Nachteil sein, für manche arbeitsplatzbezogenen Hilfen ist eine Anerkennung als schwerbehinderter Mensch erforderlich, dies kann eine Arbeitsassistenz sein oder der besondere Kündigungsschutz.

Wenn ein GdB von mindestens 30 vorliegt, kann eine sogenannte Gleichstellung erfolgen, die den Zugang zu Hilfen für schwerbehinderte Menschen ermöglicht – allerdings nur eingeschränkt, es gibt beispielsweise keine zusätzlichen Urlaubstage und keine vorgezogene Berentung wegen Alter.

Über die Gleichstellung entscheidet auf Antrag die Agentur für Arbeit (AfA). Der Antrag kann online gestellt werden und der Arbeitgeber muss einbezogen werden, um die notwendige Unterstützung für den Arbeitsplatz zu bestätigen (BA 2023).

6.2 Menschen mit Epilepsie und Schwerbehinderung

Für Menschen mit einer Epilepsie ist die Anerkennung als schwerbehinderter Mensch oft notwendig, um bestimmte Hilfen oder Vergünstigungen zu erhalten. Individuell können sich aber ganz unterschiedliche Voraussetzungen ergeben, weswegen im Folgenden nur einige Besonderheiten ausgeführt werden.

6.2.1 Epilepsie und Grad der Behinderung

Epilepsien werden nach Art, Schwere, Häufigkeit und tageszeitlicher Bindung der Anfälle beurteilt

Der GdB wird nach Art, Schwere, Häufigkeit und tageszeitlicher Bindung der epileptischen Anfälle beurteilt. Die Begrifflichkeiten in der unten aufgeführten ▸ Tab. 6.2 aus der VersMedV beziehen sich auf die frühere Klassifikation von Epilepsien und epileptischen Anfällen.

Diese Tabelle spiegelt die bereits erwähnte Besonderheit bei Erkrankungen wider, deren Symptome nicht kontinuierlich vorhanden und Schwankungen unterworfen sind.

Schwierigkeiten bei der Beurteilung des GdB können sich aus Aspekten ergeben, die nicht in der VersMedV berücksichtigt sind:

- Die genannten Anfallsformen spiegeln nicht die Vielfalt von Anfällen oder deren potenziellen Schweregrad wider. So können »komplex-fokale« (nicht bewusst erlebte) Anfälle kurz und symptomarm sein, aber ebenso länger andauern und mit situations-inadäquaten Handlungen und damit einer höheren Gefährdung verbunden sein.

- Eine länger andauernde postiktale Phase mit Einschränkungen, wie Müdigkeit, Nachschlaf, Belastungseinschränkungen und Fehlhandlungen bei noch nicht wieder vollständiger Reagibilität erhöht ebenfalls den Schwergrad.
- Schlafgebundene Anfälle können mit einer erheblichen Belastungseinschränkung am Folgetag verbunden sein.

Anfallsbedingte Einschränkungen sollten im Antrag genau beschrieben werden

Tab. 6.2: Anfälle und GdB (eigene Darstellung nach VersMedV 2023)

Häufigkeit	Anfallsformen	GdB
Sehr selten	große und komplex-fokale Anfälle mit Pausen > 1 Jahr	40
	kleine und einfach-fokale Anfälle mit Pausen von Monaten	40
Selten	große und komplex-fokale Anfälle mit Pausen von Monaten	50–60
	kleine und einfach-fokale Anfälle mit Pausen von Wochen	50–60
Mittlere Häufigkeit	große und komplex-fokale Anfälle mit Pausen von Wochen	60–80
	kleine und einfach-fokale Anfälle mit Pausen von Tagen	60–80
Häufig	große und komplex-fokale Anfälle wöchentlich oder in Serien	90–100
	kleine und einfach-fokale Anfälle täglich	90–100
	3 Jahre Anfallsfreiheit und weitere medikamentöse Behandlung	30
	3 Jahre Anfallsfreiheit ohne Medikamente	0

Deshalb ist es besonders wichtig, dass in den eingereichten Behandlungsunterlagen die Anfälle und deren Häufigkeit möglichst genau und ausführlich beschrieben werden, inklusive der postiktalen Phase, damit die Teilhabeeinschränkung realistisch ermittelt werden kann.

6.2.2 Epilepsie und Merkzeichen G und B

Allein aufgrund einer Epilepsie kommen nur Merkzeichen G und B in Betracht, die Voraussetzungen dafür sind jedoch hoch.

Erhebliche Beeinträchtigung der Bewegungsfähigkeit im Straßenverkehr (G)

Damit sind Menschen mit schweren orthopädischen, kardiologischen, inneren oder pulmonalen Erkrankungen gemeint, die üblicherweise nicht zwei Kilometer in einer halben Stunde zurückgelegen können. Epileptische Anfälle werden ebenfalls erwähnt:

> »(…) auch durch innere Leiden, oder infolge von Anfällen oder von Störungen der Orientierungsfähigkeit nicht ohne erhebliche Schwierigkeiten oder nicht ohne Gefahren für sich oder andere Wegstrecken im Ortsverkehr zurückzulegen vermag, die üblicherweise noch zu Fuß zurückgelegt werden.« (VersMedV Teil D 1)

Merkzeichen G wird erst ab einem GdB von 70 aufgrund der Epilepsie zuerkannt

Bei Epilepsien ist die Definition von Wegstrecke und Wegezeit nicht zielführend, deshalb wird der GdB als Beurteilung des Schweregrad herangezogen:

> »Bei hirnorganischen Anfällen ist die Beurteilung von der Art und Häufigkeit der Anfälle sowie von der Tageszeit des Auftretens abhängig. Im Allgemeinen ist auf eine erhebliche Beeinträchtigung der Bewegungsfähigkeit erst ab einer mittleren Anfallshäufigkeit mit einem GdS (Anm: GdB) von wenigstens 70 zu schließen, wenn die Anfälle überwiegend am Tage auftreten.« (VersMedV Teil D 1 Punkt e) (VersMedV. 2023)

Ein GdB von 70 allein aufgrund einer Epilepsie bedeutet einen erheblichen Schweregrad und eine ungünstige Behandlungsprognose. Erfahrungsgemäß ist die Bewilligung des Merkzeichens G bei Erwachsenen eingeschränkt.

Berechtigung für eine ständige Begleitung (B)

Bei dem Merkzeichen B geht es im Kern um notwendige Hilfe in öffentlichen Verkehrsmitteln:

> »(…) ob bei der Benutzung öffentlicher Verkehrsmittel regelmäßig (…) fremde Hilfe beim Ein- und Aussteigen oder während der Fahrt des Verkehrsmittels (…) oder ob Hilfen zum Ausgleich von Orientierungsstörungen (z. B. bei Sehbehinderung, geistiger Behinderung) erforderlich sind.« (VersMedV Teil D 2 Punkt b)

Die Verbindung zu epileptischen Anfällen wird durch einen Zusatz hergestellt:

Wenn »G« aufgrund der Epilepsie bewilligt wurde, sollte auch »B« zuerkannt werden

> »Die Berechtigung für eine ständige Begleitung ist anzunehmen bei (…) Anfallskranken, bei denen die Annahme einer erheblichen Beeinträchtigung der Bewegungsfähigkeit im Straßenverkehr gerechtfertigt ist.« (VersMedV 2023, Teil D, 2 c) (VersMedV 2023)

Wenn also aufgrund der Epilepsie das Merkzeichen G bewilligt wird, müsste ebenfalls das Merkzeichen B zuerkannt werden. Ist dies nicht der Fall, sollte Widerspruch eingelegt werden.

»B« bedeutet nicht, dass immer eine Begleitperson dabei sein muss

»B« bedeutet nicht, dass die Begleitperson ständig anwesend sein muss und die Person das Haus nicht ohne Begleitung verlassen darf. Ziel ist, einen Personenkreis zu definieren, für den die Nachteilsausgleiche auf eine Begleitperson ausgeweitet werden (siehe unten).

6.2.3 Relevante Nachteilsausgleiche

Es gibt eine Reihe von Regelungen und Hilfen, die behinderungsbedingte Nachteile oder Mehraufwendungen ausgleichen sollen, die Nachteilsausgleiche (§ 209 SGB IX) (SGB IX 2023). Nachteilsausgleiche hängen von der Art der Behinderung, dem zuerkannten GdB und den Merkzeichen ab, sie können für alle schwerbehinderten Menschen gelten – wie Freibeträge bei der Einkommensteuererklärung oder Ermäßigungen bei Freizeitaktivitäten wie beim Eintritt in Kino, Schwimmbad, Museum oder Theater. Andere stehen wiederum in Verbindung mit einem bestimmten Merkzeichen – wie Sonderregelungen beim Parken, Regelungen für blinde, gehörlose oder taubblinde Menschen oder Menschen, die auf einen Rollstuhl angewiesen sind.

Nicht alle Nachteilsausgleiche sind für Menschen mit einer Epilepsie relevant, beziehungsweise sind von weiteren Erkrankungen oder Funktionsstörungen abhängig. Im Folgenden eine Auswahl:

Merkzeichen G und Wertmarke

Mit dem Merkzeichen G kann eine Wertmarke erworben werden (Stand: 2024: jährlich 91 €), die zusammen mit dem Schwerbehindertenausweis bundesweit als Fahrkarte im öffentlichen Personennahverkehr (ÖPNV) genutzt werden kann. Dies gilt nicht für den Fernverkehr, also ICE, IC, EC, Nachtreisezüge usw.

Menschen, die Grundsicherung oder Bürgergeld erhalten, erhalten die Wertmarke kostenfrei

Menschen, die Leistungen der Grundsicherung nach SGB XII oder SGB II erhalten, bekommen die Wertmarke ohne Eigenbeteiligung.

Merkzeichen G und Ermäßigung der Kraftfahrzeugsteuer

Alternativ kann eine Ermäßigung der Kraftfahrzeugsteuer in Anspruch genommen werden (§ 228 ff. SGB IX) (SGB IX 2023). Wenn das Merkzeichen G aufgrund der Epilepsie bewilligt wurde, ist aber aufgrund der Anfallshäufigkeit nicht von Fahreignung auszugehen. Allerdings kann die Person mit Epilepsie Halter eines PKW sein und regelmäßig von einer anderen Person gefahren werden.

Merkzeichen B und Begleitperson

Die Begleitperson wird unentgeltlich befördert, benötigt also keine eigene Fahrkarte. Dies betrifft nicht nur den ÖPNV, sondern ebenfalls den Fernverkehr. Hier sollte die Begleitperson auf der Fahrkarte der schwerbehinderten Person eingetragen sein.

Die Begleitperson kann auch im Fernverkehr kostenfrei mitfahren

Bei Fahrten wie Urlaubsreisen kann die Unterbringung und Verpflegung der Begleitperson unter bestimmten Voraussetzungen als außergewöhnliche Belastung steuerlich abgesetzt werden (EStG §§ 33, 33b (3) Satz 3, BFH-Urteil vom 4.7.2002 (III R 58/98) (EStG 2024).

Pauschbetrag bei der Einkommenssteuer

Behindertenverbände informieren meist jährlich zu den jeweils aktuellen steuerlichen Vorteilen

Menschen mit Behinderungen (oder Eltern von Kindern mit Behinderung oder Schwerbehinderung) können nach § 33 b EStG (EStG 2024) einen Pauschbetrag bei der Einkommenssteuer geltend machen. Dieser wurde mit dem Veranlagungszeitraum (VZ) 2021 erhöht und gilt zudem bereits ab einem GdB von 20 (▶ Tab. 6.2). Der Anspruch besteht bereits, wenn der GdB erst im Verlauf eines Jahres festgestellt wird. Wenn der GdB erhöht oder abgesenkt wird, kann der Pauschbetrag für den jeweils höheren GdB geltend gemacht werden (EStG 2024).

Der Pauschbetrag beträgt zwischen 384 € bei einem GdB von 20 und 2.840 € bei einem GdB von 100. Besonderheiten gelten bei den Merkzeichen H, Bl, TBl.

Informationen zu Pauschbeträgen und sonstigen Steuererleichterungen erteilen auch die Finanzämter.

Mehrbedarf bei Grundsicherung nach dem SGB XII mit Merkzeichen G

Menschen mit dem Merkzeichen G, die altersberentet oder voll erwerbsgemindert berentet sind und Grundsicherung nach SGB XII erhalten, bekommen einen Mehrbedarf von 17 % des maßgebenden monatlichen Regelbedarfs (Stand 06/2024) vom zuständigen Sozialamt (§ 30 (1) SGB XII) (SGB 2023).

Ausbildung – Arbeit – Altersrente

Viele Nachteilsausgleiche beziehen sich auf Hilfen bei Ausbildung und der beruflichen Eingliederung und auf Schwierigkeiten am Arbeitsplatz. Dies wird in ▶ Kap. 3 näher beschrieben.

Als schwerbehinderter Mensch kann die Altersrente zwei Jahre früher in Anspruch genommen werden

Mit einer Anerkennung als schwerbehinderter Mensch kann die Altersrente ohne Abzüge oder Abschläge zwei Jahre vor der Regelaltersrente beantragt werden – mit Abzügen von der Altersrente noch früher. Die Schwerbehinderung muss bei Rentenbeginn vorliegen, kann aber später wegfallen, der Schwerbehindertenausweis muss also nicht unbefristet ausgestellt sein. Über den Rentenbeginnrechner der Deutschen Rentenversicherung (DRV) ist ein Überblick möglich, aber eine Versichertenberatung ist sinnvoll, um die individuellen Möglichkeiten zu erfragen und sich mögliche Abschläge ausrechnen zu lassen.

> **Praxistipps**
>
> - Adressen der zuständigen Behörde können beim Bürgeramt oder im Rathaus am Wohnort erfragt werden und sind online abrufbar.
> - Mit dem Antrag Kopien der vorhandenen ärztlichen Unterlagen einreichen – so müssen diese von der Sachbearbeitung nicht von

verschiedenen Behandlungsorten angefordert werden, das verkürzt die Bearbeitung des Antrags.
- Die Erkrankungen und Behinderungen und damit verbundenen Einschränkungen im Alltag so deutlich wie möglich beschreiben
- Bestehen Zweifel am Bescheid, gleich Widerspruch einlegen
- Umfassende Informationen rund um die Anerkennung als schwerbehinderter Mensch bieten Ministerien, Behörden, Verbände und Organisationen, z. B.:
  – Aktion Mensch e. V.: Familienratgeber. Informationen, Rat & Adressen für Menschen mit Behinderung und deren Angehörige
  – Lebenshilfe: Neuerungen für Menschen mit Behinderung im Überblick
  – Bundesarbeitsgemeinschaft der Integrationsämter und Hauptfürsorgestellen (BIH) e. V.: Nachteilsausgleiche
  – Bundesministerium für Arbeit und Soziales (BMAS): Politik für Menschen mit Behinderungen
  – Bundes- und Landesbehindertenbeauftragte, Sozialverbände.

Literatur

Behindertengleichstellungsgesetz vom 27. April 2002 (BGBl. I S. 1467, 1468), das zuletzt durch Artikel 7 des Gesetzes vom 23. Mai 2022 (BGBl. I S. 760) geändert worden ist.

Bösl E (2010) Die Geschichte der Behindertenpolitik in der Bundesrepublik aus Sicht der Disability History. In: Bundeszentrale für politische Bildung (Hrsg.) Aus Politik und Zeitgeschichte. Menschen mit Behinderungen (https://www.bpb.de/shop/zeitschriften/apuz/32707/die-geschichte-der-behindertenpolitik-in-der-bundesrepublik-aus-sicht-der-i-disability-history-i/, Zugriff am 05.05.2024).

BA: Bundesagentur für Arbeit (2023) Gleichstellungsantrag und Gleichstellung mit schwerbehinderten Menschen. (https://www.arbeitsagentur.de/menschen-mit-behinderungen/spezielle-hilfe-und-unterstuetzung/gleichstellung, Zugriff am 05.05.2024).

DBR: Deutscher Behindertenrat (2019): Informationen und häufige Fragen zum Entwurf der 6. Verordnung zur Änderung der Versorgungsmedizin-Verordnung (VersMedV). Einschätzung des DBR (https://vdk.mmcm-on.de/deutscher-behindertenrat/mime/00113599D1556797545.pdf, Zugriff am 05.05.2024).

BMAS: Bundesministerium für Arbeit und Soziales (BMAS) (2020). Übereinkommen über die Rechte von Menschen mit Behinderungen (https://www.bmas.de/SharedDocs/Downloads/DE/Teilhabe/uebereinkommen-ueber-die-rechte-behinderter-menschen.pdf?__blob=publicationFile&v=1, Zugriff am 05.05.2024).

BMJ: Bundesministerium der Justiz (2023) Das Gesetz zur Förderung eines inklusiven Arbeitsmarkts wurde am 13. Juni 2023 unter der Nummer 146 im Bundesgesetzblatt veröffentlicht und tritt am 1. Januar 2024 in Kraft. (https://www.recht.bund.de/eli/bund/bgbl_1/2023/146, Zugriff am 05.05.2024).

BTHG: Bundesteilhabegesetz vom 23. Dezember 2016 (BGBl. I S. 3234), das zuletzt durch Artikel 8 des Gesetzes vom 2. Juni 2021 (BGBl. I S. 1387) geändert worden ist.

DGB: Deutscher Gewerkschaftsbund (DGB) (2020) 100 Jahre Schwerbehindertenrecht in Deutschland: eine Chronologie (https://www.dgb.de/themen/++co++7d115cde-728c-11ea-abfd-52540088cada, Zugriff am 05.05.2024).

DRV: Deutsche Rentenversicherung Bund (Hrsg.) (2022) Reha und Rente für schwerbehinderte Menschen (https://www.deutsche-rentenversicherung.de/SharedDocs/Downloads/DE/Broschueren/national/reha_und_rente_schwerbehinderte_menschen.html, Zugriff am 05.05.2024).

EStG: Einkommensteuergesetz in der Fassung der Bekanntmachung vom 8. Oktober 2009 (BGBl. I S. 3366, 3862), das zuletzt durch Artikel 6 des Gesetzes vom 27. März 2024 (BGBl. 2024 I Nr. 108) geändert worden ist.

Forschungsprojekt DisHist, vertreten durch Barsch S (2018–2022) Menschen mit Behinderungen in der DDR. (https://behinderung-ddr.de/, Zugriff am 19.08.2023).

Hirschberg, M (2022) Modelle von Behinderung in den Disability Studies. In: Waldschmidt, A. (Hrsg.) Handbuch Disability Studies. Wiesbaden: Springer VS. S: 93–108.

Lebenshilfe e. V. (2024) Neuerungen für Menschen mit Behinderung im Überblick. Was ändert sich? (https://www.lebenshilfe.de/informieren/familie/neuerungen-fuer-menschen-mit-behinderung, Zugriff am 05.05.2024).

Lingelbach G, Schlund S (2014) Disability History. Version: 1.0. In: Docupedia-Zeitgeschichte. Dokserver des Zentrums für Zeithistorische Forschung Potsdam e. V. (https://zeitgeschichte-digital.de/doks/frontdoor/deliver/index/docId/598/file/docupedia_lingelbach_schlund_disability_history_v1_de_2014.pdf, Zugriff am 05.05.2024).

Lingelbach G (2018) Behindert/nicht behindert. Begrifflichkeiten, Konzepte und Modelle in der Disability History. APuZ 38–39: 37–41 (https://www.bpb.de/shop/zeitschriften/apuz/275890/behindert-nicht-behindert, Zugriff am 05.05.2024).

Stolleis M (2003) Geschichte des Sozialrechts in Deutschland. Ein Grundriß. Stuttgart: Lucius und Lucius (https://www.leibniz-publik.de/de/fs1/object/display/bsb00057834_00001.html?sort=sortTitle+asc&letter=&zoom=1.00&context=&awardee_str=%7BStolleis%2C+Michael%7D&mode=awardee_str, Zugriff am 05.05.2024).

SGB IX: Neuntes Buch Sozialgesetzbuch vom 23. Dezember 2016 (BGBl. I S. 3234), das zuletzt durch Artikel 6 des Gesetzes vom 22. Dezember 2023 (BGBl. 2023 I Nr. 412) geändert worden ist.

SGB XII: Das Zwölfte Buch Sozialgesetzbuch – Sozialhilfe – (Artikel 1 des Gesetzes vom 27. Dezember 2003, BGBl. I S. 3022, 3023), das zuletzt durch Artikel 2 des Gesetzes vom 22. Dezember 2023 (BGBl. 2023 I Nr. 408) geändert worden ist.

Thomann KD (2012) Von der Kriegsbeschädigtenfürsorge zum SGB IX – Anmerkungen zur Geschichte des Rechts für Menschen mit schweren Behinderungen. Diskussionsforum Rehabilitations- und Teilhaberecht. Forum C. Diskussionsbeitrag Nr. 8/2012 (https://www.reha-recht.de/fileadmin/download/foren/c/2012/C8-2012_Geschichte_des_Behindertenrechts.pdf, Zugriff am 05.05.2024).

VersMedV: Versorgungsmedizin-Verordnung vom 10. Dezember 2008 (BGBl. I S. 2412), die zuletzt durch Artikel 2 der Verordnung vom 19. Juni 2023 (BGBl. 2023 I Nr. 158) geändert worden ist.

7 Soziale Teilhabe – Wohnen

Lisa-Marie Feldmann und Ingrid Coban

Häufig genügt persönliche Unterstützung im Alltag von der Familie, aus dem Freundeskreis oder der Nachbarschaft. Manchmal sind aber darüberhinausgehende Hilfen der sozialen Teilhabe erforderlich, besonders, wenn es um die Frage der Wohnform geht.

Fallbeispiel

Herr W. war zum Zeitpunkt des stationären Aufenthalts zur medikamentösen Optimierung 56 Jahre alt. Nach ärztlichen Vorbefunden bestand seit seiner Kindheit eine Temporallappenepilepsie rechts mit hypermotorischen, psychomotorischen und sekundär generalisierten tonisch-klonischen Anfällen. Epilepsiechirurgische Eingriffe in den Jahren 2002 und 2017 erbrachten jeweils Anfallsfreiheit für einige Jahre, jedoch keine dauerhafte Anfallsfreiheit. Bei Aufnahme traten mindestens zwei o. g. Anfälle im Monat auf. Eine Dunkelziffer wurde vermutet, da Herr W. die Anfälle nicht immer selbst wahrnahm oder erinnerte. Vordiagnostiziert war zudem eine depressive Episode, die medikamentös behandelt wurde. Eine von seinem niedergelassenen Neurologen empfohlene tagesklinische Behandlung stand noch aus.

Die unbefristete Anerkennung als schwerbehinderter Mensch mit einem Grad der Behinderung (GdB) von 80 und den Merkzeichen G und B lag vor.

Zu seiner beruflichen und sozialen Situation berichtete Herr W.: Eine nach dem Hauptschulabschluss begonnene Ausbildung zum Fleischer habe er wegen der Anfallshäufigkeit nach dem ersten Ausbildungsjahr abbrechen müssen. Über seinen inzwischen verstorbenen Vater habe er bei einem Automobilzulieferer eine Anstellung als ungelernte Kraft erhalten. Mit seiner Epilepsie sei er von Anfang an offen umgegangen und regelmäßig im Austausch mit dem Betriebsarzt und dem zuständigen Mitarbeiter für Arbeitsschutz gewesen. Auch der Integrationsfachdienst (IFD) sei später, wenn nötig, hinzugezogen worden, z. B. als Job-Coach bei der Wiedereingliederung nach den epilepsiechirurgischen Eingriffen oder wenn er neue Tätigkeiten habe erlernen müssen. Nach den jetzt wieder auftretenden Anfällen sei er in das Lager versetzt worden und dürfe nicht mehr mit Geräten und Maschinen arbeiten. Er habe ein gutes Verhältnis zu den Vorgesetzten und den Kollegen und fühle sich gut unterstützt.

Inzwischen sei er aber seit über sechs Monaten arbeitsunfähig und erhalte Krankengeld. Eine Wiedereingliederung sei möglich, aber dazu müsse es ihm besser gehen, sage sein Chef.

Mit seiner Wohnsituation sei er ganz zufrieden. Er wohne in einer Mietwohnung, seine 78- jährige Mutter lebe wenige Straßen von ihm entfernt, jeden Tag gehe er zum Abendessen zu ihr. Seinen 53 Jahre alten berufstätigen Bruder sehe er regelmäßig, dieser wohne ebenfalls im Ort. Seine Mutter bearbeite seine Post und sein Bruder begleite ihn beispielsweise zum Einkauf oder zu wichtigen Arztterminen. Weitere soziale Kontakte habe er nicht, er habe keine Hobbys und unternehme in seiner Freizeit eigentlich nichts.

Im Verlauf des stationären Aufenthaltes ergänzten die Mutter und der Bruder von Herrn W. dessen Lebenssituation mit ihren Erfahrungen: Für beide summiere sich seit Monaten die Anforderungen in der Betreuung von Herrn W. und sie kämen an ihre Belastungsgrenzen. Es gebe bereits Mahnverfahren wegen nicht beglichener Rechnungen des Telefonanbieters und die Wohnung von Herrn W. sei in einem desolaten Zustand. Er kümmere sich nicht mehr um den Haushalt, die Wäsche stapele sich und es gebe Beschwerden aus dem Wohnhaus, weil Herr W dem monatlich wechselnden Reinigungsdienst des Hausflurs nicht mehr nachkomme. Das sei vorher nicht so gewesen, er sei immer sehr ordentlich gewesen. Außerdem ziehe er sich zurück und nehme des Öfteren das gemeinsame Abendbrot mit seiner Mutter nicht mehr wahr. Dann bleibe es bei einem kurzen täglichen Telefonkontakt, allerdings hätten schon Telefonate stattgefunden, bei denen Herr W. verwirrt gewesen sei und nicht adäquat habe antworten können. Dann seien sie hingefahren, aber er sei jeweils wieder ganz in Ordnung gewesen und habe keine Hilfe gewollt. Die Familie mache sich Sorgen, so könne Herr W. nicht an den Arbeitsplatz zurückkehren, dort seien aber seine sozialen Kontakte und es werde auf ihn geachtet. Die Arbeit sei zudem seine Tagesstruktur.

Mit Herrn W.s Einverständnis wurde Kontakt zum zuständigen Mitarbeiter des IFD aufgenommen. Dieser schilderte eine seit Jahren nachlassende psychisch-physische Belastbarkeit, weswegen das Anforderungsniveau der Tätigkeiten immer weiter habe reduziert werden müssen. Der Arbeitsplatz werde seit langem durch das Inklusionsamt gefördert. Bisher sei ihm kein Kündigungsbestreben bekannt, aber eine Wiedereingliederung müsse gut geplant und die Förderung vermutlich ausgeweitet werden.

Im Vordergrund der Beratung stand zunächst die Unterstützung bei der Alltagsstrukturierung und der weiteren Behandlung: Schnell wurde deutlich, dass Herr W. seine Medikamente nicht mehr zuverlässig eingenommen hatte. Seine Anfallshäufigkeit stellte sich als deutlich schlechter dar als bei Aufnahme angegeben, mit mehrfach am Tag auftretenden nicht bewusst erlebten Anfällen, teils mit inadäquaten Handlungen und Ortswechseln, die Herr W. selbst nicht wahrnahm.

Zur Entlassung bestand Hilfebedarf bei der Weiterführung der medikamentösen Umstellung und der zuverlässigen Einnahme der Medikamente. Unterstützung war zudem bei der Gestaltung des Alltags, der Aufgaben im Haushalt und der Regelung der finanziellen Angelegenheiten erforderlich. Die Planung der beruflichen Wiedereingliederung sollte zu einem späteren Zeitpunkt bei stabiler emotionaler Verfassung und gebesserter Anfallssituation erfolgen.

Eine ambulante psychiatrische Pflege (APP) wurde verordnet und ein entsprechender Dienst am Wohnort gefunden. Die Mitarbeiterin nahm direkt am Entlassungstag einen Termin bei Herrn W. wahr und sprach zunächst tägliche Besuche ab. Neben den o. g. Aufgaben sollte die APP ein ambulant betreutes Wohnen (ABW) initiieren und das komplexe Hilfeplanungsverfahren begleiten. Aufgabe von ABW sollte es später sein, die berufliche Wiedereingliederung mit dem IFD zu planen und zu begleiten.

Bei einem kurzen stationären Aufenthalt ein Jahr später war die Anfallssituation und die Stimmungslage ganz deutlich verbessert. Herr W. berichtete, dass die APP beendet sei, er aber nun zwei bis vier Fachleistungsstunden in der Woche als ABW erhalte. Durch ein mobiles Notrufsystem mit Sturzmelder, das den Bereitschaftsdienst des ABW informiere, fühle er sich zu Hause und unterwegs sicher, gerade im Hinblick auf mögliche Anfälle mit Sturz.

Seine berufliche Tätigkeit habe er mit einer auf 20 Stunden pro Woche reduzierten Arbeitszeit wieder aufgenommen, er übernehme Hilfstätigkeiten im Lager und gehe dem Hausmeister zur Hand. Herr W. schien neue Lebensenergie gefasst zu haben, wozu eine Verbesserung der sozialen Kontakte beigetragen haben mag: Herr W. erzählte begeistert von seiner Teilnahme an einer wöchentlichen Kochgruppe der örtlichen Kirchengemeinde für Menschen mit Behinderung. Dort habe er Freunde gefunden und außerdem lade er nun ab und zu seine Mutter zu sich zum Essen ein.

> **Gut zu wissen**
>
> Artikel 19 der UN-Behindertenrechtskonvention betont das Recht von Menschen mit einer Behinderung, selbst zu entscheiden, wo und mit wem sie leben möchten (BMAS 2020). Dies bedeutet nicht zuletzt eine Ausdifferenzierung der Wohnmöglichkeiten für Menschen mit Unterstützungsbedarf, über die bestehende Unterteilung von »ambulant« und »stationär« hinaus.
>
> Am 01.01.2020 trat in Deutschland die dritte Reformstufe des Bundesteilhabegesetzes (BTHG) in Kraft. Das Eingliederungshilferecht wurde aus dem Fürsorgesystem des Sozialhilferechts (SGB XII) herausgelöst und als eigenständiges Leistungsrecht in das SGB IX überführt. Damit war die Trennung von Fach- und Assistenzleistungen und unterhaltssichernden Leistungen verbunden, was vor allem stationäre Wohnformen betraf: Diese müssen nun Kosten für Verpflegung und Unterkunft aus dem Gesamtbudget herauslösen und gesondert nachweisen. Im Grunde genommen entfällt durch diese Aufteilung die Unter-

Menschen mit Behinderung sollen selbst entscheiden, wie sie leben möchten

> scheidung in ambulante, teilstationäre und stationäre Leistungen (BAGüS 2022).
>
> Wohnbezogene Leistungen gehören zur sozialen Teilhabe (§§ 113-116 SGB IX) und werden durch Wohlfahrtsverbände, private oder kommunale Träger erbracht. Die leistungsberechtigten Personen sollen möglichst viel Raum zur eigenverantwortlichen Gestaltung ihrer Lebensumstände erhalten und ihre Selbstbestimmung gefördert werden (§ 8 (3) SGB IX). Die Finanzierung erfolgt durch die sogenannten überörtlichen Sozialhilfeträger eines Stadtstaates oder Bundeslandes, z. B. dem Landeswohlfahrtsverband Hessen, dem Sozialverband Mecklenburg-Vorpommern, die Landschaftsverbände Rheinland und Westfalen-Lippe in Nordrhein-Westfalen, die Regierungsbezirke in Bayern, dem Kommunalen Sozialverband Sachsen oder die Sozialagentur Sachsen-Anhalt, um nur einige zu nennen. Für das »Gesamtplanverfahren« mit Antrag, Bedarfsermittlung und Hilfeplanung (§ 117 SGB IX) sind in der Regel die kreisfreien Städte und Landkreise zuständig. Der »Gesamtplan« beschreibt abschließend genau die bewilligten Leistungen (SGB IX 2023).
>
> Es gibt bisher kein bundesweit einheitliches Verfahren, um den Bedarf der leistungsberechtigten Personen zu ermitteln und die passende Unterstützung zu planen. Die Umsetzung ist Sache der Länder des Bundes: In NRW wird mit regionalen Ausnahmen das Instrument »BEI_NRW« genutzt (Stand 07.2023).

Unterstützung beim Wohnen gehört zur sozialen Teilhabe

7.1 Wohnformen mit Unterstützung

Eigenständiges Wohnen allein, in einer Partnerschaft, in familiären Zusammenhängen oder in Wohngemeinschaften unterschiedlicher Verbindlichkeit ist die Regel. Manchmal sind jedoch Wohnformen mit Unterstützung notwendig. Hier können Hilfen über das SGB V, wie im Fallbeispiel aufgezeigt, unterstützend wirken, zumindest bis die eigentliche Fachleistung installiert ist.

7.1.1 Psychiatrische häusliche Krankenpflege (pHKP)

Bei privaten Krankenkassen sollten die jeweiligen Konditionen für APP nachgefragt werden

Psychiatrische häusliche Krankenpflege (pHKP) wird auch ambulante psychiatrische Pflege (APP) oder häusliche psychiatrische Pflege (HPK) genannt. Gesetzliche Grundlagen als Leistung der GKV sind § 37 und § 92 (1) Satz 2 Nr. 6 SGB V (SGB V 2024), wonach häusliche Krankenpflege bei bestimmten psychischen Erkrankungen ärztlich verordnet werden kann, um Krankenhausaufenthalte zu vermeiden oder zu verkürzen und die ambulante fachärztliche Behandlung zu sichern (G-BA 2023).

Zusammenfassend handelt es sich bei APP/pHKP um eine intensive Begleitung durch psychiatrische Fachgesundheits- und Krankenpflegekräfte. Zielgruppe sind Menschen mit einer psychiatrischen Erkrankung in schwierigen Lebenssituationen und so starken Fähigkeitsstörungen, dass das Alltagsleben nicht mehr selbständig bewältigt werden kann (KBV 2019). Dazu zählen Störungen des Antriebs, der Ausdauer oder der Belastbarkeit, die Unfähigkeit den Tagesablauf zu strukturieren, eine eingeschränkte Kontaktfähigkeit, kognitive Störungen, ein fehlender Zugang zur eigenen Krankheitssymptomatik und Schwierigkeiten, Konfliktsituationen und Krisen zu erkennen und zu bewältigen (G-BA 2023).

Voraussetzung ist das Vorliegen bestimmter Diagnosen, die im Indikationskatalog für APP/pHKP (G-BA 2023) aufgeführt sind. Eine depressive Episode (F32.-) oder rezidivierende depressive Störungen (F33.-), allerdings jeweils mit Ausschluss bestimmter Untergruppen, gehören dazu. Bei nicht aufgeführten Diagnosen kann anhand der GAF-Skala (Global Assessment of Functioning Scale, Klassifikation zur Beschreibung des psychischen, sozialen und beruflichen Funktionsniveaus von psychisch erkrankten Menschen) (KBV 2020) die Beeinträchtigung von Aktivitäten und Fähigkeiten ermittelt werden und ein APP/pHKP in begründeten Einzelfällen verordnet werden.

> Voraussetzungen für eine APP sind bestimmte Diagnosen und Fähigkeitsstörungen

Weitere Voraussetzung ist, dass die Fähigkeitsstörungen in absehbarer Zeit – in der Regel sind dies vier Monate – abnehmen und das Therapieziel umgesetzt werden kann. Die Verordnung einer APP/pHKP kann durch fachärztliche und -therapeutische Berufsgruppen wie Neurologie, Psychiatrie und Psychotherapie, psychosomatische Medizin und Psychotherapie, Kinder- und Jugendpsychiatrie und -psychotherapie, psychologische (Kinder- und Jugendlichen-) Psychotherapie und in der hausärztlichen Versorgung erfolgen, wenn eine fachärztlich gesicherte Diagnose vorliegt (KBV 2019).

Die Häufigkeit der Kontakte richtet sich nach den individuellen Erfordernissen und kann zwischen einmal pro Monat und mehrmals täglich betragen (G-BA 2023).

Eine Zuzahlung an die KV ist erforderlich, sofern keine Befreiung von der Zuzahlung vorliegt.

7.1.2 Ambulant betreutes Wohnen

Andere Begriffe für Ambulant Betreutes Wohnen (ABW) sind Ambulant Unterstütztes Wohnen (AUW), Ambulant Begleitetes Wohnen oder Wohnassistenz.

> Wohnassistenz ermöglicht eine selbstbestimmte Alltagsbewältigung

Ambulant betreute Wohnformen für Menschen mit Behinderungen gibt es in Deutschland seit den 1970er/1980er Jahren. Sie entwickelten sich im Rahmen der sozialpsychiatrischen Enthospitalisierung und später im Bereich der Gerontopsychiatrie (Klie et al. 2017). Später entstanden ambulante Wohnformen für Menschen mit kognitiver Beeinträchtigung, chronischen Erkrankungen, körperlicher Behinderung und/oder Pflegebedürftigkeit – also für Menschen, die in ihrer Selbstversorgung und der Gestaltung des

Alltags, in ihrer Freizeit und dem Aufrechterhalten von sozialen Kontakten Unterstützung benötigen. Der Aufbau von ABW wurde in den Ländern des Bundes in unterschiedlichem Umfang realisiert, erhielt aber mit der Ratifizierung der UN-Behindertenkonvention und der Stärkung von Selbstbestimmung eine hohe Bedeutung (Walther 2021).

Sozialrechtliche Grundlagen für Assistenzleistung im Rahmen des ambulant betreuten Wohnens sind im SGB IX geregelt (vgl. §§ 99, 113 (2), 78 SGB IX) (SGB IX 2023). Leistungsträger sind die Kostenträger der Eingliederungshilfe, die je nach Bundesland unterschiedlich sein können (s. o.).

> Der zeitliche Umfang der Assistenz wird im Gesamtplanungsverfahren vereinbart

ABW wird als Fachleistung zur selbstbestimmten und eigenständigen Bewältigung des Alltags finanziert. Die Anzahl der Fachleistungsstunden und die Aufgaben und Inhalte werden vorab im Gesamtplanungsverfahren vereinbart. Werden zusätzlich Pflegeleistungen benötigt, kommt in Abhängigkeit des festgestellten Pflegegrades die Pflegeversicherung (SGB XI 2024) als (weiterer) Kostenträger in Betracht.

Die unterhaltssichernden Leistungen für Miete und Lebensunterhalt werden selbst getragen (Lohn, Gehalt) oder durch Lohnersatz- oder Grundsicherungsleistungen wie Arbeitslosengeld I, Bürgergeld, Krankengeld, Grundsicherung im Alter und bei Erwerbsminderung, Erwerbsminderungsrenten, Altersrente oder Kombinationen finanziert.

ABW ist in verschiedenen Formen möglich:

- In der eigenen (Miet)Wohnung, allein, mit Angehörigen oder in Partnerschaft
- In einer Wohngemeinschaft mit anderen Menschen mit oder ohne Behinderung; seit dem Jahr 2020 können bestimmte Assistenzleistungen »gepoolt« werden, das heißt für zwei oder mehr Menschen gemeinsam erbracht werden (§ 116 SGB IX) (SGB 2023)
- In einer Wohnung des Trägers für ABW

Teils ist ein Bereitschaftsdienst außerhalb der Fachleistungsstunden erreichbar.

7.1.3 Besondere Wohnformen

> Der Begriff »besondere Wohnform« hat den Ausdruck »stationäres Wohnen« ersetzt

Mit dem Inkrafttreten des BTHG als Teil 2 des SGB IX im Jahr 2017 erfolgten verschiedene Begriffsänderungen, u. a. wurde der Begriff des »stationären Wohnens« durch »besondere Wohnformen« abgelöst. Damit sollte verdeutlicht werden, dass sich die Unterstützung nicht mehr an dem Angebot einer Wohneinrichtung oder eines -heimes orientiert, sondern am individuellen Bedarf der Person – es also um personenzentrierte und nicht um institutionszentrierte Hilfeleistungen geht (Walther 2021).

Rechtliche Grundlagen sind ebenfalls § 99 SGB IX i. V. mit § 113 (2) Nr. 2 SGB IX und § 78 SGB IX (SGB IX 2023). Meist sind die Angebote als Wohngemeinschaften in einem größeren Zusammenhang konzipiert, wie einem »Heim«. Neben einem eigenen Zimmer oder Appartement werden Küche und Aufenthaltsräume gemeinschaftlich genutzt. Betreuungspersonen unterschiedlicher Professionen übernehmen den zuvor vereinbarten individuellen Hilfe- und Pflegebedarf, tagsüber und in der Nacht. (vgl. Landeswohlfahrtsverband Hessen 2022).

7.1.4 Betreutes Wohnen in Gastfamilien

Ein vergleichsweise neues Angebot ist das betreute Wohnen in Gastfamilien. Die Rechtsgrundlage findet sich in § 113 (2) Nr. 4 SGB IX i.V. m. § 80 SGB IX (SGB IX 2023).

Menschen mit Hilfebedarf leben in einer sogenannten »Gastfamilie« und werden bedarfsgerecht im Alltag unterstützt. Pro Gastfamilie ist eine Person mit Assistenzbedarf der Regelfall, höchstens aber zwei Personen. Ein Fachteam unterstützt die Familien bei der Vermittlung geeigneter Personen und begleitet und berät alle Beteiligten während der gesamten Gastfamilienzeit. Die Gastfamilie erhält eine monatliche Aufwandsentschädigung (LWL 2022). Dieses Angebot wird derzeit (Stand: 03/2024) noch nicht in jedem Land des Bundes vorgehalten, teils sind Einzelfallvereinbarungen möglich.

Wohnen in Gastfamilien steht nicht in jedem Bundesland zur Verfügung

7.1.5 Besonderheiten für Menschen mit einer Epilepsie

Ambulante und besondere Wohnformen für Menschen mit einer Epilepsie stehen nicht in großem Umfang zur Verfügung, da allein eine Epilepsie zunächst keinen ausreichenden Hilfebedarf beinhaltet. Bei einem gewissen Schweregrad der Erkrankung und damit verbundenem erheblichen epilepsiebezogenen Hilfebedarf und vor allem in Kombination mit weiteren Beeinträchtigungen kann eine Wohnform mit Unterstützung aber durchaus bedarfsentsprechend sein.

Die Suche nach einer auf Epilepsie spezialisierten Wohnform war in der Vergangenheit nicht einfach. Häufig gab es in der Region kein passendes Angebot für Menschen mit teils schweren Epilepsien und gegebenenfalls zusätzlichen Beeinträchtigungen oder diese entsprachen nicht dem Wunsch nach der Nähe zu Angehörigen. Mit der Zeit entwickelten sich spezialisierte Angebote als besondere Wohnformen in Epilepsie-Zentren, dezentral in Kooperation mit Epilepsie-Zentren oder anderen Einrichtungen mit Epilepsie-Kompetenz, bspw.:

Wohnen gibt es in Kooperation mit Epilepsie-Zentren oder -Beratungsstellen

- Befristete Wohnformen zur Verselbständigung (junger) Erwachsener mit chronischer Epilepsie und kognitiven und psychosozialen Beeinträchtigungen wie in Bethel, Bielefeld
- Ambulante und besondere Wohnformen für Menschen mit erworbener Hirnschädigung und Epilepsie oder Menschen mit Epilepsie mit hoher anfallsbedingter Gefährdung und unterschiedlichen psychosozialen Problemlagen in München

- Wohngruppen für Menschen mit (kognitiver) Behinderung und therapieresistenter Epilepsie in Berlin

Aufgrund der fortschreitenden Ausdifferenzierung und Individualisierung von Wohnangeboten wird sich vermutlich die Angebotsstruktur für Menschen mit einer Epilepsie und zusätzlichen Beeinträchtigungen weiter verbessern.

Praxistipps

- Wohnbezogene Leistungen können formlos erfolgen. Es empfiehlt sich, die vom jeweiligen Leistungsträger bereitgestellten Formulare zu nutzen, damit alle erforderlichen Angaben gemacht werden, z. B. Beschreibung der aktuellen Lebenssituation, ärztliche Stellungnahme, Gesundheitsproblem und Einfluss auf die Teilhabefähigkeit, persönliche Wünsche etc.
- Die Kontaktadresse des zuständigen überörtlichen Sozialhilfeträger kann im Bürgerbüro oder Rathaus am Wohnort erfragt werden.
- Sinnvoll ist die Kontaktaufnahme mit einem Anbieter vor Ort, um das Leistungsangebot zu recherchieren.
- Das Gesamtplanverfahren ist komplex und Unterstützung über die zugewiesene Hilfeplanungsperson hinaus sinnvoll. Dies kann beispielsweise eine Vertrauensperson aus dem persönlichen Umfeld sein, eine Epilepsie-Beratungsstelle oder eine ergänzende unabhängige Teilhabeberatungsstelle (EUTB).
- Angebote und Dienste können sich schnell ändern und das BTHG wird in den nächsten Jahren weiterentwickelt. Aktuelle Informationen, auch in einfacher Sprache, halten die Integrations- und Inklusionsämter bereit, z. B.:
  - https://www.lwl-inklusionsamt-soziale-teilhabe.de/de/antrag-stellen
  - https://www.lwl-inklusionsamt-soziale-teilhabe.de/de/hilfe-planen
  - https://www.bthg2020.lwl.org/de/das-bundesteilhabegesetz-kurz-erklart/
  - https://www.lwl-inklusionsamt-soziale-teilhabe.de/de/hilfen/wohnen-besonderen-wohnformen
  - Die Webseite des Bundesministeriums für Arbeit und Soziales »einfach-teilhaben« stellt einen umfassenden Wegweiser zum Thema Leben mit Behinderungen dar: https://www.einfach-teilhaben.de

7.2 Sicherheitsvorkehrungen im häuslichen Alltag

Sicherheitsvorkehrungen im Alltag sollen möglichst pragmatisch vorhandene Gefährdungen reduzieren, was eine differenzierte Beurteilung von vorhandenen Risiken voraussetzt. Eine überfürsorgliche Strategie mit unangemessenen »Verboten« gilt es ebenso zu vermeiden wie das Negieren von Gefahrpotenzialen (Bertinat 2020).

Im Folgenden werden exemplarisch Verhaltensweisen und Sicherheitsvorkehrungen benannt, die teils als allgemeine Empfehlungen gelten können oder für bestimmte Personenkreise und Gebäude bereits etabliert sind.

Fallbeispiel

Frau N. war zum Zeitpunkt des Beratungskontaktes 22 Jahre alt und stand kurz vor dem Abschluss ihrer Ausbildung zur Einzelhandelskauffrau, Schwerpunkt Haushaltswaren. Sie berichtete während des stationären Aufenthaltes zur Optimierung ihrer anfallssuppressiven Medikation (ASM), dass sie bereits eine Arbeitsstelle habe. Nach dem stationären Aufenthalt gehe sie zur Vertragsunterzeichnung. Es handele sich um ein Geschäft in der etwa 25 km entfernten Kreisstadt und sie freue sich sehr auf diese neue Herausforderung. Ihr Arbeitgeber sei über ihre gesundheitliche Situation informiert und wolle es mit ihr probieren, wie er gesagt habe. In seiner Familie habe es wohl eine Person mit einer Epilepsie gegeben, deshalb sei er nicht so schockiert gewesen, wie sie es sich vorgestellt habe.

Damit verbunden plane sie eine Veränderung ihrer Wohnsituation: Bisher habe sie in sehr ländlicher Region bei ihren Eltern gewohnt und sei morgens mit dem Schulbus zu ihrer Ausbildungsstätte gefahren, nachmittags habe ihr Vater sie abgeholt. Der ÖPNV am Wohnort sei außer Schulbussen am Morgen und am Nachmittag quasi nicht existent. Die nächste etwas häufiger frequentierte Bushaltestelle sei ungefähr 4 km entfernt, dorthin müsste sie bei Wind und Wetter laufen oder gefahren werden. Mit dem Schulbus und einmal umsteigen käme sie nicht rechtzeitig zu den Öffnungszeiten des Geschäfts am Arbeitsort an und wenn sie bis 20 Uhr arbeiten müsse, käme sie nicht mehr zurück. Ohnehin habe sie sich überlegt, dass es nun an der Zeit sei auszuziehen. Sie wolle etwas zentraler wohnen, eine bessere Anbindung an den ÖPNV haben und damit selbständig mobil sein. Das Wochenende würde sie aber weiter zu Hause verbringen, dort sei neben der Familie noch ein Teil ihres Freundeskreises.

Etwas Sorge bereite ihr aber ihre Anfallssituation: Sie habe zwar nur ein bis zwei tonisch-klonische Anfälle im Jahr, aber durch ihre genetisch generalisierte Epilepsie habe sie kein Vorgefühl, das sie zum Schutz nutzen könne. Sie »falle einfach um«.

Mit ihren Eltern habe sie besprochen, dass sie sich in der Klinik beraten lassen solle, damit sie bei der Wohnungssuche nichts falsch mache. Dass eine Dusche besser sei, wisse sie schon, allerdings könne sie da ja auch stürzen. Und sie wolle eine Wohnung im Erdgeschoss oder mit Aufzug, da sie früher einmal im Anfall von einer Treppe gefallen sei und davor etwas Angst habe.

Besprochen wurden verschiedene Wohnmöglichkeiten; ein Zimmer in einer Wohngemeinschaft konnte sich Frau N. nicht vorstellen. Zumindest nicht mit ihr unbekannten Menschen, denen sie ihre gesundheitliche Situation gleich zu Beginn darlegen und sich als »hilfsbedürftige Person« für ein Zimmer bewerben müsste. Zunächst wolle sie ein kleines Appartment. Thematisiert wurde die Ausstattung der Dusche: Mit einem Duschhocker kann im Anfallsfall die Sturzhöhe reduziert werden, aber – so der Hinweis von Frau N. – man könnte sich ja auch in die Duschwanne selbst setzen. Wenn noch kein Temperaturregler des Warmwassers (»Verbrühschutz«) vorhanden ist, sollte einer eingebaut werden und der Duschabfluss sollte seine Funktion erfüllen. Ergänzend wurde überlegt, dass Frau N. ihrer Mutter vor und nach dem Duschen eine Text- oder Sprachnachricht schicken könnte, zu ihrer Beruhigung und der ihrer Eltern. Ohnehin wollte Frau N. mit ihrer Familie eng und mehrfach am Tag im Austausch bleiben und damit nicht zuletzt ihrer eigenen Unsicherheit begegnen. Frau N. ging davon aus, dass sich die Unsicherheit mit neuen sozialen Kontakten wieder geben wird. In diesem Zusammenhang wurde ein mobiles Anfallsdetektionsgerät thematisiert, das über einen Sensor in einem Armband die Bewegungsmuster eines tonisch-klonischen Anfalles erkennt und über eine Smartphone-App eine voreingestellte Person informiert. Sinnvollerweise befindet sich diese in der Nähe, gegebenenfalls könnten hier zuerst Personen aus dem Arbeitskontext helfen, aber familiäre Unterstützung wäre eine Möglichkeit, bis sich Frau N. ein soziales Netzwerk aufgebaut hätte.

Weitere Sicherheitsvorkehrungen im Hinblick auf Sturz wurden erörtert, beispielsweise beim Kochen, der Ausstattung der Wohnung oder in Bezug auf Kopfkissen.

> **Gut zu wissen**
>
> Sicherheitsvorkehrungen im Wohnumfeld sollten unabhängig von Wohnform und Wohnumfeld überlegt werden. Häufig sind es leicht anzubringende Ergänzungen, eine Umstrukturierung der Einrichtung oder eine Anpassung des Verhaltens, teils aber Hilfsmittel, die angeschafft werden müssen.
>
> Was im Einzelfall geeignet und sinnvoll ist, hängt von verschiedenen Faktoren ab, wie:
>
> - Alter der Person
> - Anfallsform und -häufigkeit und Behandlungssituation

Sicherheitsvorkehrungen in der Wohnung sind abhängig von der Anfallssituation

- Wissen über die eigenen Anfallsform/en
- Zusätzliche Beeinträchtigungen und kognitive Fähigkeiten
- Soziale Unterstützung und soziales Netzwerk in der direkten Umgebung

7.2.3 Duschen und Baden

Eine besondere Aufmerksamkeit gilt dem Duschen und Baden: Menschen mit Epilepsie, die Anfälle mit Bewusstseinsstörung haben und nicht anfallsfrei sind, haben im Vergleich zur Gesamtbevölkerung ein deutlich höheres Risiko für einen Ertrinkungsunfall in Badewanne, Schwimmbad oder freien Gewässern (Bell et al. 2008; Cihan et al. 2018). Die meisten epilepsiebezogenen Ertrinkungsunfälle ereignen mit 60–70 % in der Badewanne, das macht eine Epilepsie zur dritthäufigsten Ursache für Ertrinken in der Badewanne, nach kardiovaskulären Erkrankungen und Drogen-, Alkoholintoxikation (Bain et al. 2018; Okuda 2015).

Wichtig sind Vorkehrungen beim Duschen und Baden

Ertrinken als Todesursache bei Epilepsie ist vermeidbar, wenn Sicherheitsvorkehrungen getroffen und beachtet werden, dies gilt besonders bei Kindern und jungen Erwachsenen, weshalb die jeweiligen Bezugspersonen einbezogen werden sollten (Bain et al. 2018; Cihan 2018). Außerdem gilt es, möglicherweise vorhandene schützende Faktoren einzubeziehen und konsequent zu nutzen, z. B. auftretende bewusst erlebte Anfälle (»Vorgefühle«).

Praxistipps

- Lieber duschen als baden
- In Anwesenheit einer anderen Person duschen, solange keine Anfallsfreiheit besteht
- Thermostatarmatur oder Thermostatbatterie mit integrierter Heißwassersperre als »Verbrühschutz« installieren
- Badezimmer nicht abschließen
- Abfluss der Dusche oder Badewanne nicht verschließen
- Gummimatte in die Dusche legen
- Duschstuhl oder Duschhocker verwenden

7.2.1 Notrufsysteme

Einen Alarm, ein Signal oder einen Notruf bei einem Anfall abzusetzen und Hilfe herbeizuholen ist ein großes Anliegen von Menschen mit einer Epilepsie und ein häufiges Beratungsthema. Durch anfallserkennende Systeme soll die Anfallsdokumentation verbessert werden, insbesondere bei schlafgebundenen Anfällen, und es soll Hilfe herbeigeholt werden, um anfallsbedingte Verletzungen zu reduzieren und nicht zuletzt, um einen

Notrufsysteme erkennen Anfälle mit Sturz sehr gut

SUDEP (plötzliche und unerwartete Todesfälle bei Epilepsie) zu verhindern (Hadady et al. 2022; Holtkamp und May et al. 2023). Ängste – auch die der Eltern – können sich durch die Nutzung von anfallserkennenden Systemen verringern, der Umgang mit der Erkrankung wird erleichtert und die Lebensqualität erhöht (Thompson et al. 2019; Hadday et al. 2022

Voraussetzung ist, dass ein Anfall überhaupt erkannt wird, in der Regel ist das bei tonisch-klonischen Anfällen beziehungsweise Anfällen mit Sturz oder mit sonstigen starken motorischen Symptomen der Fall. Bei symptomarmen Anfällen ist dies mit den derzeit vorhandenen Systemen schwierig, hier wird bereits versucht, eine Lösung zu finden (Surges 2021; Beniczky et al. 2021).

Notrufsysteme bestehen aus einem Sensor als Sender und einem Empfangsgerät, das den Alarm weiterleitet. Unterschieden werden

- stationäre Systeme und
- mobile Systeme.

Welches System genutzt werden kann, hängt von der Anfallsart, der tageszeitlichen Bindung, dem sozialen Kontext und der Mobilität der jeweiligen Person ab:

- Bei nächtlichen fokal zu bilateralen und generalisierten tonisch-klonischen Anfällen werden stationäre Geräte genutzt, bei denen Sensoren an der Matratze die starken Bewegungen erfassen und am Empfangsgerät in der Wohnung oder Wohneinrichtung einen Alarm auslösen. Mit einer guten und individualisierten Einstellung ist die Detektion von tonisch-klonischen Anfällen und anderen Anfällen mit starken Bewegungsmustern sehr hoch.
- Bei Anfällen aus dem Wachen wird der Sensor als Armband getragen und sendet bei einem Sturz ein Signal an ein stationäres Empfangsgerät in der Wohnung oder in der Wohnanlage. Die Reichweite ist in der Regel auf den häuslichen Bereich, gegebenenfalls auf den Garten begrenzt.
- Eine deutlich größere Reichweite steht mit einem System zur Verfügung, dass aus einem Armbandsensor mit Smartphone und installierter App besteht. Darüber erhalten im Anfall vorher eingestellte und ausgewählte (Bezugs-)Personen eine Nachricht auf ihr Smartphone mit den GPS-Koordinaten, sodass schnell der Standort der Person festgestellt werden kann (Bruno et al. 2020; Holtkamp und May et al. 2023).
- Darüber hinaus können verschiedene Ortungs-Funktionen von Smartphone-Anwendungen oder GPS-gestützte Ortungsgeräte, wie bei einigen Outdoor-Sportarten üblich, genutzt werden.

Praxistipps:

- Ein Notrufsystem wird erst mit einer Anerkennung als Hilfsmittel finanziert – meist von den Krankenkassen. Eine ärztliche Verordnung und Begründung sind erforderlich.
- Nicht im Hilfsmittelverzeichnis aufgeführte Systeme können im Einzelfall bewilligt werden, wenn gelistete Hilfsmittel die erforderliche Leistung nicht erbringen können oder ein besonderer Zusatznutzen besteht.

Nicht alle Notrufsysteme sind als Hilfsmittel anerkannt

7.2.2 Vorkehrungen im Haushalt

Bei erwachsenen Menschen mit einer Epilepsie ist das Risiko für Verbrennungen erhöht, wobei die Anzahl schwerer Verbrennungen seit Mitte des letzten Jahrhunderts deutlich zurückgegangen ist und eher Verbrühungen auftreten. Verbrennungen und Verbrühungen haben etwas mit Tätigkeiten in der Wohnung und im Haushalt zu tun: kochen, der Umgang mit heißen Flüssigkeiten und Ölen, Bügeln, Haare föhnen o. ä. Verletzungen im Haushalt betreffen öfter Frauen mit einer Epilepsie als Männer mit einer Epilepsie (Bertinat 2020).

Verbrennungen und Verbrühungen sind die häufigsten Verletzungen im Haushalt

Je nach Häufigkeit und Form der Anfälle, insbesondere bei Anfällen mit Sturz, mit Bewusstseinsstörung und/oder mit nicht situationsentsprechenden Handlungen, sind Sicherheitsvorkehrungen im Haushalt zu überlegen. Diese hängen vom Wohnumfeld und der Ausstattung in der Wohnung ab.

Auch wenn es zunächst befremdlich klingt: Sicherheitsvorkehrungen für Kinder können durchaus hilfreich sein – wie Treppenschutzgitter, Kindersicherung an den Fenstern, Herdschutzgitter, Abkleben von scharfen Kanten etc.

Darüber hinaus stehen inzwischen Haushaltsutensilien zur Verfügung, die zur Reduzierung von Haushaltsunfällen entwickelt wurden, unabhängig von erkrankungsbedingten Risiken – z. B. Kochkörbe. Damit können Lebensmittel in Wasser oder Dampf gegart werden, ohne dass abschließend der Topf angehoben werden muss.

Pauschale Empfehlungen sind oft wenig zielführend. Zuerst sollte die Frage gestellt werden: »Was würde in dieser Situation passieren, wenn ein Anfall auftreten würde?« Davon ausgehend können die erforderlichen und möglichen Sicherheitsvorkehrungen überlegt werden. Insofern sind folgende Tipps eine Zusammenstellung von vielfältigen Erfahrungen, Berichten und Ideen aus der beruflichen Praxis.

Pragmatisches Überlegen und Vorgehen ist der erste Schritt zu mehr Sicherheit

Praxistipps

- Wenn möglich einen Induktionsherd nutzen, hier erhitzt sich das Kochfeld nicht
- Eine automatische E-Herd-Abschaltung anbringen: der Herd wird nach einer eingestellten Kochzeit abgeschaltet
- Ein Herdgitter anbringen; dieses verhindert, dass ein Topf vom Herd gezogen wird
- Lange Ofen-/Topfhandschuhe schützen Hände und Unterarme.
- Einen Kochkorb verwenden, um nicht heißes Wasser abgießen zu müssen
- Elektrische Haushaltgeräte nutzen, die eine Sicherheitsabschaltung haben
- Kontakt zu offenem Feuer vermeiden (Feuerkörbe, Lagerfeuer), besonders bei einer hohen Anfallsfrequenz
- Kochen oder bügeln nur im Beisein anderer Personen, besonders bei häufigen Anfällen mit Sturz oder nicht situationsadäquaten Handlungen
- Föhn, Lockenstab und Glätteisen (besonders bei nicht bewusst erlebten Anfällen, bei denen Handlungen fortgesetzt werden) in Anwesenheit anderer Personen nutzen
- Arbeiten im Haushalt mit Absturzgefahr vermeiden, besonderen bei Anfällen mit Sturz und/oder Bewusstseinsstörung (z. B. Fenster putzen)
- Eine Kindersicherung an den Fenstergriffen anbringen
- Zum Schlafen ein flaches Kissen verwenden, besonders bei schlafgebundenen Anfällen
- Bei Anfällen im Schlaf mit Sturz aus dem Bett: Eine Matratze vor das Bett legen und ein niedriges Bettgestell nutzen
- Ein geeignetes Notrufsystem installieren

Literatur

Bain E, Keller AE, Jordan H, Robyn W, Pollanen MS, Williams AS, Donner EJ (2018) Drowning in epilepsy: A population-based case series. Epilepsy Res 145: 123–126.

Bell G, Gaitatzis A, Bell C, Johnson A, Sander J (2008) Drowning in people with epilepsy: How great is the risk? Neurology 71 (8): 578–582.

Beniczky S, Wiebe S, Jeppesen J, Tatum WO, Brazdil M, Wang Y, Herman ST, Ryvlin P (2021) Automated seizure detection using wearable devices: A clinical practice guideline of the International League Against Epilepsy and the International Federation of Clinical Neurophysiology. Clin Neurophysiol. 132 (5): 1173–1184.

Bertinat A, Kerr M, Cramer JA, Braga P (2020) Living safely with epilepsy: a key learning review. Epileptic Disorders 22: 364–380.

BAGüS: Bundesarbeitsgemeinschaft der überörtlichen Träger der Sozialhilfe und der Eingliederungshilfe (BAGüS) (Hrsg.) (2022) BAGüS-Kennzahlenvergleich Eingliederungshilfe 2022. Berichtsjahr 2020 (https://www.lwl.org/spur-download/bag/Bericht_2022final.pdf, Zugriff am 05.05.2024).

BMAS: Bundesministerium für Arbeit und Soziales (2020) Behindertenrechtskonvention der Vereinten Nationen. Zwischen Deutschland, Liechtenstein, Österreich und der Schweiz abgestimmte Übersetzung: Übereinkommen über die Rechte von Menschen mit Behinderungen (https://www.bmas.de/SharedDocs/Downloads/DE/Teilhabe/uebereinkommen-ueber-die-rechte-behinderter-menschen.pdf?__blob=publicationFile&v=1, Zugriff am 05.05.2024).

Bruno E, Viana PF, Sperling MR, Richardson MP (2020) Seizure detection at home: Do devices on the market match the needs of people living with epilepsy and their caregivers? Epilepsia 61 Suppl 1: S11–S24.

Cihan E, Hesdorffer DC, Brandsoy M, Li L, Fowler DR, Graham JK, Donner EJ, Devinsky O, Friedman D (2028) Dead in the water: Epilepsy-related drowning or sudden unexpected death in epilepsy? Epilepsia 59 (10): 1966–1972.

G-BA: Gemeinsamer Bundesausschuss (G-BA) (2023) Richtlinie des Gemeinsamen Bundesausschusses über die Verordnung von häuslicher Krankenpflege (Häusliche Krankenpflege-Richtlinie) in der Fassung vom 17. September 2009 veröffentlicht im Bundesanzeiger Nr. 21a (Beilage) vom 9. Februar 2010, zuletzt geändert am 20. Oktober 2022 veröffentlicht im Bundesanzeiger (BAnz AT 11.01.2023 B4) in Kraft getreten am 12. Januar 2023 (https://www.g-ba.de/downloads/62-492-3027/HKP-RL_2022-10-20_iK-2023-01-12.pdf, Zugriff am 05.05.2024).

Hadady L, Klivényi P, Fabó D, Beniczky S (2022) Real-world user experience with seizure detection wearable devices in the home environment. Epilepsia 00: 1–6.

Holtkamp M*, May TW* (*geteilte Erstautorenschaft), Berkenfeld R, Bien CG, Coban I, Knake S, Michaelis R, Rémi J, Seeck M, Surges R, Weber Y et al. (2023) Erster epileptischer Anfall und Epilepsien im Erwachsenenalter, S2k-Leitlinie. In: Deutsche Gesellschaft für Neurologie (Hrsg.) Leitlinien für Diagnostik und Therapie in der Neurologie (https://dgn.org/leitlinie/erster-epileptischer-anfall-und-epilepsien-im-erwachsenenalter, Zugriff am 05.05.2024).

KBV: Kassenärztliche Bundesvereinigung (KBV) (2023) Psychiatrische häusliche Krankenpflege (https://www.kbv.de/html/40607.php, Zugriff am 05.05.2024).

KBV: Kassenärztliche Bundesvereinigung (KBV) (2019) Praxiswissen: Häusliche Krankenpflege – Hinweise zur Verordnung für Ärzte (https://www.kbv.de/media/sp/PraxisWissen_Haeusliche_Krankenpflege.pdf, Zugriff am 05.05.2024).

KBV: Kassenärztliche Bundesvereinigung (KBV) (2020) Soziotherapie. GAF-Skala erklärt (https://www.kbv.de/html/soziotherapie.php, Zugriff am 05.05.2024).

Klie T, Heislbetz C, Schuhmacher B, Keilhauer A, Rischard P, Bruker, C (2017) Ambulant betreute Wohngruppen. Bestandserhebung, qualitative Einordnung und Handlungsempfehlungen. Abschlussbericht. AGP Sozialforschung und Hans-Weinberger-Akademie (Hrsg.) Studie im Auftrag des Bundesministeriums für Gesundheit. Berlin (https://www.bundesgesundheitsministerium.de/fileadmin/Dateien/5_Publikationen/Pflege/Berichte/Abschlussbericht_AGP_HWA_Wohngruppen-Studie.pdf, Zugriff 05.05.2024).

LWL-Inklusionsamt Soziale Teilhabe (Hrsg.) (2022) Handbuch für das Betreute Wohnen in Gastfamilien (BWF) (https://www.lwl.org/spur-download/bwf/bwf-handbuch.pdf, Zugriff am 05.05.2024).

Landeswohlfahrtsverband Hessen (2022). Wohnen in einer besonderen Wohnform (https://www.lwv-hessen.de/leben-wohnen/wohnen/in-einer-besonderen-wohnform, Zugriff, 05.05.2024).

Okuda T, Wang Z, Lapan S, Fowler DR (2015) Bathtub drowning: An 11-year retrospective study in the state of Maryland. Forensic Sci Int 253: 64–70.

SGB V: Das Fünfte Buch Sozialgesetzbuch – Gesetzliche Krankenversicherung – (Artikel 1 des Gesetzes vom 20. Dezember 1988, BGBl. I S. 2477, 2482), das zuletzt durch Artikel 33 u. Artikel 35 Absatz 10 des Gesetzes vom 27. März 2024 (BGBl. 2024 I Nr. 108) geändert worden ist.

SGB IX: Neuntes Buch Sozialgesetzbuch vom 23. Dezember 2016 (BGBl. I S. 3234), das zuletzt durch Artikel 6 des Gesetzes vom 22. Dezember 2023 (BGBl. 2023 I Nr. 412) geändert worden ist.

SGB XI: Das Elfte Buch Sozialgesetzbuch – Soziale Pflegeversicherung – (Artikel 1 des Gesetzes vom 26. Mai 1994, BGBl. I S. 1014, 1015), das zuletzt durch Artikel 34 und Artikel 35 Absatz 10 des Gesetzes vom 27. März 2024 (BGBl. 2024 I Nr. 108) geändert worden ist.

Surges R (2021) Wearables bei Epilepsien. Klinische Neurophysiologie 52(01): 29–38.

Thompson ME, Langer J, Kinfe M (2019) Seizure detection watch improves quality of life for adolescents and their families. Epilepsy Behav 98 (Pt A): 188–194.

Walther C (2021). Ambulant betreutes Wohnen. In: socialnet Lexikon (https://www.socialnet.de/lexikon/Ambulant-betreutes-Wohnen, Zugriff am: 05.05.2024).

8 Freizeit: (Fern)Reisen und sportliche Aktivitäten

Ingrid Coban und Nadine Reisch

Reisen mit einer chronischen Erkrankung, auch einer Epilepsie, sind meist unproblematisch. Es gibt allerdings Fragen, die im Vorfeld einer Reise überlegt und geklärt werden sollten.

8.1 (Fern)Reisen

Fallbeispiel

Sarah war beim ersten Beratungskontakt 17 Jahre alt, sechs Jahre zuvor wurde eine strukturelle Epilepsie mit bewusst erlebten fokalen tonischen Anfällen diagnostiziert. Nach mehrmaligen medikamentösen Umstellungen und Optimierungen konnten anfallsfreie Intervalle erreicht werden; das längste Intervall hielt zehn Monate an. Ein epilepsiechirurgischer Eingriff wurde zurückhaltend beurteilt, da eine atypische Sprachlateralisation nicht ausgeschlossen werden konnte. Immerhin bestand nach einer erneuten medikamentösen Umstellung seit vier Monaten Anfallsfreiheit ohne unerwünschte Wirkungen der anfallssupprimierenden Medikation (ASM).

Seit zehn Jahren spielte Sarah engagiert Handball im Verein; Trainerinnen und Mitspielerinnen waren über ihre Epilepsie, die Anfallsform und Handlungsmöglichkeiten im Anfall aufgeklärt. Im gesamten Kontext der sportlichen Aktivität wurde bisher kein Anfall beobachtet.

Nun stand ein einwöchiges Handball-Camp in Spanien bevor, die erste gemeinsame Trainingsreise mit drei Trainerinnen und Betreuerinnen aus dem Verein. Die An- und Rückreise sollte mit dem Flugzeug und öffentlichem Personennahverkehr stattfinden.

Sarahs Eltern äußerten im Behandlungskontakt Bedenken gegenüber der Teilnahme. Sie befürchteten, dass Anfälle auftreten könnten und ein adäquates Verhalten im Anfall durch die Betreuerinnen und Mitspielerinnen nicht gewährleistet sein könnte, dass Sarah nicht ausreichend schlafen, ihre Medikamente vergessen oder sogar verlieren könnte. Außerdem bestanden Unsicherheiten bezüglich der Flugreise.

Sarah wollte sich durch ihre Epilepsie keinesfalls beeinträchtigen lassen und die Trainingsreise auf jeden Fall antreten, darüber kam es zum

Konflikt mit den Eltern. In Gesprächen und in einem gemeinsamen Telefonat mit der hauptverantwortlichen Betreuerin wurde ein Konzept entwickelt, das Sarah die Mitfahrt ermöglichte, die Sorgen ihrer Eltern reduzierte und die Information und Handlungsfähigkeit der Betreuerinnen verbesserte. Dazu gehörten Themen wie die Mitnahme von verschreibungspflichtigen Medikamenten auf einer Flugreise, Einnahme der Medikamente, Behandlungsmöglichkeiten im europäischen Ausland, Versicherung, Freizeitgestaltung und Bedeutung der Schlafhygiene, Eigenverantwortung versus Aufsichtsplicht der Betreuerinnen und Schulung zur Anfallssituation.

> **Gut zu wissen**
>
> Fragen, die im Vorfeld einer Reise überlegt und geklärt werden sollten, betreffen z. B. die Mitnahme von verschreibungspflichtigen Medikamenten, deren Einnahme, insbesondere bei (Flug)Reisen mit Wechsel der Zeitzonen, langen Reisezeiten und Beeinträchtigung des gewohnten Schlaf-Wach-Rhythmus, notwendige Impfungen, eine mögliche Behandlung am Unfallort, Versicherungen und gegebenenfalls die Fahreignung im Reiseland.
>
> Die Überlegungen sind abhängig vom Reiseland und der Reisedauer, davon, welche Personen mit verreisen, in welchem Umfang diese über die gesundheitliche Situation informiert sind und von der Anfallssituation.
>
> Wichtig sind die Kontextfaktoren der Reise: Geht es in Ballungszentren in das europäische Ausland oder zumindest in erreichbare Nähe von medizinischen Versorgungsstrukturen, oder auf Safari nach Ostafrika, auf Trekkingtour durch die Anden, zur Badereise auf die Seychellen, zum Bildungsurlaub nach Indien oder zum Wandern nach Schottland?
>
> Ebenso ist die An- und Abreise zu berücksichtigen, insbesondere Anfälle in Flugzeugen sind ein nicht einfach zu beratendes Thema, da befürchtet wird, bei einer Notlandung aufgrund eines Anfalles in Regress genommen zu werden.
>
> Bei den vielfältigen Reise- und Urlaubsmöglichkeiten geht es darum, ähnlich wie bei der beruflichen Eignung, die Erkrankung mit Behandlungsstand und Art und Häufigkeit der Anfälle in Bezug zu den Kontextfaktoren der geplanten Reise zu setzen und zu überlegen, wie mögliche Risiken kompensiert werden können.

Anfallssituation und Kontext der Reise betrachten und mögliche Risiken reduzieren oder kompensieren

8.1.1 Medikamente mitnehmen und einnehmen

Ist eine regelmäßige Einnahme von (verschreibungspflichtigen) Medikamenten notwendig, sind schon bei kurzen (Urlaubs)Reisen bestimmte Vorkehrungen zu treffen. Bei ASM sollte die Einnahme nicht unterbrochen werden, das heißt die Mitnahme der Medikamente und der Zugang am Urlaubsort ist zu planen.

Medikamente mitnehmen

In der Regel sind die gängigen ASM international zu erhalten. Es kann aber sinnvoll sein, für die gesamte Reise einen Vorrat mitzunehmen, um nicht auf andere Hersteller und/oder Zusammensetzungen angewiesen zu sein. Oder feststellen zu müssen, dass die Medikamente am Urlaubsort nicht erhältlich sind. Zudem werden die Kosten der Medikamente nicht unbedingt von der Krankenversicherung übernommen oder zurückerstattet (siehe unten).

Eine Liste der mitgeführten Medikamente mit Wirkstoff und Handelsnamen sollte für die Zoll- oder Passkontrolle mitgeführt werden – möglichst mit einer ärztlichen Bestätigung (in englischer Sprache), dass die Medikamente für den Eigenbedarf notwendig sind (vgl. ADAC 2024).

> Ein Formular für mitgeführte Medikamente gibt es auf der Webseite des ADAC

Ein besonderes Augenmerk ist auf Medikamente zu richten, die unter Betäubungsmittel (BtM) fallen, teils zählen Phenobarbital, Benzodiazepine oder Cannabis-Präparate dazu. Diese dürfen nur mit einer Bescheinigung des notwendigen und ärztlich verordneten Gebrauchs mitgeführt werden. Die Regelungen dazu sind komplex, sollten jedoch im Detail beachtet werden (BfArM 2023; Generalzolldirektion 2023). Sie können international unterschiedlich sein und sind Änderungen unterworfen, im Zweifel kann nur die Botschaft des betreffenden Landes eine rechtsverbindliche Auskunft erteilen.

> Eine Vorlage für die Mitnahme von BtM gibt es auf der Webseite des BfArM

Medikamente einnehmen

Manchmal ist es erforderlich, die Medikamenteneinnahme an die Zeit des Reiselandes anzupassen. Dies kommt auf den Umfang der Zeitverschiebung an: Bei einer Zeitverschiebung von ein bis zwei Stunden können die Medikamente in der Regel entsprechend der Heimatzeit eingenommen oder geringfügig angepasst werden.

> Bei größeren Zeitverschiebungen die Einnahme der Medikamente anpassen

Bei einer größeren Zeitverschiebung sollte in der ärztlichen Behandlung ein Plan für die Umstellung von Schlafrhythmus und Medikamenteneinnahme erstellt werden, der die Reisezeit selbst und die anschließenden zwei bis drei Tage umfasst (Holtkamp und May et al. 2023). Es gibt die Möglichkeit, die Dosis je nach durch die Reise »gewonnene« oder »verlorene« Stunden anzupassen, also entsprechend zu erhöhen oder zu verringern, dies ist unbedingt in der ärztlichen Behandlung zu besprechen und zu planen.

Praxistipps

- Für das Reiseziel die Behandlungsmöglichkeiten und den Zugang zu Medikamenten prüfen
- Ausreichend Medikamente mitnehmen und auf verschiedene Gepäckstücke verteilen
- Eine Liste der Medikamente für die Zollkontrolle mitführen
- Klären, ob besondere Bestimmungen für das Reiseland beachtet werden müssen (beispielsweise bei Cannabis-Produkten)

> - Wichtige Adressen für das Mitführen von Medikamenten sind das Bundesinstitut für Arzneimittel und Medizinprodukte (BfArM), der Zoll und das Auswärtige Amt.
> - Über die Deutsche Epilepsievereinigung (DE) kann ein dreisprachiger Notfallausweis bezogen werden, der über die Anfälle, Medikation, notwendige Erste-Hilfe-Maßnahmen und Kontaktpersonen informiert.

Ein internationaler Notfallausweis ist bei der Deutschen Epilepsievereinigung erhältlich

8.1.2 Impfungen und Malariaprophylaxe

Je nach Reiseland können bestimmte Impfungen vorgeschrieben sein, die bei Einreise nachgewiesen werden müssen. Zusätzlich gibt es zum individuellen Schutz von der Ständigen Impfkommission (STIKO) und der Deutschen Gesellschaft für Tropenmedizin, Reisemedizin und Globale Gesundheit e. V. (DTG) empfohlene Reiseimpfungen bei einem Expositionsrisiko im Reiseland. Die regelmäßig aktualisierten Reiseimpfempfehlungen sind online abzurufen und beziehen Besonderheiten bei bestimmten Personengruppen ein wie für Schwangere, Stillende und Reisende mit Grunderkrankungen (STIKO 2022).

Eine Epilepsie ist keine generelle Kontraindikation für Impfungen, wobei dies im individuellen Einzelfall betrachtet werden muss (Holtkamp und May et al. 2023).

Je nach Reiseland kann ergänzend zur (fach)ärztlichen Beratung eine Vorstellung in einem tropenmedizinischen Institut sinnvoll sein, besonders in Bezug auf eine Malariaprophylaxe. Von den Jahren 2014 bis 2019 wurden in Deutschland etwa 1.000 importierte Malariafälle pro Jahr registriert, bei fast drei Viertel war dies Malaria tropica, eine potenziell lebensgefährliche Form der Malaria. Eine Reiseberatung vor Antritt der Reise hat sich als ein wichtiger Faktor der Malaria-Prävention erwiesen (Wendt et al. 2021).

Eine Malariaprophylaxe sollte gut geplant werden

Die individuelle Beratung zur Malariaprophylaxe ist deshalb von Bedeutung, da etablierte Medikamente zur Malariaprophylaxe anfallsfördernd wirken können. Andere haben zwar keinen Einfluss auf die Anfallsbereitschaft, aber in Deutschland bisher keine Zulassung als Malariaprophylaxe (Rothe et al. 2020; Holtkamp und May et al. 2023).

> **Praxistipps**
>
> - Die aktuellen reisemedizinischen Hinweise für das Reiseland oder die Reiseländer gut recherchieren, z. B. über die Webseite des Auswärtigen Amtes, des Zolls oder der BfArM (https://www.auswaertiges-amt.de/de/ReiseUndSicherheit)
> - (Fach)ärztliche Absprache, ob eine ergänzende tropenmedizinische Beratung zu Impfungen und zur Malariaprophylaxe erfolgen soll

- Eine Vorlage für ein ärztliches Attest kann von der Webseite des ADAC heruntergeladen werden (ADAC ohne Datum).
- Bei Reise in Malariagebieten nicht auf eine konsequente Malariaprophylaxe verzichten

8.1.3 Reise-Versicherungen

Je nach Reisedauer, Reiseziel und Zweck der Reise können private Versicherungen sinnvoll sein, entweder als zusätzliche Absicherung oder als Ergänzung bestehender Sozialversicherungen – in der Regel die Krankenversicherung (KV).

Reiserücktritt und Reiseabbruch

Reiserücktritts- und Reiseabbruchversicherungen werden häufig direkt mit der Buchung einer Reise oder eines Fluges angeboten.

- Reiserücktritt bedeutet, die Reise kann nicht angetreten werden, es geht um die Bedingungen vor einer Reise.
- Reiseabbruch bedeutet, die Reise kann nicht fortgesetzt werden, es geht um veränderte Bedingungen während der Reise.

Leicht kann man dieses Angebot bei einer Online-Buchung anklicken, nicht immer werden jedoch die damit verbundenen Bedingungen, v. a. die Leistungsausschlüsse, eingehend gelesen: Versichert sind in der Regel nur konkrete, schwerwiegende und vor allem unerwartete Ereignisse (▶ Tab. 8.1-A). Bei bestehenden chronischen Erkrankungen oder Behinderungen kann es zum Leistungsausschluss kommen, z. B., wenn ein epileptischer Anfall am Antritt der Reise hindert (Thorbecke und Francois 2019).

Reiserücktritt- und Reiseabbruchversicherungen versichern meist nicht bestehende Erkrankungen

	Reiserücktritt	Reiseabbruch
Wann	vor/bei Reisebuchung	bis Reiseantritt
Was	Stornogebühren	entstehende Mehrkosten
Warum	• unerwartete Erkrankung • schwerer Unfall • Todesfall/Erkrankung Angehöriger	• unerwartete Erkrankung • schwerer Unfall • Tod Angehöriger • Schaden am Eigentum zu Hause, Anwesenheit erforderlich

Tab. 8.1-A: Reiseversicherungen

eine bestehende Krankheit oder deren Verschlechterung ist keine unerwartete Erkrankung, die an der Reise hindert. Stornogebühren oder Mehrkosten werden i. d. R. nicht erstattet.

Tab. 8.1-A: Reiseversicherungen – Fortsetzung

	Reiserücktritt	Reiseabbruch
Vorgehen	Wenn Reiserücktritt und/oder Reiseabbruch die bestehende Erkrankung versichern soll, sollte dies gesondert vereinbart werden; zumindest klären, was als »unerwartet« anerkannt wird, eine Klausel zu Vorerkrankung muss verständlich formuliert werden (AG Frankfurt/Main, 13.05.2019 – 30 C 3330/18 (24))	
	ärztlich bescheinigter stabiler Behandlungsstand vor Reisebuchung	ärztlich bescheinigter stabiler Behandlungsstand vor Reiseantritt

Auslandsreise-Krankenversicherung

Es gibt verschiedene Formen von Auslandsreise-Krankenversicherungen (AKV), die sich hinsichtlich Leistungsumfang und Dauer der Auslandsaufenthalte unterscheiden. Bestehende Erkrankungen sind ebenfalls in der Regel nicht mitversichert, siehe ▸ Tab. 8.1-B. Allerdings sind Vorerkrankungen und/oder chronische Erkrankungen nicht grundsätzlich ausgeschlossen, dies und die Konditionen dafür müssen mit der jeweiligen Versicherung geklärt werden. Eine Möglichkeit wäre ein Nachweis eines stabilen Behandlungsstandes (Verbraucherzentrale 2022).

Tab. 8.1-B: Auslandsreise-KV

Reiseziel und -dauer	Versicherungsdauer und -leistungen	
Innerhalb der EU	gesetzliche Krankenkasse, gegebenenfalls Zusatzversicherung	
Außerhalb der EU	Möglichkeiten	
AKV – Urlaub	• i. d. R. bis 56 Tage/Jahr	versichert sind unerwartete und unvorhergesehene Erkrankungen oder Unfall, *nicht* versichert sind vorhersehbare Erkrankung und regelmäßig notwendige Behandlung: Sonderregelungen!
AKV – lange Reisen	• ab 8 Wochen bis > 1 Jahr • 3–5 Jahre	
Sonderregelung GKV (BMG 2024)	• 6 Wochen/Jahr	versichert sind unerwartete und unvorhergesehene Erkrankungen oder Unfall, ebenso Behandlungskosten für bestehende Erkrankungen *Voraussetzungen:* • wegen Vorerkrankung oder Alter keine PKV möglich • Ablehnung PKV liegt vor • GKV stimmt vor der Reise zu

> **Praxistipps**
>
> - Leistung und Leistungsausschlüsse einer Versicherung vor Abschluss klären
> - AKV auf bestehende Erkrankungen erweitern; besonders bei beruflichen Auslandsaufenthalten oder wenn am Urlaubsort Behandlung notwendig werden könnte, wie bei Anfällen mit Sturz und der Möglichkeit von Anfallsserien oder Statusgefahr
> - Angebote mehrerer Versicherungen einholen und vergleichen
> - Im Zweifelsfall explizit auf den stabilen Behandlungsstand oder eine bestehende Anfallsfreiheit verweisen

Eine Auslandskrankversicherung sollte auf die persönlichen Bedürfnisse angepasst werden

8.1.4 Flugreisen

Fluggesellschaften fürchten medizinische Zwischenfälle an Bord. Besonders wenn diese durch die Erste-Hilfe-Ausbildung der Crew, die medizinische Ausrüstung im Flugzeug und durch (tele)medizinische Dienste am Boden (Air-to-Ground-Support) nicht kompensiert werden können und zu einer Umleitung oder Notlandung zwingen.

Wirkliche medizinische Notfälle während eines Fluges kommen sehr selten vor – mit einer weltweiten Inzidenz von 18,2 Ereignissen pro Million Passagiere. Die häufigsten Erkrankungen sind respiratorische Diagnosegruppen wie Asthma, kardiale Ereignisse und Synkopen, gastrointestinale Ereignisse sowie medizinische Probleme bei Störungen des Nervensystems (v. a. Kopfschmerzen, Krampfanfälle und Schlaganfall) (IATA 2020; Borges do Nascimento et al. 2021).

Die Umleitungsrate durch einen medizinischen Notfall betrug bei den von Borges do Nascimento et al. ausgewerteten Studien nur 11,1 pro 100.000 Flüge, allerdings mit durchschnittlichen Kosten zwischen 15.000 und 893.000 US-Dollar pro ungeplanter Notlandung, was für Fluggesellschaften ein ganz erheblicher Kostenfaktor ist (Borges do Nascimento et al. 2021).

Die International Air Transport Association (IATA), ein Dachverband von Luftfahrtgesellschaften, entwickelt Standards und Leitlinien unter anderem zu Fragen der Flug-, Arbeits- und Reisemedizin als Leitlinien für die medizinischen Dienste der Fluggesellschaften (IATA 2020).

Das Medical Manual der IATA führt aus, wann von einer Fluggesellschaft ein ärztliches Attest verlangt wird – und zwar, wenn Passagiere:

Das Medical Manual der IATA formuliert Leitlinien zur Beurteilung der gesundheitlichen Stabilität bei Flugreisen

- eine ansteckende und übertragbare Erkrankung haben
- durch ihr Verhalten oder psychischen Zustand eine Gefahr für andere darstellen
- nicht in der Lage sind, für sich selbst zu sorgen und besondere Hilfe benötigen
- eine Erkrankung haben, die durch die Flugumgebung beeinträchtigt werden kann

- ein potenzielles Risiko für die Sicherheit oder Pünktlichkeit des Fluges darstellen, einschließlich der Möglichkeit der Umleitung des Fluges oder einer außerplanmäßigen Landung

Im ärztlicherseits auszufüllenden Formular für medizinische Daten (MEDIF), Formular Anhang B, Teil 1, wird nach Anfallserkrankungen im Allgemeinen gefragt und in Anhang B, Teil 2 konkret nach Form und Häufigkeit von Anfällen und ob diese durch Medikamente kontrolliert sind. In den weiter ausführenden spezifischen medizinischen Richtlinien, den IATA Specific Medical Guidelines, wird eine ärztliche Beurteilung mit flugmedizinischer Expertise verlangt bei der Frage, ob sich ein »Grand Mal« 24 Stunden oder früher ereignet hat, oder aber vor mehr als 24 Stunden und die Erkrankung im Allgemeinen gut kontrolliert ist (IATA 2020).

Weiter wird ausgeführt, dass Passagiere, die nicht in die oben genannten Kategorien fallen, normalerweise kein ärztliches Attest benötigen, im Zweifelsfall aber doch die Fluggesellschaft angefragt werden sollte, ob eines erforderlich ist.

Fluglinien halten zur Abschätzung eines Risikos die Fragebögen der IATA vor, oder entwickeln auf dieser Grundlage eigene – wie die Lufthansa. Dies bezieht sich (Stand: 05/2024) auf eine vorherige Version des Medical Manual der IATA und unterscheidet nicht nach Anfallsformen, sondern benennt lediglich »Krampfanfall/Epilepsie« mit der Frage nach Art und Häufigkeit der Krampfanfälle, sowie Datum des letzten Ereignisses und Medikation (Lufthansa Group 2018). Unklar bleibt, ob tatsächlich nur fokal zu bilaterale und generalisierte tonisch-klonische Anfälle gemeint sind. Nicht bewusst erlebte Anfälle mit hohem Bewegungsdrang und situationsinadäquaten komplexen Handlungen können auf einer Flugreise den o. g. Kriterien für eine flugmedizinische Beurteilung der Flugreisefähigkeit ebenfalls entsprechen.

Praxistipps

- Auf der Webseite https://www.krankheitserfahrungen.de/ berichten unter anderem Menschen mit einer Epilepsie über Erfahrung mit (Flug)Reisen.
- In (fach)ärztlicher Behandlung überlegen, wie ein mögliches Risiko durch auftretende Anfälle auf der Reise, insbesondere auf einer längeren Flugreise, einzuschätzen ist
- Mit Mitreisenden und Begleitpersonen hilfreiche Strategien für den Anfallsfall überlegen
- Personen, die allein eine längere Flugreise unternehmen und bei denen ein Anfall mit Bewusstseinsstörung während des Fluges nicht auszuschließen ist, sollten eine ärztliche Bescheinigung der Flugreisefähigkeit beim flugmedizinischen Dienst einreichen.
- Im Einzelfall ist eine Beschreibung, was im Anfallsfall (nicht) zu tun ist, sinnvoll. Dies gewährleistet, dass seitens der Crew adäquat reagiert werden kann.

8.2　Sportliche Aktivitäten

Für Menschen aller Altersstufen gilt: Regelmäßige körperliche Aktivität fördert die Gesundheit: das Herz-Kreislaufsystem verbessert sich, ebenso das Atmungssystem, die Koordination und Bewegungssicherheit. Der Stütz- und Bewegungsapparat wird verletzungsresistenter, die Muskulatur kräftiger und ausdauernder und kann besser auf Fehlbelastungen reagieren und die Gelenke schützen, nicht zuletzt wird der Stoffwechsel positiv beeinflusst. Daneben gibt es positive Auswirkungen auf das seelische Wohlbefinden und die Teilhabe am gesellschaftlichen Leben (BZgA 2017). Dementsprechend spielt sportliche Aktivierung in der Behandlung verschiedener Erkrankungen eine große Rolle: Sportliche Aktivität erhöht die Veränderungsbereitschaft im Gehirn und kann depressive Symptome reduzieren (Brüchle et al. 2021).

Fallbeispiel

Herr B., 34 Jahre alt, stellte sich mit seiner Partnerin erstmalig in der Epilepsieambulanz vor. Herr B. schilderte, dass seit seiner Jugend eine fokale Epilepsie bestehe, beginnen würden die Anfälle mit einer Verkrampfung eines Armes, dann sei ihm schwindelig und er sehe Farben. Sein Bewusstsein sei erhalten, aber durch die motorische Störung und die Sehstörung führe er keinen PKW mehr. Derzeit habe er bis zu acht Anfälle im Jahr ohne tageszeitliche Bindung. Tonisch-klonische Anfälle seien zu Beginn aufgetreten, nun käme es nur noch sehr selten dazu, zuletzt vor vier bis fünf Jahren nach einer Magen-Darm-Infektion.

Seine berufliche Situation sei stabil, von Beruf Ingenieur sei er bei einem international tätigen Unternehmen angestellt und betreue Projekte in ganz Deutschland. Für Außentermine nutze er die Bahn und andere öffentliche Verkehrsmittel, teils nehme er die Termine mit einem Kollegen wahr, der dann den Dienstwagen fahre. Im Arbeitskontext seien alle Personen über seine Anfallssituation informiert, epilepsiebedingte Einschränkungen gebe es nicht.

Herr B. berichtete weiter, dass er in seiner Freizeit Trailrunning betreibe, Langstreckenlauf in der freien Natur auf unterschiedlichen und abwechselnden Bodenbegebenheiten und Steigungen. Trailrunning lebe von der Vielseitigkeit, das fasziniere ihn.

Bislang seien in Aktivität noch keine Anfälle aufgetreten, aber er mache sich doch Gedanken, ob durch einen Sturz bei den anfallsbedingten Sehstörungen nicht eine Gefährdung bestehe. Seine Partnerin mache sich Sorgen, wenn er in unwegsamen Geländen unterwegs sei. Sie kenne nicht alle seine Strecken und er variiere diese häufig, so wisse sie oft nicht, wo er unterwegs sei. Als persönliche Schutzausrüstung nutze er in den Abendstunden eine Kopflampe und seine Kleidung sei mit Reflektoren ausgestattet, sodass er in der Dunkelheit gut zu sehen sei.

Mehrere Faktoren wurden deutlich, die Herr B. im Sinne einer Risikominderung beachten sollte: Eine Absturzgefahr wie auf alpinen Strecken wurde nicht deutlich, besprochen wurde jedoch, dass Herr B. die Streckenführung den Witterungsbedingungen und den Lichtverhältnissen anpassen und bei Dämmerung nicht in unwegsamen oder sehr unebenen Geländen laufen sollte. Herr B. sollte zudem seine Trainingsstrecke vorab mit seiner Partnerin absprechen. Ergänzend könnte er ein Ortungssystem über GPS nutzen, was ohnehin für viele Outdoor-Sportarten zur Standardausstattung gehört, um im Notfall schnell gefunden werden zu können. Zum Teil ist dies in Abhängigkeit der Netzabdeckung mit Smartwatches und über Apps möglich, manche Anwendungen bieten zugleich eine Notruffunktion an, mit der eine Person der Wahl kontaktiert werden kann. In bestimmten Regionen und auf sehr abgelegenen Laufstrecken können Laufgruppen von Vorteil sein. Einige Wochen später meldete sich Herr B. und berichtete, dass er über eine Online-Community für Trailrunning eine Gruppe in seiner Region gefunden habe.

> **Gut zu wissen**
>
> Menschen mit einer Epilepsie sind im Vergleich zur Allgemeinbevölkerung körperlich weniger aktiv (Bongard et al. 2020). Resultat ist eine schlechtere Fitness und Ausdauer, eine geringere Muskelkraft und Beweglichkeit und ein im Durchschnitt höheres Körpergewicht als vergleichbare Menschen ohne Epilepsie (Volpato et al. 2017). Dies betrifft nicht nur Erwachsene, sondern ebenso Kinder und Jugendliche mit einer Epilepsie (Wong et al. 2006; Pohl et al. 2019). Andererseits wurde in verschiedenen Studien der letzten Jahrzehnte auf die positiven Wirkungen von sportlicher Aktivität hingewiesen: Nicht nur die allgemeine physische Verbesserung wird bemerkbar, auch Selbstvertrauen und Lebensqualität erhöht sich (Willis et al. 2018). Außerdem verringern sich bei sportlich aktiven Menschen mit einer Epilepsie vorhandene depressive Symptome und eine Angststörung ist seltener (Volpato et al. 2017; Häfele et al. 2017; Häfele et al. 2021).

Menschen mit einer Epilepsie sollten sportlich aktiver sein

8.2.1 Vorgehen bei der Beurteilung von Risiken

Warum sich manche Menschen mit einer Epilepsie eher weniger mit Bewegung und Sport auseinandersetzen, kann mit Stigmatisierungsängsten bei Anfällen in Gegenwart anderer Personen in Verbindung stehen, mit Angst vor Verletzungen oder der Unsicherheit, welche Sportart überhaupt geeignet ist (Collard und Ellis-Hill 2017). Es ist wichtig, individuell mögliche Risiken objektiv zu beurteilen und bei Bedarf zu minimieren, denn Verletzungen sind selten, wenn Sportart und Kontext der Ausübung in Bezug auf die Anfallssituation geeignet sind (Tellez-Zenteno 2008).

Mit den Kriterien zur Beurteilung von arbeitsmedizinisch relevanten Risiken der DGUV 250-001 (▶ Kap. 3) steht ein differenziertes Vorgehen zu Verfügung, das analog bei der Beurteilung von Risiken bei Sportarten genutzt werden kann (Thorbecke et al. 2021).

Für die individuelle Beratung werden – so lange noch keine Anfallsfreiheit besteht – die gefährdenden Merkmale der Anfallssituation mit den potenziellen Risiken verschiedener Sportarten und dem Kontext deren Ausübung gegenübergestellt (▶ Tab. 8.2).

Bei der Beurteilung geht es nicht um den Ausschluss jeglicher Gefährdung, sondern um die Beschreibung einer allgemeinen Gefährdung und die Frage, ob und wann sich Anfallsmerkmale gefahrenerhöhend auswirken.

Die Risiken einzelner Sportarten können nach den Kriterien beruflicher Risiken beurteilt werden

Gesundheitliche und persönliche Faktoren	Sportartbezogene Risiken	Kontextfaktoren
Anfallsform und -ablauf	Sportgeräte	allein
Anfallshäufigkeit	Absturzrisiko	Gruppe Freundeskreis
Schutzfaktoren	Ertrinkungsrisiko	Gruppe Verein
Medikamenten-Nebenwirkungen	Wettkampfstress	Fitnessstudio
Andere Beeinträchtigungen	extreme Anforderungen	Informiertheit
Individuelles Risikoverhalten	Lichtreize	Hilfsmöglichkeiten

Tab. 8.2: Person, Sport und Kontext (zusammenfassend aus Thorbecke et al. 2021)

Jede der Kategorien wird zunächst einzeln und dann im Zusammenhang betrachtet. Eine Sportart kann mit der individuellen Anfallssituation möglich sein, aber ein erhöhtes Risiko darstellen, wenn diese alleine ausgeübt wird, ohne andere Personen in Sicht- und Rufweite.

Oder eine Sportart kann trotz erhöhtem Risiko ausgeübt werden, wenn passende Hilfsmöglichkeiten oder Begleitpersonen vorhanden sind, wenn im Anfall die Handlungsfähigkeit erhalten ist oder eine zeitliche Bindung der Anfälle an den Schlaf oder die Aufwachphase besteht.

Besonders wichtig sind folgende Fragen:

- Besteht Anfallsfreiheit und wenn ja, wie lange?
- Wenn noch Anfälle auftreten:
  - Gibt es Auswirkungen auf die Handlungsfähigkeit?
  - Ist das Bewusstsein gestört?
  - versteifen, zucken oder erschlaffen einzelne Muskelgruppen?
  - Kommt es zum Sturz?
  - Kommt es im oder nach dem Anfall zu nicht situationsadäquaten Handlungen?

Wichtig ist die genaue Anfallsbeschreibung

- Treten unerwünschte Wirkungen der Medikamente auf, z. B Schwindel oder ein eingeschränktes Reaktionsvermögen?
- Gibt es einen zusätzlichen Anleitungs-, Beaufsichtigungs- und Hilfebedarf, z. B. bei kognitiven Beeinträchtigungen oder körperlichen Einschränkungen?
- Können die eigenen Fähigkeiten und das Fitnesslevel realistisch eingeschätzt werden? (Thorbecke et al. 2021)

8.2.2 Risiken reduzieren

Erkannte Risiken können oft mit wenig Aufwand reduziert werden

Nach der Überlegung, ob bei der ausgeübten oder gewünschten Sportart ein mögliches Risiko besteht, ist bereits ein Ziel erreicht: Die Auseinandersetzung mit dem Thema und die Sensibilisierung für die Beurteilung von Risiken. Potenzielle Gefährdungen können objektiv betrachtet werden und gegebenenfalls wird festgestellt, dass kein erhöhtes Risiko besteht oder bereits ausreichend Vorsichtsmaßnahmen ergriffen wurden.

Nicht selten können trotzdem noch einzelne Verbesserungen und Adaptionen vorgenommen werden, die oft mit wenig Aufwand zu realisieren sind. Manchmal kann es aber sinnvoll sein, für eine gewisse Zeit auf andere Sportarten auszuweichen.

Praxistipps

- Die Broschüre der Stiftung Michael mit Hinweisen für mehr als 60 Sportarten nutzen, ebenso den darin enthaltenen Selbsteinschätzungsbogen (Thorbecke et al. 2021)
- Konkrete Schutzmaßnahmen überlegen, z. B. bei einem Vorgefühl oder einem bewusst erlebten Anfall das Sportgerät verlassen oder weglegen
- Eine informierte Begleitperson mitnehmen
- Anleitungspersonen, Gruppen- oder Vereinsmitglieder informieren und schulen, damit diese im Anfall angemessen reagieren können
- Bei Fotosensibilität eine depolarisierende Sonnenbrille tragen (die Wirksamkeit sollte im EEG unter Fotostimulation überprüft werden)
- Die körperlichen Belastungsgrenzen beachten, um nicht in Überforderungssituationen zu geraten

8.2.3 Besonders beachten: Schwimmen

Schwimmen in offenen Gewässern ist bei Anfällen mit Bewusstseinsstörung besonders riskant

Schwimmen ist ein besonderes Thema: Menschen mit einer Epilepsie haben im Vergleich zur Allgemeinbevölkerung ein um das 15 bis 19-fach erhöhte Risiko zu Ertrinken (Bell et al. 2008), besonders bei Anfällen mit eingeschränktem Bewusstsein und Verlust von Schutzreflexen (Cihan 2018). Bei Kindern bis zum Alter von 14 Jahren ist Epilepsie die einzige Erkrankung, die mit einem erhöhten Ertrinkungsrisiko einhergeht (Franklin et al. 2017). Daraus ergibt sich ein ganz besonderes Beratungsthema gerade für Kinder und Jugendliche, denn der langfristige Ausschluss von Aktivitäten im Wasser verhindert das notwendige Schwimmenlernen.

Insgesamt sind bei Personen ohne einer mindestens einjährigen Anfallsfreiheit Sportarten mit Ertrinkungsgefahr eher kritisch anzusehen (Holtkamp und May et al. 2023). Aber auch hier ist eine individuelle Beurteilung des besonderen Risikos erforderlich.

Neben der Frage von Anfallsfreiheit und deren Dauer, noch auftretenden Anfallsformen und -häufigkeit sowie möglichen Schutzfaktoren, Alter der Person und sonstigen vorhandenen Beeinträchtigungen, sind vor allem die Kontextfaktoren von Bedeutung:

- Schwimmen im Hallen- oder Freibad
- Schwimmen in offenen Gewässern (See, Meer)
- Nutzen von Booten und Schiffen
- Rettungskompetenzen anwesender Personen (vor allem die Rettung einer Person mit tonischen oder tonisch-klonischen Anfällen kann schwierig sein)
- Sind für die Sportart ergänzende Aspekte zu beachten, z. B. im Rahmen einer tauchmedizinischen Untersuchung (Thorbecke et al. 2021)?

Schwimmkrägen sind zu empfehlen, allerdings handelt es sich in der Regel um Hilfsmittel für den Therapiebedarf und diese dürfen nur unter Aufsicht verwendet werden. Sie verhindern im Zweifelsfall nicht das Ertrinken. Ohnmachtssichere oder eingeschränkt ohnmachtssichere Schwimmwesten sind in besonderen Zusammenhängen üblich oder vorgeschrieben – beispielsweise beim Segeln. Ob diese den Kopf zuverlässig über Wasser halten, hängt von der Ausführung der Westen ab.

Therapeutische Schwimmkrägen dürfen nur unter Aufsicht verwendet werden

Praxistipps

Hallen- und Freibäder

- Kinder mit Epilepsie sollten nach Möglichkeit am schulischen Schwimmunterricht teilnehmen; gegebenenfalls mit einer 1:1-Betreuung oder – je nach Gruppengröße und Schwimmkompetenz – mit einer kontinuierlichen Randaufsicht.
- Eine kontinuierliche Randaufsicht kann bei nicht anfallsfreien Erwachsenen sinnvoll sein, gegebenenfalls genügt es aber, wenn eine Begleitperson anwesend ist und die Aufsichtsperson Bescheid weiß.
- Bei Bedarf kann eine farbige Badehaube für bessere Sichtbarkeit sorgen.

Offene Gewässer

- Allein in offenen Gewässern schwimmen ist wegen der ungünstigen Sichtverhältnisse und damit erheblich eingeschränkten Rettungsmöglichkeiten mit einem besonderen Risiko behaftet. Eine zweijährige Anfallsfreiheit als Voraussetzung ist zu empfehlen, analog beruflicher Tätigkeiten mit einem besonderen Risiko an bleibenden Verletzungsfolgen (Thorbecke et al. 2021; DGUV 250-001).

8.2.4 Prävention und Rehabilitationssport

Reha-Sport ist mit ärztlicher Verordnung eine Pflichtleistung der GKV

Gesetzliche Grundlagen für Rehabilitationssport sind § 64 (1) Ziff. 3 SGB IX (SGB IX 2023) sowie die »Rahmenvereinbarung über ambulanten Rehabilitationssport und das Funktionstraining« (BAR 2022). Rehabilitationssport, kurz Reha-Sport, ist eine »ergänzende Leistung zur Rehabilitation und Teilhabe«, die ärztlich verordnet wird und in Gruppen stattfindet. Kostenträger ist in der Regel die gesetzliche Krankenkasse (GKV), im Einzelfall die gesetzliche Unfallversicherung (GUV) oder die gesetzliche Rentenversicherung (DRV). Fahrtkosten zu den Gruppenterminen werden nicht übernommen.

Private Krankenkassen (PKV) können Reha-Sport auf Anfrage übernehmen, teils als Zuschuss.

Ziel ist es, Ausdauer und Kraft zu stärken und Koordination und Flexibilität zu verbessern, die Beschwerden zu mindern und in ein eigenverantwortliches und selbständiges Bewegungstraining zu kommen. Die Dauer hängt von der Indikation ab und beträgt zwischen sechs und 36 Monaten.

Anbieter von Reha-Sport-Gruppen können Behinderten- und Rehabilitations-Sportvereine oder andere Sportvereine und Träger sein, sie müssen aber gemäß der Rahmenvereinbarung (BAR 2022) ein Anerkennungsverfahren durchlaufen. Die Übungsleiterinnen müssen ebenfalls über bestimmte Qualifikationen verfügen und Fortbildungen nachweisen.

Reha-Sport kann bei einer therapieresistenten Epilepsie verordnet werden

Bei Menschen mit einer Epilepsie, die als therapieresistent gelten, kann Reha-Sport als Gymnastik- und/oder Bewegungsgruppe für bis zu 120 Stunden im Verlauf von 36 Monaten verordnet werden. Dies ist eine gute Möglichkeit für Bewegung und Bewegungstherapie unter Anleitung in einer Gruppensituation, die Sicherheit gibt und in der Perspektiven für die anschließende eigene sportliche Aktivtäten entwickelt werden können.

Praxistipps

- Klären, ob eine (bisher) therapieresistente Epilepsie vorliegt
- Die ärztliche Verordnung muss auf dem Muster 56 (aktueller Formularstand: 01.01.2023) erfolgen.
- Adressen von Reha-Sport-Gruppen findet man im Internet. Die Krankenkasse kann Auskunft dazu geben, welche Anbieter in der Wohnregion anerkannt sind.
- Sollte Reha-Sport nicht in Frage kommen: Viele Krankenkassen übernehmen Präventionskurse oder zahlen eine Pauschale. Über förderfähige Kursangebote in der Wohnregion informiert die Krankenkasse.

Literatur

ADAC: Allgemeiner Deutscher Automobil-Club e. V. (ADAC) (2024) Medikamente mitnehmen auf Reisen (https://www.adac.de/reise-freizeit/ratgeber/reisemedizin/medikamentenmitnahme/, Zugriff am 08.05.2024).

ADAC: Allgemeiner Deutscher Automobil-Club e. V. (ADAC) (ohne Datum) Reisemedizinischer Informationsdienst. Ärztliches Attest (https://res.cloudinary.com/adacde/image/upload/v1571836599/ADAC-eV/KOR/Text/PDF/Formular-Aerztliches-Attest_Texteingabe_yqscjq.pdf, Zugriff am 14.08.2023).

Bell G, Gaitatzis A, Bell C, Johnson A, Sander J (2008) Drowning in people with epilepsy: How great is the risk? Neurology 71 (8): 578–582.

Bongard van den F, Hamer HM, Sassen R, Reinsberger C (2020) Sport und körperliche Aktivität. Ein systematisches Review. Dtsch Arztebl Int 117: 1–6.

Borges do Nascimento IJ, Jerončić A, Arantes AJR, Brady WJ, Guimarães NS, Antunes NS, Carim Junior G, Marcolino MS (2021) The global incidence of in-flight medical emergencies: A systematic review and meta-analysis of approximately 1.5 billion airline passengers. Am J Emerg Med 48: 156–164.

Brüchle W, Schwarzer C, Berns C, Scho S, Schneefeld J, Koester D, Schack T, Schneider U, Rosenkranz K (2021) Physical Activity Reduces Clinical Symptoms and Restores Neuroplasticity in Major Depression. Front Psychiatry 9; 12: 660642.

BAR: Bundesarbeitsgemeinschaft für Rehabilitation (BAR) (2022) Rahmenvereinbarung Rehabilitationssport und Funktionstraining (https://www.bar-frankfurt.de/fileadmin/dateiliste/_publikationen/reha_vereinbarungen/pdfs/RVRehasport.web.pdf, Zugriff am 08.05.2024).

BfArM: Bundesinstitut für Arzneimittel und Medizinprodukte (BfArM) (2023) Reisen mit Betäubungsmitteln (https://www.bfarm.de/DE/Bundesopiumstelle/Betaeubungsmittel/Reisen-mit-Betaeubungsmitteln/_node.html, Zugriff am 08.05.2024).

BMG: Bundesgesundheitsministerium für Gesundheit (BMG) (2024) Versicherungsschutz im Ausland (https://www.bundesgesundheitsministerium.de/krankenversicherung-im-ausland.html, Zugriff am 08.05.2024).

BZgA: Bundeszentrale für gesundheitliche Aufklärung (BZgA) (2017) Forschung und Praxis der Gesundheitsförderung – Sonderheft 03. Nationale Empfehlungen für Bewegung und Bewegungsförderung (https://shop.bzga.de/pdf/60640103.pdf, Zugriff am 08.05.2024).

Cihan E, Hesdorffer DC, Brandsoy M, Li L, Fowler DR, Graham JK, Donner EJ, Devinsky O, Friedman D (2018) Dead in the water: Epilepsy-related drowning or sudden unexpected death in epilepsy? Epilepsia 59 (10): 1966–1972.

Collard SS, Ellis-Hill C (2017) How do you exercise with epilepsy? Insights into the barriers and adaptations to successfully exercise with epilepsy. Epilepsy Behav 70: 66–71.

Franklin RC, Pearn JH, Peden AE (2017) Drowning fatalities in childhood: the role of pre-existing medical conditions. Arch Dis Child 102 (10): 888–893.

Generalzolldirektion (Hrsg.) (2023) Arzneimittel und Betäubungsmittel (https://www.zoll.de/DE/Privatpersonen/Reisen/Reisen-in-einen-Nicht-EU-Staat/Einschraenkungen/Arznei-Betaeubungsmittel/arznei-betaeubungsmittel_node.html, Zugriff am 08.05.2024).

Häfele CA, Freitas MP, da Silva MC, Rombaldi AJ (2017) Are physical activity levels associated with better health outcomes in people with epilepsy? Epilepsy Behav 72: 28–34.

Häfele CA, Rombaldi AJ, Feter N, Häfele V, Gervini BL, Domingues MR, da Silva MC (2021) Effects of an exercise program on health of people with epilepsy: A randomized clinical trial. Epilepsy Behav 117: 107904.

Holtkamp M*, May TW* (*geteilte Erstautorenschaft), Berkenfeld R, Bien CG, Coban I, Knake S, Michaelis R, Rémi J, Seeck M, Surges R, Weber Y et al. (2023) Erster epileptischer Anfall und Epilepsien im Erwachsenenalter, S2k-Leitlinie. In: Deutsche Gesellschaft für Neurologie (Hrsg.) Leitlinien für Diagnostik und Therapie in der Neurologie (https://dgn.org/leitlinie/erster-epileptischer-anfall-und-epilepsien-im-erwachsenenalter, Zugriff am 08.05.2024).

IATA: International Air Transport Association (IATA) (2020) Medical Manual Edition 12 (https://www.iata.org/en/publications/medical-manual/, Zugriff am 22.01.2023).

Lufthansa Group, Medizinischer Dienst, Medical Operation Center FRA PM/C (2018) Betreuungsformular für Gäste mit Unterstützungsbedarf. In Anlehnung an das IATA Medical Manual, 11. Auflage, Appendix »E«, Version Juni 2018 (https://www.lufthansa.com/content/dam/lh/documents/prepare-for-your-trip/special-travel-needs/travelling-healthy/202102-medizinisches-betreuungsformular.pdf, Zugriff am 08.05.2024).

Pohl D, Alpous A, Hamer S, Longmuir PE (2018) Higher screen time, lower muscular endurance, and decreased agility limit the physical literacy of children with epilepsy. Epilepsy Behav 90: 260–265.

Rothe C, Boecken G, Rosenbusch D, Alberer M, Bühler S, Burchard G et al. (2020) Empfehlungen zur Malariaprophylaxe. Flugmedizin Tropenmedizin Reisemedizin-FTR 27: 163–197.

SGB IX: Neuntes Buch Sozialgesetzbuch vom 23. Dezember 2016 (BGBl. I S. 3234), das zuletzt durch Artikel 6 des Gesetzes vom 22. Dezember 2023 (BGBl. 2023 I Nr. 412) geändert worden ist.

Sirven JI (2018) Is there a neurologist on this flight? An update. Neurol Clin Pract 8 (5) :445–450.

STIKO: Ständige Impfkommission (STIKO) und Deutsche Gesellschaft für Tropenmedizin, Reisemedizin und Globale Gesundheit (DTG) e.V. unter besonderer Mitarbeit von Kling K, Rothe C, Alberer M, Boecken G, Bogdan C, Feldt T et al. (2022) Empfehlungen der Ständigen Impfkommission (STIKO) und der Deutschen Gesellschaft für Tropenmedizin, Reisemedizin und Globale Gesundheit e. V. (DTG) zu Reiseimpfungen. Epid Bull 14: 1–186.

Stutz A. (2017) Eine besondere Herausforderung für den zufällig anwesenden Arzt. Eng und laut – der medizinische Notfall im Flugzeug. Fortbildung Medizin Forum. Der informierte Arzt 07.2017: 27–29 (https://www.lufthansa.com/content/dam/lh/documents/prepare-for-your-trip/special-travel-needs/doctor-on-board/doctor-on-board-news/arzt_07-17_MF_Stutz_Med_Notfall_an_Bord.pdf, Zugriff am 08.05.2024).

Téllez-Zenteno JF, Hunter G, Wiebe S (2008) Injuries in people with self-reported epilepsy: a population-based study. Epilepsia 49 (6): 954–961.

Thorbecke R, François R (2019) Private Versicherung und Haftungsfragen bei Epilepsie. Z. Epileptol 33: 74–81.

Thorbecke R, Dröge C, Brandt C (2021) Sport bei Epilepsie. Bonn: Stiftung Michael Schriften über Epilepsie, Bd. V, 5. Auflage.

Verbraucherzentrale (2022) Auslandsreisekrankenversicherung – darum ist sie wichtig (https://www.verbraucherzentrale.de/wissen/gesundheit-pflege/krankenversicherung/auslandsreisekrankenversicherung-darum-ist-sie-wichtig-13885, Zugriff am 08.05.2024).

Volpato N, Kobashigawa J, Yasuda CL, Kishimoto ST, Fernandes PT, Cendes F (2017) Level of physical activity and aerobic capacity associate with quality of life in patients with temporal lobe epilepsy. PLoS One 12 (7): e0181505.

Wendt S, Beier D, Paquet D, Trawinski H, Fuchs A, Lübbert C (2021) Reisemedizinische Gesundheitsberatung. Dtsch Arztebl Int 118: 349–356.

Willis J, Hophing L, Mahlberg N, Ronen GM (2018) Youth with epilepsy: Their insight into participating in enhanced physical activity study. Epilepsy Behav 89: 63–69.

Wong J, Wirrell E (2006) Physical activity in children/teens with epilepsy compared with that in their siblings without epilepsy. Epilepsia 47 (3): 631–639.

9 Pflegeversicherung und Epilepsie

Lisa-Marie Feldmann, Friederike Hamann und Ingrid Coban

Pflege ist ein wichtiges Thema: Im Dezember des Jahres 2021 waren in Deutschland 4,96 Millionen Menschen pflegebedürftig im Sinne des Pflegeversicherungsgesetzes (PflegeVG) (SGB XI 2024). Davon wurden 84 % zu Hause versorgt, überwiegend durch Angehörige. Die Wahrscheinlichkeit pflegebedürftig zu werden, steigt mit dem Alter: 79 % der Pflegebedürftigen waren Ende des Jahres 2021 65 Jahre und älter, ein Drittel mindestens 85 Jahre. Die Mehrheit der Pflegebedürftigen war weiblich (62 %) (Destatis 2022). Dies liegt unter anderem an der höheren Lebenserwartung von Frauen, dadurch wohnen Frauen im Alter öfter als Männer allein und sind eher auf Hilfe angewiesen (Gerlinger 2022). Die Zahl der pflegebedürftigen Menschen wird in den kommenden Jahrzehnten weiter zunehmen, da in diesem Zeitraum die geburtenstarken Jahrgänge das Alter mit dem höchsten Risiko von Pflegebedürftigkeit erreichen.

Fallbeispiel

Frau O. war zum Zeitpunkt des stationären Aufenthaltes 73 Jahre alt, seit dem Jugendalter bestand eine genetisch generalisierte Epilepsie. Frau O. berichtete, dass sie mehrmals langjährig anfallsfrei gewesen sei, Absetzversuche hätten aber immer wieder zu Anfallsrezidiven geführt, sodass sie vor vielen Jahren beschlossen habe, einfach die Medikamente gegen die Anfälle lebenslang weiter zunehmen. Vor drei Jahren hätten die Anfälle aber wieder begonnen, zunächst leicht, dann seien sie häufiger und stärker geworden und dann sei es zu einer Serie von tonisch-klonischen Anfällen gekommen. Ihr sei es immer schlechter gegangen und sie sei mehrmals im Krankenhaus gewesen, man habe die Medikamente umgestellt und andere dazu dosiert – allerdings sei es zu keiner Besserung gekommen. Frau O. beschrieb ergänzend, dass sich ihr Allgemeinzustand sukzessive verschlechtert habe, sie immer gangunsicherer geworden sei, Gedächtnisstörungen aufgetreten seien; manchmal sei sie wie verwirrt gewesen und sie habe nun einen Tremor in den Händen. Am schlimmsten seien aber die Stürze bei den epileptischen Anfällen gewesen. Sie habe große Angst, dass sie sich etwas brechen könne und dass sie dement werde.

Frau O. lebte mit ihrem 76-jährigen Ehemann in einer Eigentumswohnung. Zum familiären Zusammenhang beschrieb Frau O., dass sie mit ihrem Ehemann drei gemeinsame Kinder habe und sich nach ihrer früheren Berufstätigkeit als Buchhalterin ausschließlich um die Kinder und deren Erziehung, den Haushalt und die Familie gekümmert habe. Die Kinder hätten nun ihre eigenen Familien und würden in anderen Bundesländern wohnen oder im europäischen Ausland. Der Familienzusammenhalt sei sehr gut und Kontakt bestehe regelmäßig, mit ihrem Mann sei sie gerne unterwegs gewesen, um die Kinder und die Enkelkinder zu besuchen. Aufgrund ihrer Erkrankung sei dies allerdings nicht mehr möglich. Sie würden telefonieren und skypen, persönliche Treffen fänden aber nur zu Feier- und Geburtstagen statt.

Trotz einer erfolgreichen Anpassung der ASM, einer Verbesserung der Kognition und der Gangunsicherheit konnte zunächst keine Anfallsfreiheit erreicht werden und die Prognose auf Anfallsfreiheit war noch unsicher, auch der Tremor bildete sich nicht zurück.

Frau O. benötigte im Alltag Unterstützung bei Körperpflege und Duschen, teils beim Ankleiden und der Mobilität innerhalb der Wohnung, beim Einkaufen, der Nahrungszubereitung und, wenn der Tremor sehr stark war, beim Zerkleinern der Nahrung.

Zur Entlassung aus dem Epilepsie-Zentrum wurde ein Antrag auf einen Pflegegrad eingereicht, die Begutachtung erfolgte zeitnah im häuslichen Umfeld. Es wurde zunächst Pflegerad 3 bewilligt mit einer angekündigten Überprüfung in Jahresfrist und Empfehlungen zu wohnumfeldverbessernden Maßnahmen, insbesondere bezogen auf Haltgriffe an der Toilette, der Dusche und im Flur.

Herr O. wurde als Pflegeperson eingesetzt. Allerdings traute er sich altersbedingt nicht alle Unterstützungsleistungen zu, z. B. die notwendige Hilfe beim Duschen, sodass als Kombinationsleistung ergänzend ein Pflegedienst beauftragt wurde. Über diesen fanden alltagsnahe Dienstleistungen statt, wie die Wohnungsreinigung und notwendigen Begleitungen, die seitens des Ehemannes nicht immer gewährleistet werden konnten.

> **Gut zu wissen**
>
> Vor der Einführung der Pflegeversicherung im Jahre 1995 wurde die Pflege von Familienangehörigen in den meisten Fällen über Einkommen und Vermögen finanziert. Wenn dies nicht oder nicht mehr möglich war, über Leistungen der Hilfe zur Pflege im damaligen Bundessozialhilfegesetz (BSHG). Vor dem Jahr 1995 erhielten in der BRD (West) mehr als zwei Drittel der Personen in Pflegeheimen Sozialhilfe (Gerlinger 2022).
>
> Die Probleme mit der Pflegebedürftigkeit betreffen aber nicht allein die finanzielle Situation: Angehörige waren mit der häuslichen Pflege nicht selten zeitlich und fachlich überfordert, zudem wurde ein Teil der pflegebedürftigen Personen mangels geeigneter Optionen langfristig zu Lasten der Krankenkassen in Krankenhäusern versorgt (Gerlinger 2022), auf den ehemaligen »Chronikerstationen«.

Die Pflegeversicherung sollte finanzielle Entlastung und bessere Pflegequalität ermöglichen

Die Problematik und mögliche Lösungen wurden über 20 Jahre teils sehr kontrovers diskutiert, bis im Jahr 1994 das »Gesetz zur sozialen Absicherung des Risikos der Pflegebedürftigkeit« (Pflege-Versicherungsgesetz – PflegeVG) verabschiedet wurde, als »fünfte Säule« der Sozialversicherung (Gerlinger 2022).

Die Ziele der Pflegeversicherung (PflegeV) waren klar umrissen:

- Risiko der Pflegebedürftigkeit absichern und Sozialhilfeträger entlasten
- Pflegebedürftige und ihre Angehörigen entlasten
- Pflegeinfrastruktur aufbauen und Pflegequalität verbessern
- Finanzierung über Pflichtbeiträge als »Teilkostensicherung« mit eher ergänzendem Charakter (Gerlinger 2022)

Im Laufe der Jahrzehnte wurde die PflegeV mehrfach angepasst, überarbeitet und reformiert, z. B. durch das Pflege-Neuausrichtungsgesetz (PNG) in den Jahren 2012 und 2013 mit Leistungen für Personen mit eingeschränkten Alltagskompetenzen, Beratungsmöglichkeiten und Betreuung in Wohngruppen. Mit den Pflegestärkungsgesetzen (PSG) ab dem Jahr 2015 wurden in drei Stufen weitere Leistungen eingeführt und bestehende ausdifferenziert:

In mehreren Phasen wurden Leistungen modifiziert und angepasst

Mit dem PSG 1 wurden insbesondere die Bedürfnisse von Menschen mit demenziellen und psychischen Erkrankungen und mit kognitiver Beeinträchtigung und Familien mit pflegebedürftigen Kindern besser berücksichtigt.

Mit dem PSG 2 wurden die bis dahin geltenden Pflegestufen durch die heutigen fünf Pflegegrade ersetzt. Damit verbunden ist ein neuer Pflegebedürftigkeitsbegriff und ein neues Begutachtungsverfahren: Nicht mehr der Zeitaufwand der Pflege ist ausschlaggebend, sondern der Grad der Selbstständigkeit in ausgewählten Aktivitäten und Lebensbereichen (Gerlinger 2022).

Das PSG 3 wiederum hatte vor allem die Beratung und Beratungsqualität von pflegebedürftigen Personen und deren Angehörigen im Fokus und den Aufbau von (mehr) in den Kommunen angesiedelten Pflegestützpunkten.

Durch die Pflegereform im Jahr 2024 und die damit verbundene Umsetzung des Pflegeunterstützungs- und entlastungsgesetz (PUEG) ab dem 01.01.2024 und in den drei darauffolgenden Jahren sollen pflegebedürftige Personen und ihre Angehörigen finanziell entlasten und es soll mehr Flexibilität in der pflegerischen Versorgung erreicht werden.

Die Pflegereform ab dem Jahr 2024 soll zur finanziellen Entlastung und flexibleren Versorgung führen

Nachfolgend werden kurz die prägnantesten Veränderungen dargestellt:

- Bei Nutzung von ambulanter Pflege erhöht sich das Pflegegeld und die Pflegesachleistungen jeweils um 5 %. Auch die Leistungszuschläge zur

vollstationären Pflege wurden leicht angehoben. Weitere Erhöhungen sind für die Jahre 2025 und 2028 vorgesehen.
- Pflegende Angehörige können bei akuten innerfamiliären Pflegefällen das Pflegeunterstützungsgeld für zehn Tage nun jährlich, anstatt lediglich einmalig geltend machen. Die Pflegekasse übernimmt den Verdienstausfall für diesen Zeitraum.
- Der Informationsaustausch über wahrgenommene Leistungen wird künftig vereinfacht: Pflegekassen können nun halbjährlich Auskunft über die in Anspruch genommenen Leistungen geben (§ 108 SGB XI).
- Ab dem Jahr 2025 profitieren pflegebedürftige Menschen und ihre Angehörigen vom sogenannten »Gemeinsamen Jahresbetrag«. Darin werden die Leistungen von Verhinderungs- und Kurzzeitpflege zusammengeführt. Menschen unter 25 Jahren mit Pflegegrad 4 oder 5 können das flexible Budget ab dem 01.01.2024 nutzen (§ 39 (4) (5) SGB XI).
- Die bislang notwendige sechsmonatige Vorversicherungszeit für die Inanspruchnahme der Leistungen entfällt.
- Digitale Pflegeanwendungen und digitale Hilfen für Pflegende und Pflegebedürftige sowie Modellvorhaben für Unterstützungsmaßnahmen im Quartier sollen ausgearbeitet werden (BMG 2023; bvkm 2023; SGB XI 2024).

9.1 Pflegeversicherung

Während die Krankenversicherung (KV) die Gesundheit der Versicherten erhält, wiederherstellen oder bessern soll (§ 1 SGB V) (SGB V 2024), leistet die PflegeV denjenigen Hilfe, die wegen Schwere und Dauer von Pflegebedürftigkeit auf solidarische Unterstützung angewiesen sind (§ 1 (4) SGB XI) (SGB XI 2024). Sie setzt erst ein, wenn eine Pflegebedürftigkeit eingetreten ist. Nicht immer ist die Abgrenzung klar ersichtlich und einzelne Leistungen, wie beispielsweise die Unterstützung bei der Körperpflege, werden durch beide Versicherungen abgedeckt. Welche Versicherung zuständig ist, richtet sich meist danach, wie lange die pflegerische Unterstützung benötigt wird.

Eine Pflegeversicherung ist eine Pflichtversicherung

Das Versicherungsverhältnis in der PflegeV ist an das der Krankenversicherung gekoppelt. Grundsätzlich gilt eine umfassende Versicherungspflicht (§ 20 SGB XI): Alle gesetzlich krankenversicherten Personen sind automatisch pflegeversichert und familienversicherte Angehörige (Kinder bis zum vollendeten 18. Lebensjahr oder bei Schul- und Berufsausbildung bis zum vollendeten 25. Lebensjahr) sind beitragsfrei mitversichert (§ 25 SGB XI).

Die Leistungen einer privaten PflegeV müssen gleichwertig sein

Freiwillig Versicherte in der GKV können sich auf Antrag von der Versicherungspflicht bei ihrer GKV befreien lassen und für sich (und gegebenenfalls Angehörige) einen privaten Pflegeversicherungsvertrag abschließen. Privat krankenversicherte Personen sind verpflichtet, eine private PflegeV abzuschließen. Die Leistungen einer privaten PflegeV müssen in Art und Umfang gleichwertig zur gesetzlichen sein (§ 23 SGB XI) (SGB XI 2024).

Finanziert wird die gesetzliche PflegeV durch vom Gesetzgeber festgelegten einkommensabhängigen Beiträge der Versicherten und deren Arbeitgeber. Die Leistungen sind unabhängig von gezahlten Beiträgen, entsprechend des Solidarprinzips der Sozialversicherungen (Gerlinger 2022).

Bei einer privaten PflegeV richtet sich die Höhe der Beiträge zur Pflegeversicherung nach dem individuellen Versicherungsrisiko der Versicherten, in der Regel der Gesundheitszustand bei Versicherungsbeginn.

9.1.1 Voraussetzungen und Antrag

Um Leistungen aus der Pflegeversicherung beantragen zu können, ist neben einem bestehenden Versicherungsverhältnis eine sogenannte Vorversicherungszeit (§ 33 (2) SGB XI) erforderlich. Personen müssen innerhalb der letzten zehn Jahre vor Antragstellung mindestens zwei Jahre in der PflegeV versichert oder nach § 25 SGB XI familienversichert gewesen sein. Für Kinder gilt die Vorversicherungszeit als erfüllt, wenn ein Elternteil sie vorweisen kann (§ 33 (2) S. 3 SGB XI). Darüber hinaus muss Pflegebedürftigkeit vorliegen und ein Pflegegrad zuerkannt worden sein (§§ 4, 33, 36 ff. SGB XI) (SGB XI 2024).

Eine Vorversicherungszeit ist erforderlich

Der Antrag kann formlos, auch telefonisch, durch die pflegebedürftige Person, Angehörige oder bevollmächtigte Personen erfolgen. Sinnvoll ist es jedoch, die Antragsformulare der jeweiligen Pflegekasse zu nutzen, damit alle notwendigen Angaben gemacht werden können.

Der Antrag kann auch formlos durch Angehörige oder bevollmächtigte Personen erfolgen

Befindet sich die pflegebedürftige Person im Krankenhaus, kann der Antrag auf einen Pflegegrad über den Sozialdienst im Eilverfahren gestellt werden, meist wird zunächst ein vorläufiger Pflegegrad bewilligt, der in der häuslichen Umgebung gutachterlich überprüft wird (MDS/GKV-SV 2021).

9.1.2 Begriff der Pflegebedürftigkeit

Pflegebedürftigkeit entsteht nicht durch eine Diagnose, sondern durch die Störung und Beeinträchtigung von Fähigkeiten und Selbständigkeit mit einer bestimmten Schwere nach den Kriterien des § 14 (2) SGB XI. Die Einordnung in einen Pflegegrad erfolgt in Abhängigkeit des Schweregrades auf Grundlage eines in § 15 (2) SGB XI beschriebenen Begutachtungsinstrumentes (SGB XI 2024).

Der Pflegegrad ergibt sich aus der Beeinträchtigung von Selbständigkeit und Fähigkeiten

Die Legaldefinition der Pflegebedürftigkeit lässt sich in § 14 (1) SGB XI finden. Hier heißt es:

> »Pflegebedürftig im Sinne dieses Buches sind Personen, die gesundheitlich bedingte Beeinträchtigungen der Selbständigkeit oder der Fähigkeiten aufweisen und deshalb der Hilfe durch andere bedürfen. Es muss sich um Personen handeln, die körperliche, kognitive oder psychische Beeinträchtigungen oder gesundheitlich

bedingte Belastungen oder Anforderungen nicht selbständig kompensieren oder bewältigen können. Die Pflegebedürftigkeit muss auf Dauer, voraussichtlich für mindestens sechs Monate, und mit mindestens der in § 15 festgelegten Schwere bestehen.« (SGB XI 2024)

9.2 Feststellung von Pflegebedürftigkeit

Begutachtung von gesetzlich und privat Versicherten erfolgt nach den gleichen Beurteilungsgrundlagen

Nach Eingang des Antrages wird von der PflegeV der Medizinische Dienst (MD) der KV mit der Begutachtung beauftragt. Diese findet in der Regel an einem vereinbarten Termin im Wohnumfeld der pflegebedürftigen Person statt (MDS/GKV-SV 2021). Allerdings sind nach dem PUEG in bestimmten Situationen telefonische Begutachtungen möglich (BMG 2023). Bei privaten PflegeV erfolgt die Begutachtung durch den MD der privaten Krankenversicherungen nach den gleichen Begutachtungsgrundlagen (§ 23 (6) SGB XI) (SGB XI 2023).

Anfallskalender werden bei der Begutachtung berücksichtigt

Die jeweiligen Pflegepersonen sollten, sofern vorhanden, an der Begutachtung teilnehmen und vorhandene medizinische Befunde und Berichte bereitgelegt werden. In den Richtlinien zur Feststellung von Pflegebedürftigkeit werden Anfallskalender ebenfalls als zu berücksichtigende und auszuwertende Befundberichte genannt (MDS/GKV-SV 2021). Im Gespräch zwischen begutachtender, pflegebedürftiger und pflegender Person werden die Anamnese und die medizinischen Befunde erhoben, dazu wird ein Begutachtungsinstrument angewendet (§ 15 SGB XI), das bundesweit einheitlich ist (SGB XI 2024).

9.2.1 Module zur Feststellung von Pflegebedürftigkeit

Mit sechs Modulen wird der Umfang der Unterstützungsnotwendigkeit geprüft

In sechs Modulen (siehe unten) werden die individuellen Beeinträchtigungen der Selbstständigkeit und der Fähigkeiten ermittelt. Es handelt sich – mit Ausnahme der Kriterien in Modul 3 – um einen abschließenden Katalog. Das heißt, dass andere Ursachen für einen Unterstützungsbedarf nicht berücksichtigt werden (MDS/GKV-SV 2021).

Die Bewertung erfolgt mit einem Punktesystem:

- In den Modulen 1, 4 und 6 wird die Selbstständigkeit beurteilt:
  – von 0 Punkte = »selbstständig« bis 3 Punkte = »unselbstständig«
- In Modul 2 erfolgt die Einschätzung, ob die Fähigkeit vorhanden ist oder nicht:
  – von 0 Punkte = »vorhanden« bis 3 Punkte = »nicht vorhanden«
- Die Bewertung in Modul 3 bezieht sich auf die Häufigkeit der personellen Unterstützung:
  – von 0 Punkte = »nie oder selten« bis 5 Punkte = »täglich« (SGB XI 2024)

Modul 1 – Mobilität

Das erste Modul umfasst den Positionswechsel im Bett, das Halten einer stabilen Sitzposition, das Umsetzen, das Fortbewegen innerhalb des Wohnbereichs sowie das Treppensteigen (§ 14 (2) Nr. 1 SGB XI). Laut Richtlinien des GKV-SV gilt eine Person, die eine Treppe zwischen zwei Etagen allein steigen kann, aber wegen eines Sturzrisikos Begleitung benötigt, als »überwiegend selbstständig« und erhält einen Punkt (MDS/GKV-SV 2021; SGB XI 2024).

Modul 2 – Kognitive und kommunikative Fähigkeiten

Dieses Modul berücksichtigt beispielsweise Einschränkungen, die dazu führen, dass vertraute Personen nicht erkannt werden, die Orientierung in einer außerhäuslichen Umgebung schwierig ist, kurz zurückliegende Ereignisse nicht erinnert werden können oder keine durchgängige zeitliche Orientierung besteht. Auswirkungen von Sprech-, Sprach und Hörstörungen werden ebenso einbezogen (§ 14 (2) Nr. 2 SGB XI) und Beeinträchtigungen, die nicht dauerhaft, aber mindestens einmal wöchentlich auftreten (MDS/GKV-SV 2021; SGB XI 2024).

Modul 3 – Verhaltensweisen und psychische Problemlagen

Betrachtet werden im dritten Modul 13 Kriterien wie motorische Verhaltensauffälligkeiten, nächtliche Unruhe, selbstschädigendes und autoaggressives Verhalten, verbale Aggressionen, Ängste, Antriebslosigkeit oder sozial inadäquates Verhalten, die auf Dauer personelle Unterstützung erfordern (§ 14 (3) Nr. 4 SGB XI) (MDS/GKV-SV 2021; SGB XI 2024).

Zwar wird in erster Linie von Problemlagen im Zusammenhang mit psychischen Erkrankungen ausgegangen, allerdings ist in den Richtlinien kein Hinweis darauf zu finden, dass zwingend eine solche vorliegen muss.

Modul 4 – Selbstversorgung

Modul 4 umfasst Kriterien wie Ernährung, Körperpflege, Toilettengänge (§ 14 (2) Nr. 4 SGB XI) und Ähnliches. Bei der Beurteilung werden besondere Bedarfe erfasst, zu denen ebenfalls Störungen der Blasen- und Darmkontrolle, unabhängig von der Ursache und nicht zwingend mit personellem Unterstützungsbedarf, gehören (MDS/GKV-SV 2021; SGB XI 2024).

Modul 5 – Bewältigung von und selbständiger Umgang mit krankheits- oder therapiebedingten Anforderungen und Belastungen

Dieses Modul prüft mit 16 Einzelkriterien, wie gut die Person mit Behandlung und Therapien zurechtkommt und wie häufig Hilfe notwendig ist, z. B. bei der Einnahme der Medikamente, bei Injektionen, Verbandswechsel und bei Behandlungs- und Therapieterminen (§ 14 (2) Nr. 5 SGB XI) (MDS/GKV-SV 2021; SGB XI 2024).

Modul 6 – Gestaltung des Alltagslebens und sozialer Kontakte

Im sechsten Modul wird beurteilt, ob die Person ihr Leben selbst gestalten, also den Tagesablauf planen und umsetzen, sich beschäftigen, mit Personen im direkten Umfeld interagieren und Kontakte zu Bekannten und Nachbarn aufrechterhalten, einen Tag-Nacht-Rhythmus einhalten und für ausreichende Ruhe- und Schlafphasen sorgen kann (§ 14 (2) Nr. 6 SGB XI). Nächtliche krankheits- oder therapiebedingte Anforderungen und Belastungen werden nicht in diesem Kriterium bewertet (MDS/GKV 2021; SGB XI 2024).

> Die Einstufung in einen Pflegegrad ergibt sich aus den in den Modulen abgefragten Einschränkungen

Die nach der gutachterlichen Einschätzung erreichten Punkte werden anhand der in § 15 SGB XI festgelegten Berechnungsregeln zusammengeführt. Die Summenwerte der einzelnen Module werden unterschiedlich gewichtet, das Modul 4 zur Selbstversorgung z. B mit 40 %, die anderen Module mit 10–20 %.

Aus dem Punktwert ergibt sich die Einstufung in einen der fünf Pflegegrade (§ 15 (3) SGB XI). Pflegebedürftigkeit liegt dann vor, wenn bei der Begutachtung mindestens der Pflegegrad 1 mit mindestens 12,5 Punkte erreicht wird (SGB XI 2024).

9.3 Leistungen der Pflegeversicherung

> Informationen zu Leistungen der PflegeV sind bei den Kranken- und Pflegekassen erhältlich
>
> Bei Pflegegrad 1 wird ein Entlastungsbetrag gewährt

Welche Pflegeleistungen in Anspruch genommen werden können, ist abhängig vom Pflegegrad und der benötigten Hilfe.

Pflegebedürftige mit dem Pflegegrad 1 erhalten einen Entlastungsbetrag (siehe unten) und kein Pflegegeld oder Pflegesachleistungen. Allerdings besteht ein Anspruch auf zusätzliche Leistungen – beispielsweise in ambulant betreuten Wohngruppen, für digitale Pflegeanwendungen, wohnumfeldverbessernde Maßnahmen, technische Hilfsmittel oder zum Verbrauch bestimmte Hilfsmittel. Außerdem kann der Entlastungsbetrag für Pflegesachleistungen, Kurzzeit-, Tages- und Nachtpflege eingesetzt werden.

9.3.1 Häusliche Pflege

Werden pflegebedürftige Personen in ihrem eigenen Haushalt, einer Pflege-Wohngemeinschaft (WG) oder im Haushalt der Pflegeperson gepflegt, sollte zunächst überlegt werden, welche Leistung in Anspruch genommen werden sollen:

- Pflegesachleistungen (§ 36 SGB XI): Damit können ambulante Pflegedienste oder zugelassene Einzelpersonen mit den körperbezogenen Pflegemaßnahmen, pflegerischen Betreuungsmaßnahmen oder den Hilfen bei der Haushaltsführung beauftragt werden.
- Pflegegeld (§ 37 SGB XI) wird der pflegebedürftigen Person als Geldbetrag ausgezahlt, mit dem die pflegerischen Leistungen selbst organisiert werden können.
- Eine Kombination von Pflegesachleistung und Pflegegeld (§ 38 SGB XI), indem beides gleichzeitig und anteilig in Anspruch genommen wird (SGB XI 2023)

Für alle drei Optionen gilt, dass die Leistungen erst ab Pflegegrad 2 in Anspruch genommen werden können, die Höhe richtet sich nach der Höhe des Pflegegrades von 2 bis 5.

Pflegegeld und Sachleistungen gibt es ab dem Pflegegrad 2

Weitere Leistungen der Pflegeversicherung im Bereich häusliche Pflege:

- *Ersatzpflege oder Verhinderungspflege* für längstens sechs Wochen im Jahr, sofern die pflegebedürftige Person mindestens sechs Monate von Pflegepersonen im eigenen Haushalt gepflegt worden ist. Dies kann durch eine andere Person, durch einen Pflegedienst oder in einer stationären Einrichtung erfolgen (§§ 39, 42 SGB XI)
- Leistungen für *Pflegehilfsmittel* (§ 40 SGB XI)
- Zuschüsse zu *wohnumfeldverbessernden Maßnahmen* (§ 40 SGB XI)
- Monatliches Budget für *digitale Pflegeanwendungen* (DiPA) (§§ 40a, 40b SGB XI; DiPAV 2024) auf mobilen Endgeräten oder als browserbasierte Webanwendung, unter anderem für Übungen zur Sturzrisikoprävention, Gedächtnistraining, Kommunikation mit Angehörigen und Pflegekräften; eine DiPA muss vom Bundesinstitut für Arzneimittel und Medizinprodukte (BfArM) geprüft und als erstattungsfähig im DiPA-Verzeichnis gelistet sein; das DiPA-Verzeichnis wird aktuell (Stand: 06/2024) aufgebaut und Anträge zur Aufnahme einer DiPA in das Verzeichnis geprüft
- *Entlastungsbetrag* in Höhe von 125 € (Stand: 06/2024) monatlich als zusätzliche Unterstützungsleistung (§ 45 b SGB XI); damit können beispielsweise für einige Stunden im Monat haushaltsnahe Dienstleistungen »eingekauft« werden – wie Hilfe im Haushalt oder beim Einkaufen, Besuch eines Bewegungsangebots, Begleitung beim Spazierengehen, zur ärztlichen Behandlung oder zu Behörden
- Anschubfinanzierung für die Gründung *ambulant betreuter Wohngruppen* (§ 45e SGB XI) und ein Wohngruppenzuschlag (§ 38a SGB XI) zur Finanzierung gemeinschaftlich organisierter pflegerischen Versorgung (SGB XI 2024)

Eine Verhinderungspflege vertritt private Pflegepersonen

Digitale Pflegeanwendungen sind App- oder webbasierte Möglichkeiten zum Üben und zur Kommunikation

Mit dem Entlastungsbetrag können alltagsnahe Dienstleistungen finanziert werden

9.3.2 Teilstationäre und vorübergehend stationäre Pflege

Tages- oder Nachtpflege kommt in Betracht, wenn die Versorgung zu Hause nicht ausreicht

Tages- oder Nachtpflege (§ 41 SGB XI) ist für Pflegebedürftige ab Pflegegrad 2 zusätzlich möglich, wenn die häusliche Versorgung nicht in ausreichendem Maße sichergestellt werden kann oder eine Ergänzung erforderlich ist. Die Höchstbeträge sind abhängig vom Pflegegrad.

Kurzzeitpflege ab Pflegegrad 2 kommt in Betracht, wenn die häusliche Pflege wegen Krisensituationen oder im Anschluss an einen Krankenhausaufenthalt nicht, noch nicht, oder nicht im erforderlichen Umfang geleistet werden kann (§ 42 SGB XI). Noch nicht in Anspruch genommene Leistungen für Verhinderungspflege können angerechnet werden (§ 42 (2) SGB XI) (SGB XI 2024).

Die PflegeV übernimmt jeweils Aufwendungen für Pflege, Betreuung und medizinische Behandlungspflege. Mögliche Kosten für Unterkunft und Verpflegung sowie Investitionskosten müssen von den Pflegebedürftigen selbst getragen werden.

Kurzzeit- und Verhinderungspflege werden ab Mitte des Jahres 2025 zum gemeinsamen Entlastungsbudget

Zum 01.07.2025 wird ab Pflegegrad 2 die Verhinderungspflege und die Kurzzeitpflege in einem Entlastungsbudget von bis zu 3.539 € jährlich zusammengeführt. Für Kinder gilt dies bereits ab dem 01.01.2024.

9.3.3 Stationäre Pflege

Bei stationärer Pflege müssen Unterkunft, Verpflegung und Investitionskosten selbst bezahlt werden

Ist ein Umzug in eine vollstationäre Pflegeeinrichtung nötig oder gewünscht, erhalten Pflegebedürftige ab Pflegegrad 2 Aufwendungen für Pflege, Betreuung und medizinische Behandlungspflege als monatliche Pauschale, die abhängig vom jeweiligen Pflegegrad ist (§ 43 (1) SGB XI). Unterkunft und Verpflegung sowie Investitionskosten müssen hier als Eigenanteil selbst getragen werden.

Bei Menschen mit Behinderung, die in besonderen Wohnformen leben, beteiligt sich die Pflegeversicherung entsprechend § 43a SGB XI an den Kosten für die in der Einrichtung erbrachten Pflegeleistungen mit einem Pauschalbetrag (SGB XI 2024).

9.3.4 Besonderheiten für private Pflegepersonen

Für berufstätige pflegende Angehörige ist es meist nicht einfach, die beruflichen Verpflichtungen mit dem Zeitaufwand der Pflege, den weiteren familiären Aufgaben und nicht zuletzt der persönlichen Selbstfürsorge zu bewältigen. Häufig werden berufliche Anforderungen und die Arbeitszeit reduziert, mit entsprechend negativen Folgen wie Einkommensverluste, geringere Aufstiegschancen und nicht zuletzt ein geringerer Rentenbeitrag und damit eine geringere Altersvorsorge (Gerlinger 2022; Reichert 2022). Nicht selten sind es Frauen, die sich aufgrund einer Pflegetätigkeit für die Reduzierung der beruflichen Tätigkeit oder gegen deren Fortführung entscheiden, mit entsprechend reduzierter Altersrente (Reichert 2022).

Bei den verschiedenen Überarbeitungen der PflegeV standen demzufolge Leistungen für Angehörige oder ehrenamtliche Pflegepersonen, beispielsweise aus der Nachbarschaft, im Vordergrund, um deren Bereitschaft zur Pflege zu unterstützen, die Belastungsfähigkeit zu erhalten und dadurch die häusliche Pflege zu stärken und so lange wie möglich aufrechtzuerhalten (§ 3 SGB XI) (Reichert 2022; SGB XI 2024).

Die Leistungen für private Pflegepersonen wurden ausgebaut

Zusammenfassend stehen für Pflegepersonen folgende Leistungen zur Verfügung

- Leistungen zur sozialen Absicherung (§§ 44, 44a (1) SGB XI), falls eine oder mehrere pflegebedürftige Personen mit Pflegegraden von 2 bis 5 in der häuslichen Umgebung nicht erwerbsmäßig (das heißt ohne Lohn oder Gehalt) und für wenigstens zehn Stunden an mindestens zwei Tagen in der Woche gepflegt werden; es werden Beiträge zu Renten-, Unfall- und unter bestimmten Bedingungen zur Arbeitslosenversicherung übernommen.

  Pflegepersonen können eine Reihe von Leistungen in Anspruch nehmen

- Der Zugang pflegender Angehöriger zu medizinischer Vorsorge- und Rehabilitationsleistungen gemäß § 23 SGB V und § 40 SGB V wird erleichtert. Es soll z. B. die Mitaufnahme der pflegebedürftigen Person ermöglicht werden.

- Pflegeunterstützungsgeld (§ 44a (3) SGB XI) für Beschäftigte während einer kurzen Arbeitsverhinderung, um sich um einen akuten Pflegefall in der Familie zu kümmern; Angehörige können unbezahlt bis zu zehn Tage von der Arbeit fernbleiben, um die Pflege zu organisieren und sind durch das Pflegeunterstützungsgeld abgesichert – so lange keine Entgeltfortzahlung aus tariflichen oder betrieblichen Regelungen besteht; mit dem PUEG wurde der Anspruch auf Pflegeunterstützungsgeld für bis zu zehn Arbeitstage pro Kalenderjahr ausgeweitet (SGB XI 2024; PflegeZG 2022).

  Pflegeunterstützungsgeld gibt es bei Abwesenheit vom Arbeitsplatz bis zu zehn Tagen

- Pflegezeit von bis zu sechs Monaten (§ 3 PflegeZG) für Beschäftige, die Angehörige mit mindestens Pflegegrad 1 versorgen. Dies bezieht Angehörige ein, die nicht zu Hause gepflegt werden, sondern vielleicht in einem Hospiz sind, ebenso Kinder und Jugendliche, die nicht oder nur teilweise zu Hause wohnen. Die ganze oder teilweise Freistellung muss mindestens zehn Arbeitstage vor Beginn schriftlich mitgeteilt werden, ebenso Dauer und Umfang der Freistellung und außerdem, wie die verbleibende Arbeitszeit aufgeteilt werden soll. Wichtig ist, bei einer vollständigen Freistellung den eigenen Kranken- und Pflegeversicherungsschutz zu beachten: Eine Versicherung über die berufliche Tätigkeit besteht dann nicht mehr. Möglich ist eine Familienversicherung oder eine freiwillige Weiterversicherung, gegebenenfalls mit Beitragszuschuss in Höhe des Mindestbeitrages zur Kranken- und Pflegeversicherung durch die Pflegekasse der pflegebedürftigen Person. Um den entstehenden Lohnausfall abzufedern, kann ein zinsloses Darlehen beim Bundesamt für Familie und zivilgesellschaftliche Aufgaben (BAFzA) beantragt werden (PflegeZG 2022).

  Bei Pflegezeit für berufstätige Angehörige muss der eigene Versicherungsschutz gut geplant werden

  Bei einer vollständigen Freistellung besteht keine Sozialversicherung über die berufliche Tätigkeit mehr

Familienpflegezeit und Pflegezeit können kombiniert werden
- Beschäftigte in Unternehmen mit mehr als 25 Beschäftigten können ihre wöchentliche Arbeitszeit für die Pflege eines nahen Angehörigen auf bis zu 15 Stunden reduzieren (§ 2 (2) FPfZG). Pflegezeit und Familienpflegezeit können miteinander verknüpft werden, müssen dann aber unmittelbar aufeinander folgen. Die gesamte Höchstdauer von Pflegezeit und Familienpflegezeit beträgt zwei Jahre (§ 2 (1) FPfZG). Es besteht ebenfalls ein Anspruch auf ein zinsloses Darlehen über das BAFzA (PflegeZG 2022).

9.4 Beurteilung der Pflegebedürftigkeit bei Epilepsien

Eine Epilepsie kann in jedem Alter auftreten. Die Inzidenz, also die Neuerkrankungsrate, zeigt aber einen U-förmigen Verlauf mit den höchsten Inzidenzraten im ersten Lebensjahr und bei Kindern und ab dem Alter von 60–65 Jahren mit einem Maximum bei 80–85 Jahren. Ursachen von neu diagnostizierten Epilepsien sind meist zerebrovaskuläre Erkrankungen, aber auch neurodegenerative Veränderungen, toxisch-metabolische Prozesse, Tumoren und Schädel-Hirn-Traumata (Lang und Hamer 2022; Holtkamp und Krämer 2022; Rossini 2022).

Nach dem 65. Lebensjahr steigt die Inzidenz von demenziellen Erkrankungen. Bei einer bereits bestehenden Epilepsie zeigen bisherige epidemiologische Studien ein erhöhtes Risiko für eine Demenz, Personen mit einer Demenz wiederum haben ein zwei- bis zehnfach höheres Risiko eine Epilepsie zu entwickeln (Rossini 2022).

Epilepsien im höheren Lebensalter betreffen aber nicht nur Personen mit neu aufgetretener Epilepsie, sondern ebenso Menschen, die mit ihrer – teils langjährig – bestehenden Epilepsie altern (Lang und Hamer 2022).

Beides beinhaltet diagnostische und therapeutische Herausforderungen. Unter anderem wegen der oft schon bestehenden Komorbiditäten und der Frage der geeigneten medikamentösen Behandlung mit möglichst wenigen unerwünschten Wirkungen wie Müdigkeit, kognitiven Einschränkungen, dem Risiko einer verminderten Knochendichte und dem dadurch größerem Frakturrisiko sowie Interaktionen mit anderen Medikamenten (Holtkamp und Krämer 2022). Häufig kann Anfallsfreiheit aber mit relativ niedriger Dosis in Monotherapie erreicht werden (Rossini 2022; Holtkamp und Krämer 2022).

9.4.1 Ansatzpunkte in den Modulen zur Beurteilung

Die Diagnose einer Epilepsie bedeutet noch nicht, dass Pflegebedürftigkeit vorliegt

Aus der Diagnose einer Epilepsie kann in keinem Alter ein Anspruch auf Leistungen der Pflegeversicherung abgeleitet werden, es müssen altersentsprechend gravierende Probleme im Alltag bestehen, die nicht bewältigt werden können. Dies kann eine besondere Schwere der Epilepsie oder der Grunderkrankung sein oder daraus resultierende weitere Beeinträchtigungen, ebenso aber zusätzliche Erkrankungen und Behinderungen.

Folgende anfallsbezogene Überlegungen sollen als Anregung dienen.

Modul 1 – Mobilität

Im Anfall kann ein Positionswechsel im Bett, das Halten einer stabilen Sitzposition , die Fortbewegung in der Wohnung usw. nicht möglich sein, dies ist aber vorübergehend und erfordert keine dauerhafte Unterstützung. Zu diskutieren wäre eine Einschränkung bei sehr häufigen Anfällen mit gegebenenfalls langer postiktaler Beeinträchtigung und hohem Sturzrisiko. In den Richtlinien des GKV-Spitzenverbandes zur Feststellung der Pflegebedürftigkeit wird die Anwesenheit einer Pflegeperson aus Sicherheitsgründen beim Treppensteigen mit der Bewertung als »überwiegend selbstständig« und damit einem Punkt beurteilt. »Krampfanfälle« werden explizit als Beispiel genannt (MDS/GKV 2021).

Modul 2 – Kognitive und kommunikative Fähigkeiten

Anfallssymptome, die Kognition und Kommunikation einschränken, stören oder aufheben stellen kein dauerhaftes Problem der Äußerung von Bedürfnissen dar (MDS/GKV 2021). Störungen von Merkfähigkeit, Aufmerksamkeit, Konzentration, Orientierung oder der Wortfindung sind häufige Komorbiditäten (Janetzki und Ott-Ordelheide 2021), die bei einer Begutachtung entsprechend dargestellt werden sollten. Neuropsychologische Befunde sollten vorgelegt werden.

Modul 3 – Verhaltensweisen und psychische Problemlagen

Dieses Modul ist relevant bei Komorbiditäten wie Depression oder Angsterkrankungen, vorausgesetzt sie erfordern tatsächlich personelle Unterstützung (MDS/GKV-SV 2021). Im Einzelfall könnte bei häufigen Anfällen mit nicht situationsangemessenem und gegebenenfalls eigen- oder fremdgefährdendem Verhalten – auch postiktal – personelle Hilfe für die Begleitung der Anfälle und der Nachphasen erforderlich sein (Janetzki & Ott-Ordelheide 2021). Dies müsste individuell dargelegt werden.

Modul 4 – Selbstversorgung

Zu den hier beurteilten »besonderen Bedarfsaspekten« gehört das Kriterium »Duschen und Baden«. Wenn während des Duschens und Badens die Anwesenheit einer Person aus nachvollziehbaren Sicherheitsgründen erforderlich ist – was bei epileptischen Anfällen mit Sturz und/oder Bewusstseinsstörung eine etablierte Empfehlung ist (Holtkamp und May et al. 2023) – wird dies als »überwiegend selbstständig« (MDS/GKV-SV 2021) abgebildet.

Modul 5 – Krankheits- oder therapiebedingte Anforderungen und Belastungen

In diesem Modul können sich mehrere Anknüpfungspunkte ergeben, z. B. die regelmäßige Einnahme der Medikamente, Behandlungstermine in spezialisierten Zentren sowie die Einhaltung krankheits- oder therapiebedingter Verhaltensvorschriften (MDS/GKV-SV 2021).

Manchmal ist Unterstützung vor dem Hintergrund kognitiver Störungen notwendig und es müssen die Medikamente gestellt und die Einnahme überwacht oder kontrolliert werden.

Die personelle Unterstützung bei ärztlichen Behandlungsterminen ist ebenfalls von Bedeutung: nicht nur wegen einer möglichen anfallsbezogenen Gefährdung auf dem Weg bei hoher Anfallsfrequenz und/oder kognitiven Störungen, die Fremdanamnese bei der Beschreibung und Dokumentation der Anfälle ist in der Behandlung von großer Bedeutung – insbesondere, wenn die epileptischen Anfälle von den betroffenen Personen nicht miterlebt werden (Janetzki & Ott-Ordelheide 2021).

Ein möglicher Hilfebedarf bei nächtlichen Anfällen kann hier erwähnt werden, wenn dadurch Unterstützung bei krankheitsbedingten Anforderungen notwendig ist, beispielsweise bei SUDEP-Gefahr, und ist unseres Erachtens unabhängig davon, ob ein Alarmsystem verwendet wird oder nicht.

Modul 6 – Gestaltung des Alltagslebens und sozialer Kontakte

Die Kriterien dieses Moduls haben für Menschen mit einer Epilepsie allein aufgrund von Anfällen in der Regel keine Relevanz, außer es bestehen zusätzliche Beeinträchtigungen.

9.5 Pflegebedürftigkeit bei Kindern und Jugendlichen

Kinder in der Pflegeversicherung sind eine besondere Gruppe

Kinder in der Pflegeversicherung sind eine besondere Personengruppe: Ende des Jahres 2021 waren in der Gruppe der 0- bis 15-Jährigen 214.072 Kinder und Jugendliche pflegebedürftig im Sinne des SGB XI (Destatis 2022; Fach- und Koordinierungsstelle 2023), meist in Verbindung mit Behinderungen, chronischen und seltenen Erkrankungen. Der überwiegende Teil wurde im häuslichen Umfeld gepflegt (Destatis 2022).

Die Kinder und Jugendlichen sowie deren Familien stehen vor großen Herausforderungen, zudem sind die Versorgungsbedarfe sehr vielfältig und unterscheiden sich je nach Alter, Entwicklungsstand und Gesundheitssituation des Kindes sowie der Familiensituation erheblich. Die gesamte Lebenssituation muss betrachtet werden, um die Bedarfe der pflegenden Personen und des gesamten nahen sozialen Umfelds zu erfassen (Fach- und Koordinierungsstelle 2023), inklusive der Geschwister.

Wie bereits beschrieben sind Kinder in der Regel über einen Elternteil in der gesetzlichen KV familienversichert, zuständig ist die dazugehörige PflegeV. Wenn beide Elternteile privat pflegeversichert sind, sind die Kinder beitragsfrei in der privaten Pflegepflichtversicherung der Eltern oder eines Elternteiles mitversichert.

9.5.1 Besonderheiten bei der Begutachtung

Um die Besonderheiten von pflegebedürftigen Kindern und Jugendlichen zu berücksichtigen, wurden verschiedene Anpassungen vorgenommen. So erfolgt die Begutachtung des MD durch besonders geschulte Personen aus der Kinderkrankenpflege oder der Kinderheilkunde (§ 17 (7) SGB XI). Diese besuchen die Kinder oder Jugendlichen im häuslichen Umfeld, das kann auch eine stationäre Pflegeeinrichtung oder eine Einrichtung der Kinder- und Jugendhilfe sein. Bei stationären Behandlungen in einer Klinik oder einer Rehabilitationsklinik findet der Termin nach der Entlassung statt. Da der Antrag jedoch ab dem Eingangsdatum gilt, werden die möglichen Pflegeleistungen nachgezahlt (§ 33 SGB XI) (SGB XI 2024).

Kinder werden durch besonders geschulte Personen begutachtet

Die Einschätzung der Pflegebedürftigkeit erfolgt nach den Kriterien der Erwachsenenbegutachtung, allerdings werden Selbständigkeit und Fähigkeiten im Vergleich zur gleichaltrigen und altersentsprechend entwickelten Altersgruppen beurteilt. So wird vorausgesetzt, dass ein Kind mit acht Jahren selbständig eine Toilette oder einen Toilettenstuhl benutzen kann. Wäre dies nicht der Fall, würde je nach dem Grad der Unselbständigkeit die Punktbewertung erfolgen. Die Grade der altersabhängigen Selbständigkeitsentwicklung sind im Begutachtungsinstrument für Kinder hinterlegt (MDS/GKV 2021).

Für die Begutachtung von Kindern und Jugendlichen wurden die Kriterien angepasst

Bei Modul 3 und 5 gibt es keine Altersgrenzen, die krankheits- und therapiebedingten Beeinträchtigungen werden altersunabhängig erfasst (Fach- und Koordinierungsstelle 2023).

Wichtig ist, dass nicht nur die Begleitung zu Arzt- oder Therapieterminen in die Beurteilung der Pflegebedürftigkeit einfließen, sondern ebenso die Begleitung zur Frühförderung und von den Eltern oder Elternteilen durchgeführten Maßnahmen wie Blutzuckermessen und krankengymnastische, logopädische oder atemtherapeutische Übungen (MDS/GKV-SV 2021; § 14 (2) 5c SGB XI).

Nicht zu vergessen sind die ärztlich kontrollierten Diäten als Begleitbehandlung bei Epilepsie (Ketogene Ernährung, modifizierte Atkins-Diät), die bei der Punktevergabe berücksichtigt werden (siehe Modul 5.16 des Pflege-

Ärztlich kontrollierte Diäten als Begleitbehandlung werden bei der Punktevergabe berücksichtigt

Begutachtungsinstruments: Einhaltung einer Diät und anderer krankheits- oder therapiebedingter Verhaltensvorschriften) (MDS/GKV-SV 2021; SGB XI 2024).

9.5.2 Regelungen bei pflegebedürftigen Kindern bis zu 18 Monaten

Besondere Begutachtungsregelungen gibt es für Kinder bis 18 Monaten

Kinder bis zum Alter von eineinhalb Jahren sind in allen Bereichen des Alltagslebens unselbständig und würden durch den Vergleich mit Gleichaltrigen keine oder nur niedrige Pflegegrade erreichen. Andererseits gibt es in diesem Alterszeitraum sehr viele Entwicklungsveränderungen und es müssten Begutachtungen in kurzen Abständen erfolgen, weswegen zur Vereinfachung folgende Kriterien gelten (§ 14 (2) Nr. 4 SGB XI, § 15 (6) und (7) SGB XI) (SGB XI 2024):

- Es werden nur die altersunabhängigen Module 3 und 5 zur Beurteilung herangezogen.
- Besondere Bedarfskonstellation werden gesondert bewertet, wie die Gebrauchsunfähigkeit beider Arme und beider Beine (MDS/GKV 2021).
- Statt Modul 4 wird nur die Frage nach gravierenden Problemen bei der Nahrungsaufnahme mit einem außergewöhnlich pflegeintensiven Hilfebedarf beurteilt. Dies ist der Fall, wenn bei einem Säugling eine Magensonde oder eine Ernährungssonde durch die Bauchdecke gelegt wird. Auch eine notwendige Beatmung und Absaugung oder die ständige Überwachung der Vitalzeichen wird mit Punkten bedacht (MDS/GKV 2021).
- Der Pflegegrad wird nach § 15 (7) SGB XI einen Grad höher eingestuft als bei Kindern ab dem 19. Lebensmonat.
- Nach dem 18. Lebensmonat erfolgt eine reguläre Einstufung entsprechend § 15 (3) SGB XI, aber ohne erneute Begutachtung – außer es haben sich Änderungen ergeben, z. B. eine Verbesserung der gesundheitlichen Situation (SGB XI 2024).

Ab elf Jahren wird die Pflegebedürftigkeit nach den Erwachsenenregelungen beurteilt

Ab dem Alter von elf Jahren wird – bei altersentsprechender Entwicklung – Selbständigkeit vorausgesetzt: die Kinder können nun Kleidung an- und ausziehen, selbst essen und trinken, sich waschen und zur Toilette gehen. Sie können Tag und Nacht unterscheiden, kennen sich im gewohnten Umfeld und in den Routinen des Tages aus, verstehen Anweisungen, verfügen über kommunikative Fähigkeiten und haben Strategien, mit Veränderungen im Leben umzugehen. Die Berechnung des Pflegegrades erfolgt dann wie bei der Beurteilung erwachsener Personen, allerdings wird das Begutachtungsformular für Kinder und Jugendliche bis zum 18. Lebensjahr weiter genutzt (MDS/GKV 2021).

9.5.3 Hinweise zu relevanten Leistungen

Die Leistungen der PflegeV für Kinder unterscheiden sich nicht von denen für Erwachsene. Die meisten Eltern, Elternteile oder anderen Pflegepersonen des Kindes beantragen Pflegegeld bei häuslicher Pflege, die sie selbst durchführen (Destatis 2022). Das Pflegegeld ist häufig eine finanzielle Entlastung, vor allem, wenn ein Elternteil wegen der Betreuung und Pflege des Kindes nicht mehr berufstätig sein kann oder die berufliche Tätigkeit einschränken muss. Varianten einer Kombination von Pflegegeld und Sachleistung durch einen professionellen Pflegedienst oder einer teil- oder vollstationären Pflege können je nach familiärer Situation und Umfang der notwendigen Pflege überlegt werden.

Leistungen für Kinder unterscheiden sich nicht von denen für Erwachsene

Die Familien können ebenso Verhinderungs- und Kurzzeitpflege sowie Entlastungsleistungen in Anspruch nehmen.

- Im Rahmen des jährlichen Budgets für Verhinderungspflege kann eine andere Person für wenige Stunden an einem Tag entlohnt werden. Dies kann beispielsweise eine Privatperson sein oder ein Familienentlastender Dienst (FED) oder Familienunterstützender Dienst (FUD).
- Ab Juli des Jahres 2025 werden Verhinderungspflege und Kurzzeitpflege in ein neues Gesamtbudget von bis zu 3.539 € zusammengeführt. Für Kinder steht dieses Budget bereits ab dem Januar des Jahres 2024 zur Verfügung (BMG 2023).
- Der zusätzliche Entlastungsbetrag von monatlich 125 € kann für einen Fachdienst genutzt werden, z. B. FED oder FUD, Mitarbeitende eines Pflegedienstes oder einem nach Landesrecht anerkannten Angebot für personelle und alltagsbegleitende Hilfen.
- Kurzzeitpflegeeinrichtungen – oft unter dem Begriff »Kurzwohnen« zu finden – für Kinder und Jugendliche sind vorhanden, allerdings bei weitem nicht in dem Umfang wie für Erwachsene.

Kinder erhalten das Budget bereits ab dem Januar des Jahres 2024

Praxistipps

Zur Information

- Informationsmaterialien zu Pflege und Pflegebedürftigkeit sind niedrigschwellig zu erreichen: im Rathaus des Wohnortes, bei Kranken- und Pflegekassen, Verbänden oder über den Publikationsservice der Bundesregierung.
- Pflegestützpunkte sind in jeder Stadt oder Kommune vorhanden und sollten zur individuellen Beratung einbezogen werden. Diese sind über aktuelle Regelungen zur Pflegeversicherung informiert und haben in der Regel den besten Überblick über Angebote in der Region.
- Online-Pflegegradrechner sind hilfreich und häufig kostenlos anzuwenden.

Zur Begutachtung

- Zur Vorbereitung auf die Begutachtung sollte ein Pflege- und Betreuungstagebuch geführt werden, so kann der Bedarf deutlich gemacht und ein realistisches Bild des normalen Alltages gezeigt werden.
- Eine vertraute Person sollte bei der Begutachtung anwesend sein, neben Angehörigen kann dies eine Pflegekraft vom bereits beauftragten Pflegedienst oder der bereits bestehenden sozialmedizinischen Nachsorge sein.
- Das Kind sollte anwesend sein, damit es altersentsprechend einbezogen werden kann und die begutachtende Person ein vollständiges Bild erhält.
- Ärztliche Berichte, Untersuchungsbefunde, Entlassungsbriefe etc. zum Begutachtungstermin bereithalten

Pflegepersonen

- Eine fundierte Beratung ist sinnvoll, insbesondere eine Pflegezeit hat Auswirkungen auf die eigene Versicherung und den Lebensunterhalt, die beachtet werden müssen. Informationen gibt es über:
  - https://www.bafza.de : Stichwort »Familienpflegezeit«
  - https://www.wege-zur-pflege.de: Stichwort »Familienpflegezeit«

9.6 Kinder mit Epilepsie und hohem Pflege- und Behandlungsbedarf

Fallbeispiel

Julian war mehrfach in den Epilepsiekliniken und war beim letzten Aufenthalt acht Jahre alt. Er ist mit einer Spina bifida geboren, einer im Rückenmark offenen Stelle. Manchmal ist es möglich, das Rückenmark operativ nach innen zu legen, bei Julian kann keine Operation durchgeführt werden. Er ist bei der Kontrolle der Harn- und Stuhlkontinenz eingeschränkt, wird nicht Laufen lernen können und ist auf einen Rollstuhl angewiesen.

Bereits in den ersten Minuten nach der Geburt kam es bei Julian zu akut symptomatischen Anfällen aufgrund einer Hirnblutung. Seitdem treten nahezu täglich Anfälle auf, tagsüber und nachts, bei denen Lebensgefahr besteht und die mit einem Bedarfsmedikament unterbrochen werden müssen. Julian erhält aufgrund seiner schweren Pflegebedürftigkeit Leistungen der Pflegeversicherung aus Pflegegrad 5. Seine

Eltern versorgen ihn zu Hause und erhalten das volle Pflegegeld für ihre pflegerische Tätigkeit. In der Schule und in mehreren Nächten pro Woche ist ein Pflegedienst mit in die Versorgung einbezogen, die Finanzierung erfolgt als Leistung der Krankenkasse im Rahmen häuslicher Krankenpflege (§ 37 SGB V) (SGB V 2024).

Zusätzlich unterstützt bei Aktivitäten in der Freizeit regelmäßig ein Familienentlastender Dienst (FED), der aus Mitteln der Verhinderungspflege der Pflegeversicherung bezahlt wird. Einmal im Jahr fährt die ganze Familie ins Kinderhospiz. Dieser Aufenthalt ist zum Teil aus Spenden finanziert, zum Teil aus Mitteln der Kurzzeitpflege (§ 42 SGB XI) (SGB XI 2024).

Gut zu wissen

Ende der 1970er Jahre entwickelte sich in der Bundesrepublik Deutschland die häusliche Kinderkrankenpflege um Eltern und Kindern lange Krankenhausaufenthalte zu ersparen oder notwendige stationäre Behandlungen zu verkürzen (Dobke et al. 2001), denn »Rooming-In«, die Mitaufnahme von Elternteilen, war noch nicht etabliert.

Mit Leistungen der Häuslichen Krankenpflege nach § 37 SGB V parallel zu Leistungen für eine anerkannte Pflegebedürftigkeit sollen besondere Bedarfe in der Pflege, Behandlung und Betreuung abgedeckt werden.

Häusliche Krankenpflege wird unabhängig von Leistungen der Pflegeversicherung gewährt

Leistungen der Pflegeversicherung und Leistungen der Krankenversicherung müssen gut auseinandergehalten werden:

- Leistungen der Pflegeversicherung zielen auf die Versorgung der Person im körperpflegerischen Bereich, in der häuslichen Versorgung einschließlich hauswirtschaftlicher Leistungen ab.
- Häusliche Krankenpflege deckt zusätzliche Bedarfe, sofern sie ärztlich festgestellt wurden und eine Aufnahme ins Krankenhaus dadurch vermieden werden kann oder wenn sie in Form von Behandlungspflege notwendig ist, um die ärztliche Behandlung zu sichern.

Grundsätzlich gilt, dass häusliche Krankenpflege nur möglich ist, wenn Betroffene oder Angehörige die Aufgaben nicht selbst übernehmen können. Dies muss gegenüber der Krankenkasse bestätigt werden (KBV 2019).

9.6.1 Häusliche (Kinder)Krankenpflege

Bei Kindern mit einer Epilepsie ist es keine einfache Aufgabe, die einzelnen Leistungen der Pflegeversicherung und die der Krankenversicherung voneinander zu trennen.

Bei dauerhaftem Pflegebedarf am Tag und in der Nacht ist viel Unterstützung notwendig

Haben Kinder und Jugendliche einen dauerhaften Pflegebedarf, stellt dies für ihre Familien eine besondere Herausforderung dar, wobei der Belastungsgrad der Familien abhängig ist von den zur Verfügung stehenden Ressourcen und der Höhe des pflegerischen Unterstützungsbedarfs (Jennessen 2011). Eltern kommen jedoch schnell in Belastungssituationen, wenn sie ihre pflegebedürftigen Kinder nicht nur am Tag, sondern auch in der Nacht (oft über Stunden hinweg) versorgen müssen.

Aufgaben der Eltern können sein:

- Regelmäßige Medikamentengabe und Gabe der Bedarfsmedikamente im Notfall
- Vitalzeichen überprüfen: Atmet das Kind? Braucht es Unterstützung? Wie ist der Puls? Hat ein überwachender Monitor angeschlagen und einen Notfall signalisiert?
- Sekrete absaugen, Sauerstoff verabreichen, beatmen
- Nahrung über die PEG (operativ eingesetzte Magensonde in der Bauchdecke) oder über eine Magensonde in der Nase verabreichen

Täglicher medizinischer Handlungsbedarf erfordert eine geeignete Pflegefachkraft

Sind diese Bedarfe nicht regelmäßig notwendig, sind die meisten Eltern in der Lage und gewillt, sie allein zu bewältigen. Eltern oder Angehörige können bereits in der Klinik und später im häuslichen Umfeld in die individuelle Pflege eingewiesen werden, um die Versorgung selbst zu übernehmen, gegebenenfalls nur stundenweise (Rückzugspflege). Besonders in der Nacht anwesende »fremde« Personen im Haushalt, also Personen, die nicht zur Kernfamilie gehören, können von den Familien als Belastung erlebt werden (Brentle et al. 2016). Aber bei täglichem medizinischem Handlungsbedarf, insbesondere nachgewiesenen täglichen lebensbedrohlichen Zuständen, kann häufig keine im Haushalt lebende Person oder Personen dauerhaft diese Aufgabe übernehmen. Eine geeignete Pflegefachkraft zu Lasten der Krankenkasse muss eingesetzt werden (§ 37 SGB V) (SGB V 2023). Die Leistungen der Pflegeversicherung bleiben davon unberührt.

9.6.2 Außerklinische Intensivpflege

Außerklinische Intensiv-Pflege (AKI) ist seit dem Jahr 2020 eine eigenständige Regelung

Die Außerklinische Intensiv-Pflege (AKI) war eine Rubrik in der Häuslichen Krankenpflege, wurde aber aus den Grundsätzen der Häuslichen Krankenpflege herausgelöst und ist seit dem Oktober des Jahres 2020 in § 37c SGB V geregelt. Die für epilepsiekranke Kinder (und teils Erwachsene) wichtige Nummer 24 »Krankenbeobachtung (spezielle)« wurde gestrichen und kann nach einer Übergangszeit ab dem 01.10.2023 nicht mehr über die Häusliche Krankenpflege verordnet werden.

Im Fokus der AKI stehen Menschen, die künstlich beatmet werden oder die eine Trachealkanüle haben und bei denen es jederzeit zu lebensbedrohlichen Situationen kommen kann, weswegen die ständige Anwesenheit einer Pflegefachkraft notwendig ist (G-BA 2022). Neu ist, dass bei beatmeten Personen eine Potenzialanalyse durch eine zur Potenzialanalyse berechtigte ärztliche Person erfolgen muss. Dabei soll geprüft werden ob, und wie lange die Beatmungstherapie voraussichtlich noch fortgeführt werden muss.

Um die Potenzialerhebung durchführen zu können, ist eine Genehmigung der Kassenärztlichen Vereinigung notwendig, diese bedarf »besonders qualifizierte« Ärztinnen und Ärzte (§ 37c (1) Satz 4 SGB V) (Jacobs et al. 2022; G-BA 2023; SGB V 2024).

Für Menschen ohne Beatmung kann weiterhin »die spezielle Überwachung des Gesundheitszustandes und die sich daraus ergebenden notwendigen Interventionen« verordnet werden, wenn dies dringend und (täglich) erforderlich ist. Dies würde z. B. Kinder (oder Erwachsene) mit Epilepsie betreffen, die mit täglichen und lebensbedrohlichen Anfällen bisher Anspruch auf häusliche Krankenpflege und »spezielle Krankenbeobachtung« nach § 37 (2) SGB V hatten.

> Eine spezielle Überwachung bei sehr schweren Anfällen lässt sich weiterhin verordnen

Die Genehmigung der Krankenkasse vorausgesetzt, kann für die ersten sieben Tage nach Entlassung aus Krankenhausbehandlung eine ärztliche Verordnung für die Krankenbeobachtung ausgestellt werden.

Praxistipps

- Bei nicht beatmeten Personen in stationärer Behandlung kann AKI im Rahmen des Entlassungsmanagements für die ersten sieben Tage nach Entlassung verordnet werden. Eine Potenzialerhebung muss aus der stationären Behandlung heraus nicht erfolgen (Stand 04/2024).
- Die quartalsweisen Folgeverordnungen werden in der ambulanten ärztlichen Behandlung ausgestellt (die fachlich für die Erkrankung zuständig sind, die diesen intensiven Pflegebedarf verursacht).

Literatur

BMG: Bundesministerium für Gesundheit (2023) Reform der Pflegeversicherung: mehr Leistungen für stationäre und ambulante Pflege (https://www.bundesgesundheitsministerium.de/presse/pressemitteilungen/pflegereform-beschluss-bundestag-26-05-23, Zugriff am 08.05.2024).

Brentle T, Schmeh A, Witte H, Harries P (2016) Kinder pflegen ambulant. ProCare 6-7: 23–35.

bvkm: Bundesverband für körper- und mehrfachbehinderte Menschen e. V. (bvkm) (2023) Pflegeunterstützungs- und -entlastungsgesetz (PUEG). Überblick über die neuen Regelungen in der Pflegeversicherung (https://bvkm.de/ratgeber/pflegeunterstuetzungs-und-entlastungsgesetz-pueg/, Zugriff am 08.05.2024).

Destatis: Statistisches Bundesamt (2022) 5 Millionen Pflegebedürftige zum Jahresende 2021. Pressemitteilung Nr. 554 vom 21. Dezember 2022 (https://www.destatis.de/DE/Presse/Pressemitteilungen/2022/12/PD22_554_224.html, Zugriff am 09.06.2023).

DiPAV: Verordnung zur Prüfung der Erstattungsfähigkeit digitaler Pflegeanwendungen nach dem Elften Buch Sozialgesetzbuch. Digitale Pflegeanwendungen-Verordnung vom 29. September 2022 (BGBl. I S. 1568), die durch Artikel 4a des Gesetzes vom 22. März 2024 (BGBl. 2024 I Nr. 101) geändert worden ist.

Dobke J, Köhlen C, Beier J (2001) Die häusliche Kinderkrankenpflege in Deutschland – Eine quantitative Erhebung zur Situation von Anbietern häuslicher Kinderkrankenpflege (Home pediatric nursing care service in German – a quantitative study of the status of home pediatric nursing care providers in Germany). Pflege 14 (3): 183–190.

Fach- und Koordinierungsstelle der Regionalbüros Alter, Pflege und Demenz (Hrsg.) (2023) Beratungsstandpunkt. Begutachtung von Kindern und Jugendlichen mit Pflegebedarf (https://alter-pflege-demenz-nrw.de/akteure/wp-content/uploads/2023/05/23-05-10_Beratungsstandpunkt-Begutachtung-von-Kindern-und-Jugendlichen_allgemein.pdf, Zugriff am 08.05.2024).

G-BA: Richtlinie des Gemeinsamen Bundesausschusses über die Verordnung von außerklinischer Intensivpflege (Außerklinische Intensivpflege-Richtlinie/AKI-RL) in der Fassung vom 19. November 2021, zuletzt geändert am 20. Juli 2023, veröffentlicht im Bundesanzeiger (BAnz AT 14.09.2023 B3), in Kraft getreten am 15. September 2023 (https://www.g-ba.de/downloads/62-492-3230/AKI-RL_2023-07-20_iK-2023-09-15.pdf, Zugriff am 08.05.2024).

Gerlinger T (2022) Die Pflegeversicherung. In: Bundeszentrale für politische Bildung: Gesundheitspolitik (https://www.bpb.de/themen/gesundheit/gesundheitspolitik/72794/die-pflegeversicherung, Zugriff am 08.06.2023).

Holtkamp M, Krämer G (2022) Antiepileptische Pharmakotherapie im Alter: evidenzbasiertes Vorgehen versus klinischer Alltag. Z Epileptol 35: 147–155.

Holtkamp M*, May TW* (*geteilte Erstautorenschaft), Berkenfeld R, Bien CG, Coban I, Knake S, Michaelis R, Rémi J, Seeck M, Surges R, Weber Y et al. (2023) Erster epileptischer Anfall und Epilepsien im Erwachsenenalter, S2k-Leitlinie. In: Deutsche Gesellschaft für Neurologie (Hrsg.) Leitlinien für Diagnostik und Therapie in der Neurologie (https://dgn.org/leitlinie/erster-epileptischer-anfall-und-epilepsien-im-erwachsenenalter, Zugriff am 08.05.2024).

Jacobs K, Kuhlmey A, Greß S, Klauber J, Schwinger A (2022) Pflege-Report 2022. Spezielle Versorgungslagen in der Langzeitpflege. Berlin: Springer Open (https://link.springer.com/book/10.1007/978-3-662-65204-6, Zugriff am 08.05.2024).

Janetzki M, Ott-Ordelheide P (2021) Pflege bei Menschen mit Epilepsie im Erwachsenenalter. In: Steffen HT (Hrsg.) Pflege in der Epileptologie. Wissen, Versorgung, Praxiskompetenz. Stuttgart: Kohlhammer. S. 86–106.

Jennessen S, Bungenstock A, Schwarzenberg E (2011) Kinderhospizarbeit: Konzepte – Erkenntnisse – Perspektiven. Stuttgart: Kohlhammer Verlag.

KBV: Kassenärztliche Bundesvereinigung (KBV) (2019) Häusliche Krankenpflege. Hinweise zur Verordnung für Ärzte (https://www.kbv.de/media/sp/PraxisWissen_Haeusliche_Krankenpflege.pdf, Zugriff am 08.05.2024).

Lang JD, Hamer HM (2022) Epidemiologie der Epilepsie im höheren Lebensalter. Z Epileptol 35: 110–114.

MDS/GKV-SV: Medizinischer Dienst des Spitzenverbandes Bund der Krankenkassen e. V., GKV-Spitzenverband (Hrsg.) (2021) Richtlinien des GKV-Spitzenverbandes zur Feststellung der Pflegebedürftigkeit nach dem XI. Buch des Sozialgesetzbuches. Essen und Berlin.

Naegele G (2014) 20 Jahre Verabschiedung der Gesetzlichen Pflegeversicherung. Eine Bewertung aus sozialpolitischer Sicht. In: WISO, Expertisen und Dokumentationen zur Wirtschafts- und Sozialpolitik, Abteilung Wirtschafts- und Sozialpolitik der Friedrich-Ebert-Stiftung (https://library.fes.de/pdf-files/wiso/10541.pdf, Zugriff am 08.05.2024).

Ott-Ordelheide P (2021) Anfälle beobachten und Erste Hilfe bei Anfallsereignissen. In: Steffen HT (Hrsg.) Pflege in der Epileptologie. Wissen, Versorgung, Praxiskompetenz. Stuttgart: Kohlhammer. S. 28–44.

PflegeZG: Pflegezeitgesetz vom 28. Mai 2008 (BGBl. I S. 874, 896), das zuletzt durch Artikel 2 des Gesetzes vom 19. Dezember 2022 (BGBl. I S. 2510) geändert worden ist.

Reichert M (2022) Vereinbarkeit von Pflege und Erwerbstätigkeit in Deutschland – Stand und Perspektiven. In: Waldenberger F, Naegele G, Kudo H, Matsuda T (Hrsg.) Alterung und Pflege als kommunale Aufgabe. Dortmunder Beiträge zur Sozialforschung. Wiesbaden: Springer VS. S. 201–227.

Rossini F (2022) Demenz und Epilepsie. psychopraxis. neuropraxis 25: 86–91.

SGB V: Das Fünfte Buch Sozialgesetzbuch – Gesetzliche Krankenversicherung – (Artikel 1 des Gesetzes vom 20. Dezember 1988, BGBl. I S. 2477, 2482), das zuletzt durch Artikel 33 u. Artikel 35 Absatz 10 des Gesetzes vom 27. März 2024 (BGBl. 2024 I Nr. 108) geändert worden ist.

SGB XI: Das Elfte Buch Sozialgesetzbuch – Soziale Pflegeversicherung – (Artikel 1 des Gesetzes vom 26. Mai 1994, BGBl. I S. 1014, 1015), das zuletzt durch Artikel 34 und Artikel 35 Absatz 10 des Gesetzes vom 27. März 2024 (BGBl. 2024 I Nr. 108) geändert worden ist.

Vollgraf C (2021) Pflege in der epileptologischen Rehabilitation. In: Steffen HT (Hrsg.) Pflege in der Epileptologie. Wissen, Versorgung, Praxiskompetenz. Stuttgart: Kohlhammer. S. 151–171.

Verzeichnisse

Hilfreiche Websites

Stiftung Michael
https://stiftung-michael.de
Beschreibung: gemeinnützige, von privaten Spenden getragene Stiftung für Information, Fortbildung und Forschung zu allen Fragen im Zusammenhang mit Epilepsien

Deutsche Gesellschaft für Epileptologie (DGfE) e. V.
https://www.dgfe.org
Beschreibung: Organisation aller auf dem Gebiet der Epileptologie tätigen Berufsgruppen in Deutschland

Sozialarbeit bei Epilepsie e. V.
https://www.sozialarbeit-bei-epilepsie.de
Beschreibung: gemeinnütziger Verein von Fachkräften der Sozialen Arbeit in der Epileptologie

Deutsche Epilepsievereinigung (DE) e. V.
https://www.epilepsie-vereinigung.de
Beschreibung: Bundesverband der deutschen Epilepsie-Selbsthilfe
Mitgliederzeitschrift: *einfälle*

Epilepsie bundes-elternverband (e.b.e.) e. V.
https://www.epilepsie-elternverband.de/home
Beschreibung: Selbsthilfeverband von und für Eltern mit epilepsiekranken Kindern.
Verbandszeitschrift: epiKurier mit dem Landesverband Epilepsie Bayern e. V. (https://www.epikurier.de/home)

Landesverband Epilepsie Bayern e. V.
www.epilepsiebayern.de
Beschreibung: Selbsthilfeverband für alle Menschen mit einer Epilepsie und Angehörigen in Bayern

Ergänzende unabhängige Teilhabeberatung (EUTB)
https://www.teilhabeberatung.de
Beschreibung: vom Bundesministerium für Arbeit und Soziales (BMAS) geförderte Beratung von Betroffenen für Betroffene über Rehabilitations- und Teilhabeleistungen (Peer Counseling); keine Rechtsberatung

Bundesarbeitsgemeinschaft der Integrationsämter und Hauptfürsorgestellen (BIH) e. V.
https://www.bih.de/integrationsaemter
Suchfunktion für regionale Adressen: https://www.bih.de/integrationsaemter/kontakt
Beschreibung: Inklusions- und Integrationsämter sichern und fördern die berufliche Teilhabe von Menschen mit Behinderung

Integrationsfachdienste
Suchfunktion für regionale Adressen: https://www.bih.de/integrationsaemter/kontakt
Beschreibung: beraten und unterstützen Menschen bei der beruflichen Integration

Einheitliche Ansprechstellen für Arbeitgeber
Suchfunktion für regionale Adressen: https://www.bih.de/integrationsaemter/kontakt
Beschreibung: Beratungsstellen inklusiver Arbeitsmarkt; Beratung für Arbeitgeber, die als schwerbehindert anerkannte Menschen beschäftigen möchten

Verzeichnis der Autorinnen

Coban, Ingrid
Dipl. Sozialarbeiterin/Sozialpädagogin, Klinische Sozialarbeiterin M.A. (Clinical Social Work)
Universitätsklinik für Epileptologie (Krankenhaus Mara)
Universitätsklinikum OWL der Universität Bielefeld, Campus Bielefeld-Bethel
Maraweg 21, 33617 Bielefeld
ingrid.coban@mara.de

Feldmann, Lisa-Marie
Staatlich anerkannte Sozialarbeiterin M.A.
Universitätsklinik für Inklusive Medizin (Krankenhaus Mara)
Universitätsklinikum OWL der Universität Bielefeld, Campus Bielefeld-Bethel
Maraweg 21, 33617 Bielefeld
lisa-marie.feldmann@mara.de

Hamann, Friederike
Sozialarbeiterin B.A., Famoses-Trainerin
Universitätsklinik für Epileptologie (Krankenhaus Mara)
Universitätsklinikum OWL der Universität Bielefeld, Campus Bielefeld-Bethel
Maraweg 21, 33617 Bielefeld
friederike.hamann@mara.de

Reisch, Nadine
Sozialarbeiterin B.A., Diakonin, Bielefelder Epilepsie-Jugendschulungs-Trainerin (BiEJu)
Universitätsklinik für Epileptologie (Krankenhaus Mara)
Universitätsklinikum OWL der Universität Bielefeld, Campus Bielefeld-Bethel
Maraweg 21, 33617 Bielefeld
nadine.reisch@mara.de

Abkürzungsverzeichnis

ADAC	Allgemeiner Deutscher Automobil-Club e.V
AfA	Agentur für Arbeit
AHB	Anschlussrehabilitation
APP	Ambulante psychiatrische Pflege
ArSchG	Arbeitsschutzgesetz
AsA	Assistierte Ausbildung
ASM	Anfallssuprimierendes Medikament
BA	Bundesanstalt für Arbeit
BaE	Außerbetriebliche Berufsausbildung
BAG	Bundesarbeitsgemeinschaft
BAG	Bundesarbeitsgericht
BAG mbReha	Bundesarbeitsgemeinschaft der medizinisch-beruflichen Rehabilitationseinrichtungen
BAGüS	Bundesarbeitsgemeinschaft der überörtlichen Träger der Sozialhilfe und der Eingliederungshilfe
BAR	Bundesarbeitsgemeinschaft für Rehabilitation e. V.
BASt	Bundesanstalt für Straßenwesen
bbe	Bundesverband behinderter und chronisch kranker Eltern
BBPL	Besondere berufliche Problemlagen
BBW	Berufsbildungswerk
BEM	Betriebliches Eingliederungsmanagement
BerEb	Berufseinstiegsbegleitung
BfA	Bundesagentur für Arbeit
BfArM	Bundesinstitut für Arzneimittel und Medizinprodukte
BGJ	Berufsgrundschuljahr oder Berufsgrundbildungsjahr
BIH	Bundesarbeitsgemeinschaft der Integrationsämter und Hauptfürsorgestellen
BiZ	Berufsinformationszentrum
BMAS	Bundesministerium für Arbeit und Soziales
BMFSFJ	Bundesministerium für Familie, Senioren, Frauen und Jugend
BMG	Bundesministerium für Gesundheit
BMI	Bundesministerium des Innern und für Heimat
BMJ	Bundesministerium der Justiz
BMVBS	Bundesministeriums für Verkehr, Bau und Stadtentwicklung
BOJ	Berufsorientierungsjahr
BOM	Berufsorientierende Maßnahmen

BTHG	Bundesteilhabegesetz
BvB	Berufsvorbereitende Bildungsmaßnahme
BVG	Bundesversorgungsgesetz
BVJ	Berufsvorbereitungsjahr
BZgA	Bundeszentrale für gesundheitliche Aufklärung
DE	Deutsche Epilepsievereinigung
Destatis	Statistisches Bundesamt
DGB	Deutscher Gewerkschaftsbund
DGUV	Deutsche Gesetzliche Unfallversicherung
DiPAV	Digitale Pflegeanwendungen-Verordnung
DRV	Deutsche Rentenversicherung
DTG	Gesellschaft für Tropenmedizin, Reisemedizin und Globale Gesundheit e. V.
EAA	Einheitliche Ansprechstellen für Arbeitgebende
EQ	Einstiegsqualifizierung
EURAP	International Registry of Antiepileptic Drugs and Pregnancy
FED	Familienentlastender Dienst
FeV	Fahrerlaubnis-Verordnung
FUD	Familienunterstützender Dienst
GAF-Skala	Global Assessment of Functioning Scale
G-BA	Gemeinsamer Bundesausschuss
GdB	Grad der Behinderung
GG	Grundgesetz
GKV	Gesetzliche Krankenversicherung
GUV	Gesetzliche Unfallversicherung
HPK	Häusliche psychiatrische Pflege
IATA	International Air Transport Association
IFD	Integrationsfachdienst
InbeQ	Individuelle betriebliche Qualifizierung
KBV	Kassenärztliche Bundesvereinigung
KfzHV	Kraftfahrzeughilfeverordnung
KKG	Gesetz zur Kooperation und Information im Kinderschutz
KV	Krankenversicherung
LTA	Leistung zur Teilhabe am Arbeitsleben
LVR	Landschaftsverband Rheinland
LWL	Landschaftsverband Westfalen-Lippe
MBOR	Medizinisch-beruflich orientierte Rehabilitation
MD	Medizinischer Dienst
MDS/GKV-SV	Medizinischer Dienst des Spitzenverbandes Bund der Krankenkassen e. V., GKV-Spitzenverband
NZFH	Nationales Zentrum Frühe Hilfen
ÖPNV	Öffentlicher Personennahverkehr
PfelgeVG	Pflegeversicherungsgesetz
PflegeZG	Pflegezeitgesetz
pHKP	Psychiatrische häusliche Krankenpflege
PKV	Private Krankenversicherung
SBV	Schwerbehindertenvertretung

SchwbAV	Schwerbehinderten-Ausgleichsabgabeverordnung
SER	Soziales Entschädigungsrecht
SGB	Sozialgesetzbuch
SIBUZ	Schulpsychologisches und Inklusionspädagogisches Beratungs- und Unterstützungszentrum
SPZ	Sozialpädiatrisches Zentrum
STIKO	Ständige Impfkommission
SUDEP	Sudden Unexpected Death in Epilepsy, plötzlicher und unerwarteter Tod im Anfall
SWE	Stufenweise Wiedereingliederung
UB	Unterstützte Beschäftigung
UN-BRK	UN-Behindertenrechtskonvention
VersMedV	Versorgungsmedizin-Verordnung
WfbM	Werkstatt für behinderte Menschen
WHO	World Health Organisation, Weltgesundheitsorganisation

Stichwortverzeichnis

A

Agentur für Arbeit 37, 43, 70, 79, 81, 83–85, 87, 88, 90, 96, 97, 102, 105, 131, 135, 144
Altersrente 99, 100, 114, 139, 148, 156, 192
Anfallshäufigkeit 21, 30, 35, 37, 73, 75, 143, 146, 151, 152, 177
Arbeitsassistenz 94, 95, 97, 101, 134, 135, 139, 144
Arbeitserprobung 83, 84
Arbeitssicherheit 72, 100–103
Arbeitsunfähigkeit 92, 102, 119, 121, 122, 138, 139
Assistierte Ausbildung 85, 89
Ausbildungsgarantie 80, 86
Ausgleichsabgabe 71, 98, 104
Außerbetriebliche Berufsausbildung 80, 88

B

Bedarfsermittlung 17, 45, 154
Bedarfsmedikamente 18, 202
Begleitperson 31, 34, 60, 147, 178, 179
Begutachtungsleitlinien 75, 126, 127
Belastungserprobung 93, 111, 117, 122, 139
Berufsbildungsbereich 87, 88, 95, 96
Berufseinstiegsbegleitung 81
Berufsorientierende Maßnahmen 81
Berufsvorbereitende Bildungsmaßnahmen 83, 96
Berufsvorbereitung 78, 81, 83, 90, 94
Beschäftigungspflicht 71, 98, 140
Betriebliches Eingliederungsmanagement 100, 102
Budget für Arbeit 71, 95
Budget für Ausbildung 87, 88, 95
Budget-Assistenz 44, 45
Bundesteilhabegesetz 15, 44, 66

E

Eignungsabklärung 84
Eingliederungshilfe 15, 17, 30, 32, 39, 41, 42, 66, 156
Einstiegsqualifizierung 83, 85
Ergotherapie 15, 16, 26, 79, 111, 115, 117, 139
Erwerbsfähigkeit 86, 110, 115, 139, 140
Erwerbsminderung 65, 156
EURAP 53, 54, 68

F

Fachkraft für Arbeitssicherheit 77, 102
Fachleistungsstunden 25, 153, 156
Fahrassistenz 101, 134, 135

G

Gesamtplanverfahren 101, 134, 135
Geschwister 20, 37–39, 114, 197
Gesetz zur Förderung eines inklusiven Arbeitsmarktes 70, 142
Gesetz zur Förderung eines inklusiven Arbeitsmarkts 71
Gesetz zur Stärkung der Aus- und Weiterbildungsförderung 71, 80
Grundsicherung 147, 148, 156

H

Haushaltshilfe 18, 53–55, 57, 60–64, 95
Häusliche Krankenpflege 154, 201, 203
Heilpädagogische Kindergärten 25
Hilfeplanverfahren 39, 153

I

Inklusion 13, 25, 26, 31, 33, 36, 70
Inklusionsamt 71, 98, 99, 102, 104, 105, 131, 133, 135, 136, 152
Integrationsfachdienste 104

K

Kinder- und Jugendhilfe 15, 42, 43, 57, 63, 66, 197
Kinderkrankenpflege 19, 76, 197, 201
Kindertagespflege 26
Krankenversicherung 42, 54, 62, 97, 114, 169, 171, 172, 186, 201
Kündigungsschutz 98, 104, 140, 144

L

Lehrkräfte 98, 104, 140, 144
Logopädie 15, 16, 24, 26, 117

N

Notrufsystem 53, 153, 163, 164

P

Pflegebedarf 32, 157, 202, 203
Pflegeperson 38, 184, 190, 195
Pflegeversicherung 23, 38, 39, 66, 156, 183–187, 190–194, 199–202
Prüfungen 35, 36

R

Rehabilitationsbedürftigkeit 115, 117
Rehabilitationsfähigkeit 115, 116
Rehabilitationsprognose 115, 116
Reha-Sport 61, 180

Rentenversicherung 62, 84, 96, 111–113, 125, 130, 148, 180
Risikofaktoren 73, 75, 117, 118, 121

S

Sachleistung 44, 199
Schulwegbegleitung 33, 34
Schutzfaktoren 74, 177, 179
Schwerbehindertenausweis 98, 143, 147, 148
Schwerbehindertenvertretung 102, 103, 133, 136
Sozialhilfeträger 17, 44, 65, 154, 158, 185
sozialpädagogische Familienhilfe 42
Sozialpädagogische Familienhilfe 41
Studium 37, 86, 89, 90, 100
SUDEP 21, 161, 196

T

Teilhabe am Arbeitsleben 84, 91, 93, 94, 111, 113, 116, 130, 132
Teilhabe an Bildung 31, 34, 43, 113
Trägerübergreifendes Budget 31, 34, 43, 113

U

Unfallversicherung 28, 73, 84, 96, 103, 114, 130, 180
Unterstützte Beschäftigung 88, 94, 96

W

Weiterbildungsgesetz 80, 81, 86

Z

Zusatzurlaub 99